Rosemary Gladstar

PLANTAS MEDICINALES

Guía para principiantes

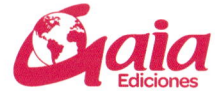

Primera edición: mayo de 2017
Segunda reimpresión: marzo de 2022

Título original: *Rosemary Gladstar's Medicinal Herbs: A Beginner's Guide*

Traducción: Blanca González Villegas

© 2012, Rosemary Gladstar
Publicado originalmente en EE.UU. por Storey Publishing LLC

Publicado por acuerdo con Storey Publishing LLC, 210 MASS MoCA Way, North Adams, Massachusetts, 01247, Estados Unidos

De la presente edición en castellano:
© Distribuciones Alfaomega, S. L., Gaia Ediciones, 2015
  Alquimia, 6 - 28933 Móstoles (Madrid) - España
  Tel.: 91 617 08 67
  www.grupogaia.es - E-mail: grupogaia@grupogaia.es

Depósito legal: M. 40.021-2016
I.S.B.N.: 978-84-8445-609-4

Impreso en Turquía

Cualquier forma de reproducción, distribución, comunicación pública o transformación de esta obra solo puede ser realizada con la autorización de sus titulares, salvo excepción prevista por la ley. Diríjase a CEDRO (Centro Español de Derechos Reprográficos, www.cedro.org) si necesita fotocopiar o escanear algún fragmento de esta obra.

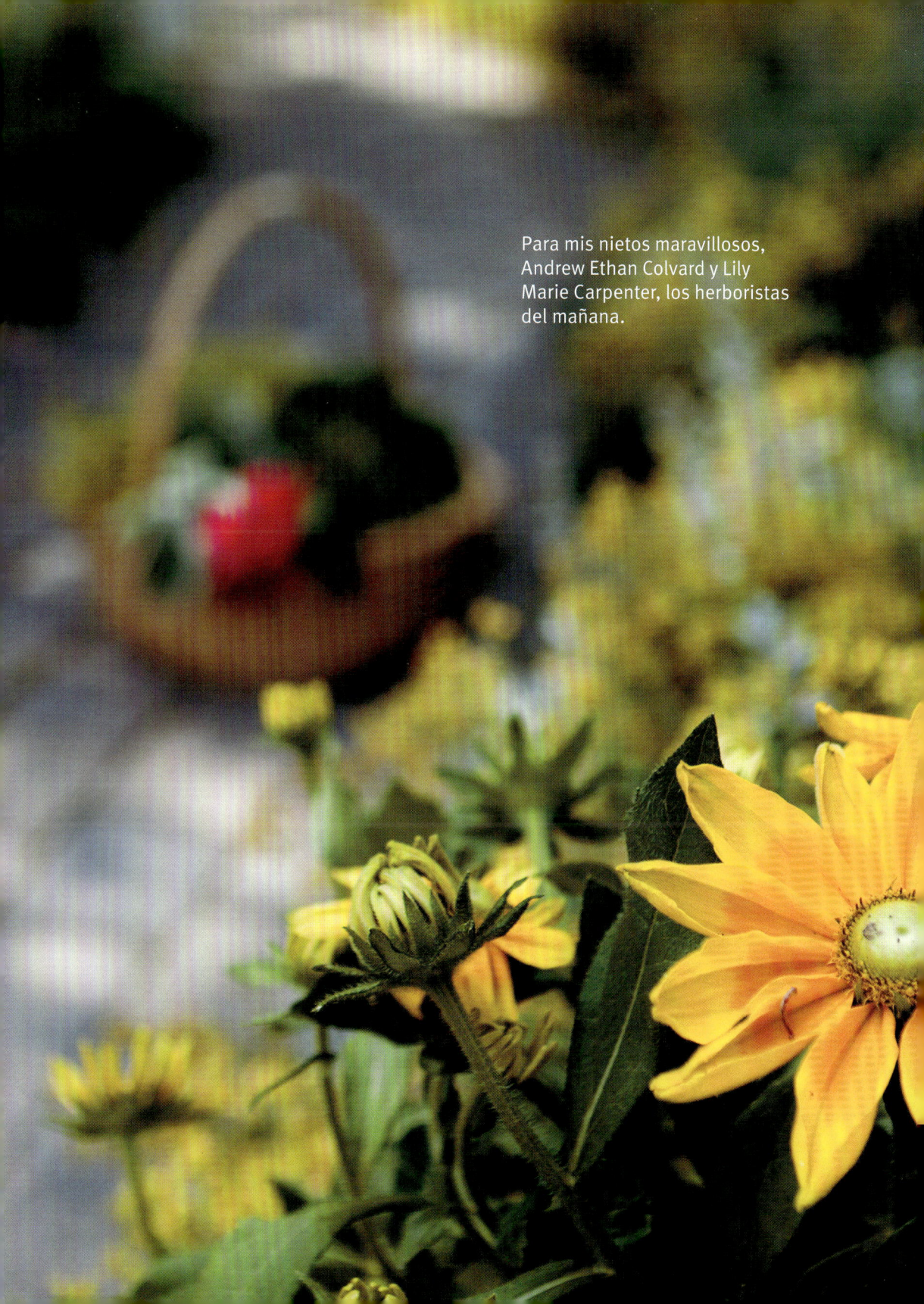

Para mis nietos maravillosos, Andrew Ethan Colvard y Lily Marie Carpenter, los herboristas del mañana.

ÍNDICE

CAPÍTULO 1
Bienvenido al maravilloso mundo de las plantas medicinales ... 6

¿Qué es una planta medicinal? ... 9
¿Cómo se utiliza la medicina herbal? ... 10
Los beneficios de la medicina herbal ... 12
Pon en marcha tu huerto medicinal ... 14

CAPÍTULO 2
Cómo elaborar tus propios remedios herbales ... 22

Monta tu botica doméstica ... 24
Infusiones herbales ... 27
Jarabes ... 32
Aceites ... 34
Pomadas ... 37
Tinturas ... 39
Píldoras herbales ... 43
Baños, cataplasmas y compresas ... 44
Información esencial sobre dosificación y duración de los tratamientos herbales ... 46

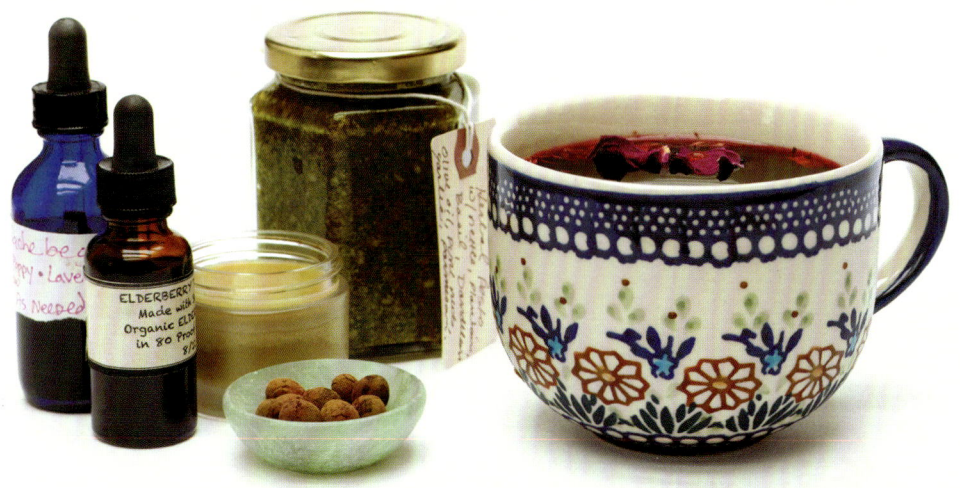

CAPÍTULO 3
9 plantas y especias comunes que puedes cultivar y usar 50

Ajo 53	**Cúrcuma** 74	**Romero** 88
Albahaca 61	**Guindilla** 79	**Salvia** 91
Canela 68	**Jengibre** 83	**Tomillo** 95

CAPÍTULO 4
24 plantas seguras y efectivas para conocer, cultivar y usar 100

Aloe vera 102	**Gordolobo** 139	**Menta Piperita** 179
Álsine o pamplina 107	**Hierbabuena** 144	**Milenrama** 183
Avena 110	**Hipérico o hierba de San Juan** 149	**Ortiga** 188
Bardana 114		**Regaliz** 193
Caléndula 119	**Lavanda** 155	**Saúco** 198
Diente de león 124	**Llantén** 162	**Sello de oro** 203
Equinácea 129	**Malvavisco** 166	**Trébol rojo** 208
Espino albar o majuelo 134	**Manzanilla** 170	**Valeriana** 213
	Melisa 174	

Créditos fotográficos 217
Índice temático 218
Suministradores 223

CAPÍTULO 1

Bienvenido al maravilloso mundo de las plantas medicinales

LA MEDICINA HERBAL, EL SISTEMA DE SANACIÓN más antiguo que existe, hunde sus raíces en las primeras civilizaciones que habitaron este planeta. Pero hoy en día, el herbalismo sigue estando en auge como un arte de sanación de los pueblos. A pesar de los asombrosos avances tecnológicos de la medicina convencional (alópata), el herbalismo —el arte y la ciencia de curar con plantas– continúa siendo sumamente popular. Y su popularidad va en aumento en lugar de decrecer. Según la Organización Mundial de la Salud, en el 2008 el 80 por 100 de la población mundial utilizó alguna forma de medicina tradicional. Y su grado de asequibilidad, disponibilidad y accesibilidad no deja de crecer.

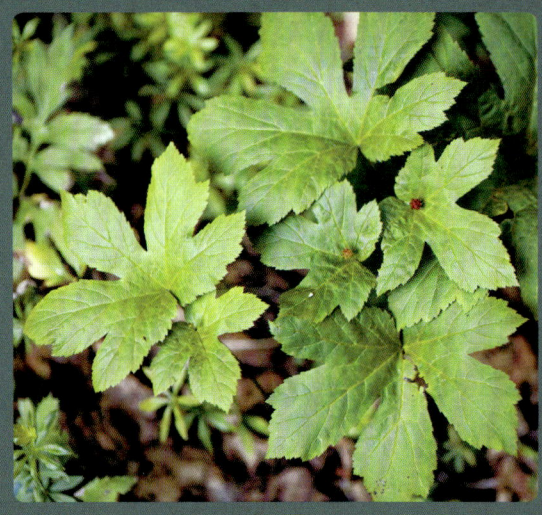

Por eso no resulta sorprendente que las plantas curativas ejerzan sobre ti una enorme atracción y que te invada la curiosidad por conocer más cosas acerca de ellas. Sin embargo, es posible que la idea de probar remedios herbales caseros también te provoque una cierta inquietud. ¿Qué son estas plantas? ¿Son seguras? ¿Funcionan? ¿Puedes cultivarlas en casa? ¿Puedes preparar tus propios remedios? ¿Cuándo y cómo debes usarlas? ¿Es fácil empezar? Estas son algunas de las cuestiones que vamos a analizar en este libro.

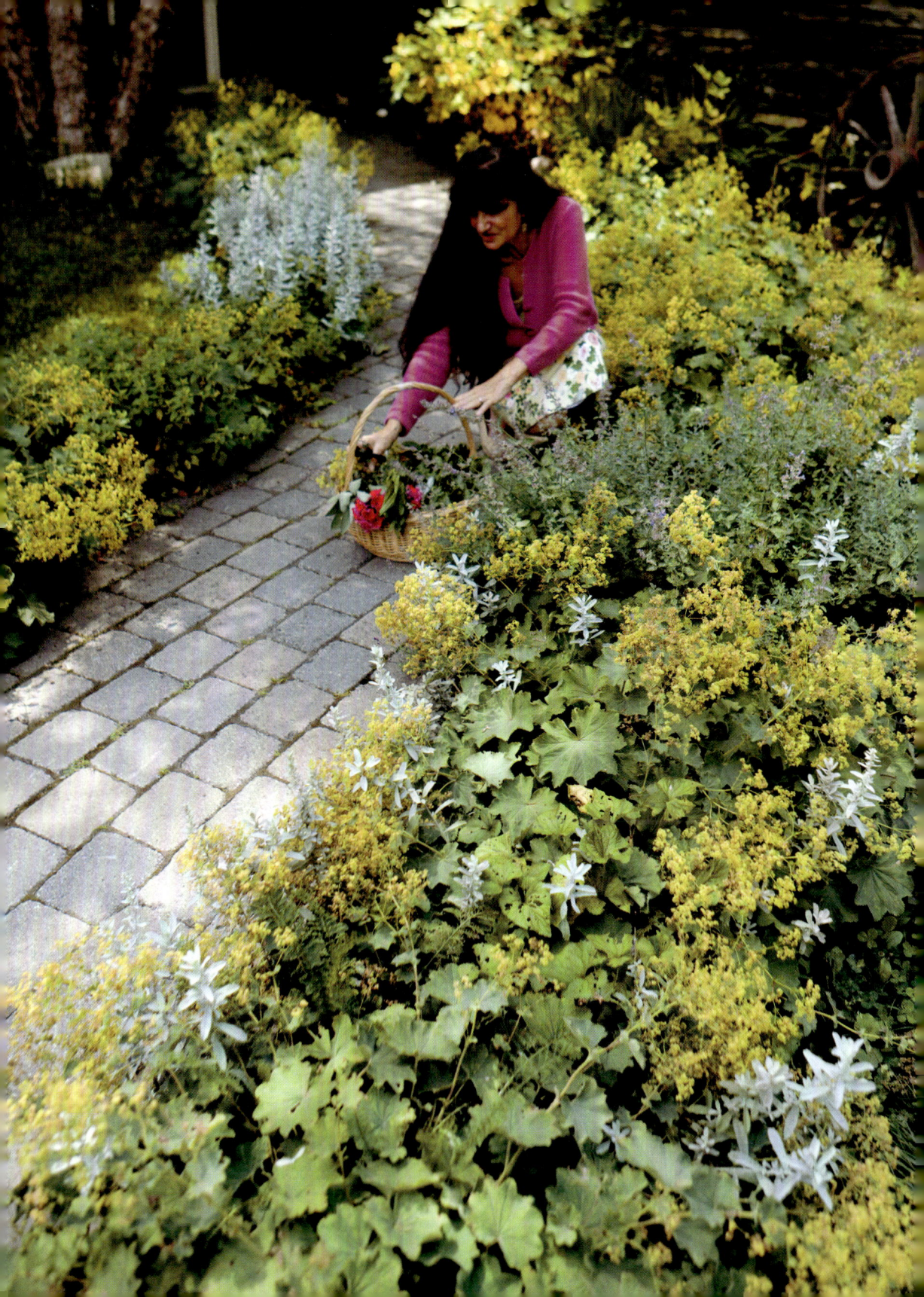

Mi historia

Puedo afirmar que soy una persona con suerte. De niña, mi abuela me llevaba al campo y me enseñaba todas las plantas silvestres que conocía. Tranquilamente, con voz cariñosa pero llena de firmeza, me explicaba sus propiedades curativas. Cuando quitaba las malas hierbas de su jardín, yo me arrodillaba a su lado para contemplar cómo iba seleccionando con todo cuidado las plantas que arrancaba. Muy pronto aprendí cuáles iban a la cesta de las cosas que se podían comer y cuáles iban al montón del compost, y sobre todo, aprendí por qué.

Pertenezco a una familia de granjeros y crecí allá por los inicios de la Segunda Guerra Mundial. Había que adaptarse a la situación y resistir, y por eso nos enseñaron a aprovechar todo aquello que tuviéramos a nuestra disposición, que fuera útil y que no costara dinero. Y los remedios herbales cumplían todos estos requisitos. Mi abuela contaba con un arsenal de remedios herbales útiles que había aprendido a lo largo de una vida longeva y difícil. Era una superviviente del genocidio armenio de la Primera Guerra Mundial y contó a sus nietos que las dos cosas que le habían permitido seguir con vida habían sido su conocimiento de las plantas y su fe en Dios.

De niños, sufrimos muy pocas enfermedades o accidentes que nuestra abuela o nuestros padres no pudieran tratar en casa de forma eficaz utilizando remedios herbales. De hecho, solo recuerdo dos ocasiones en las que hubo que acudir al médico: cuando mi hermana pequeña comió raticida (y sobrevivió, por cierto) y cuando mi hermana mayor se cayó del caballo y se rompió la cadera. No es un mal registro para una familia de granjeros con cinco hijos llenos de actividad… ¡y un buen testimonio de la efectividad de los remedios herbales caseros!

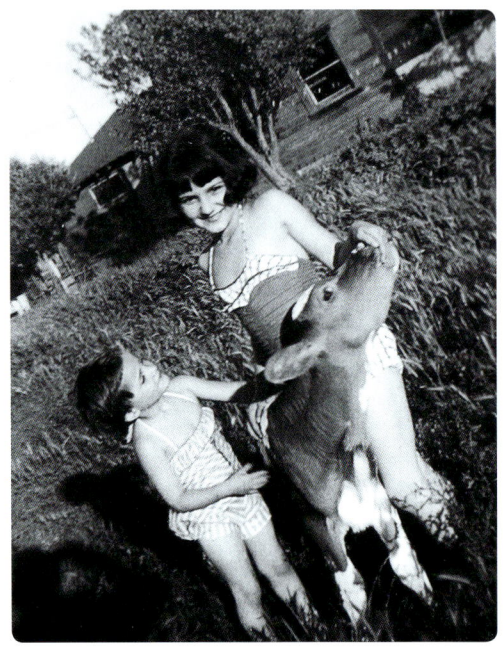

Aquí estoy con mi hermana pequeña y una de las terneras de nuestra granja.

EL AUGE DE LA MEDICINA BOTÁNICA

Según *The Natural Pharmacy*, de Schuyler Lininger et al., uno de cada tres estadounidenses adultos recurre a cuidados de la medicina complementaria o alternativa. Las ventas de plantas medicinales han aumentado más del 300 por 100 desde los años noventa y hoy en día constituyen una industria que factura ocho mil millones de dólares.

¿Qué es una planta medicinal?

Si utilizas hierbas para cocinar, ya has dado el primer paso hacia la medicina herbal. Todas las hierbas y especias culinarias más comunes están incluidas entre las medicinas herbales más importantes y apreciadas. Y si te dedicas a la horticultura o a la jardinería, cuando pones en tu huerta o en tus arriates unas plantas que aporten perfume y belleza, también estás «practicando» la medicina herbal.

Plantas de jardín como la lavanda, el tomillo, la salvia, la albahaca, el romero, la menta, la milenrama y la hierbabuena son algunas de nuestras medicinas herbales más fiables y llevan muchísimos años utilizándose con fines curativos en infusiones, pomadas, cataplasmas y tinturas. Abre la nevera y es posible que encuentres más remedios herbales muy comunes: rábano picante (uno de los mejores remedios para la sinusitis) o repollo (una cataplasma singularmente eficaz para combatir el herpes y la urticaria).

Ya sé que a lo mejor estás pensando que estas plantas son verduras y no hierbas. En términos botánicos, una hierba es una planta herbácea cuyo tallo no es leñoso. Sin embargo, cuando los herboristas hablan de hierbas medicinales, incluyen cualquier planta que pueda utilizarse para curar. No olvides que el herbalismo es un arte que evolucionó durante siglos alrededor de las gentes y sus necesidades. Resulta lógico pues que las personas utilizaran lo que tenían a su alcance, ya fuera en la cocina o en el patio. Muchas de las plantas más comunes siguen siendo los mejores y más populares remedios para las afecciones corrientes.

Por tanto, es posible que, sin que te hayas dado cuenta, ya estés practicando la medicina herbal doméstica.

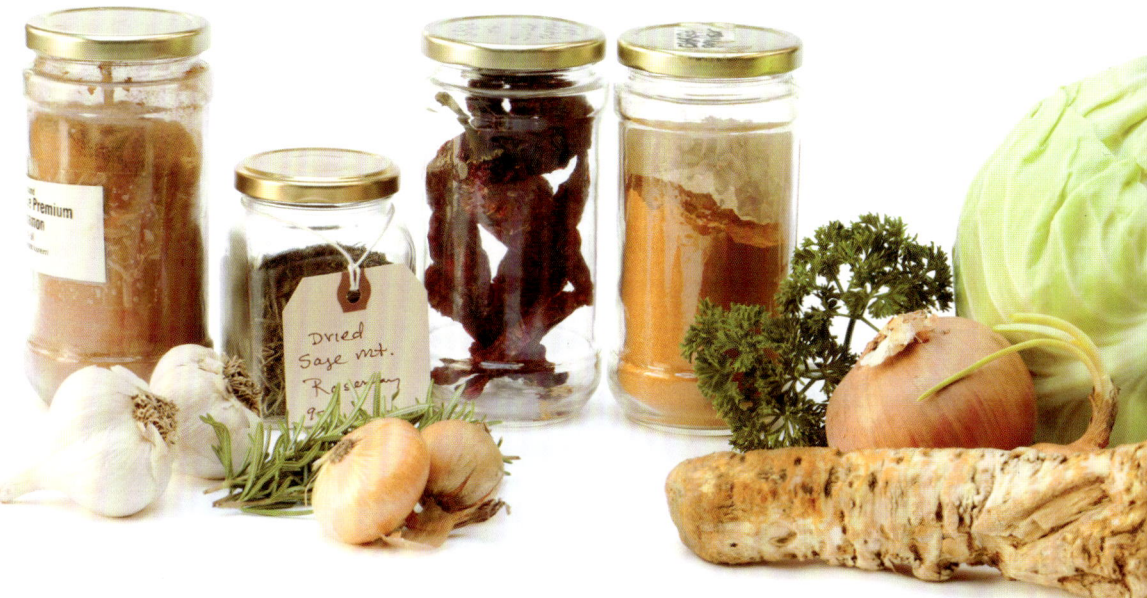

¿Cómo se utiliza la medicina herbal?

Si bien la medicina convencional o alópata es especialmente eficaz para situaciones que ponen en peligro nuestra existencia y no tiene rival en su capacidad para salvar vidas, la medicina herbal es la medicina de casa. Se utiliza con gran efectividad en los numerosos problemas de salud no urgentes que pueden surgir en la vida cotidiana: situaciones sencillas que requieren la aplicación de primeros auxilios, los golpes y contusiones que nos da la vida, dolores de cabeza, resfriados, fiebres y gripes, tos, malestares diversos y enfermedades crónicas.

Las plantas, más que «curar» enfermedades, desempeñan un papel fundamental en un aspecto aún más importante: la prevención. Su enorme riqueza en nutrientes refuerza la capacidad de nuestro organismo para combatir los patógenos causantes de las enfermedades y las convierte en nuestra principal medicina preventiva. ¿De qué medios se valen para conseguirlo?

Además de tener concentraciones muy elevadas de los nutrientes esenciales para la salud del cuerpo humano, las plantas medicinales suelen albergar grandes cantidades de una serie de sustancias concretas que favorecen y refuerzan nuestro sistema inmunitario. Cuando tomamos plantas medicinales, nuestro cuerpo adquiere una mayor capacidad para afrontar las situaciones adversas, es más resistente y tiene más constancia, como la hierba que parece capaz de sobrevivir a todo, desde las siegas

EL EQUILIBRIO ENTRE LA MEDICINA ALÓPATA Y LA HERBAL

No me malinterpretes; este libro va de herbalismo familiar. Está escrito como introducción al uso de las plantas para reforzar la salud y el bienestar, y su objetivo es volver a introducir la práctica tradicional de la atención sanitaria en casa para las enfermedades más comunes y cotidianas. Sin embargo, no defiende la idea de que las plantas o los remedios caseros deban sustituir a la atención de los profesionales sanitarios cualificados.

Los problemas de salud que superan los cuidados de un herborista doméstico son las enfermedades y lesiones que ponen en peligro nuestra vida, es decir, enfermedades cardíacas y renales, trastornos neurológicos, depresión clínica y ansiedad, fracturas de huesos, envenenamientos, heridas de bala, heridas que provocan hemorragias excesivas, etc. Cualquier lesión o enfermedad que ponga en peligro la vida de una persona debe afrontarse siempre bajo la supervisión de un profesional médico competente.

Como norma general podemos decir que cualquier enfermedad o lesión que no responda a los remedios herbales y al cuidado en casa en un plazo breve debe ser evaluada por un profesional sanitario. Si una lesión o enfermedad empeora en lugar de mejorar, busca ayuda profesional. Si no te sientes cómodo utilizando remedios herbales para tratar una lesión o una enfermedad concreta, busca ayuda.

constantes a los bombardeos con «herbicidas» casi letales.

Una de las diferencias principales entre la medicina convencional (alópata) y la medicina herbal o natural estriba en su relación con el bienestar constitucional o básico. La medicina convencional, como todos sabemos, es fantástica a la hora de tratar las enfermedades agudas y a menudo es capaz de aliviar temporalmente sus síntomas. Este tipo de tratamientos pueden aportar una enorme tranquilidad a la persona que se encuentra en pleno «ataque»: por ejemplo, si está sufriendo un ataque de asma o percibe el inicio inminente de una migraña. Sin embargo, la supresión de los síntomas, aunque necesario, no significa que se haya combatido la causa o raíz de la enfermedad.

Las plantas y las terapias naturales son la mejor medicina para fomentar el bienestar natural y para llegar a la raíz de los problemas crónicos de salud. Los trastornos crónicos —es decir, aquellos que son prolongados o recurrentes— suelen estar provocados por el estilo de vida de la persona, las condiciones del entorno o la genética. Habitualmente, la mejor forma de combatirlos es haciendo cambios en el estilo de vida, unos cambios que abarquen la dieta, los remedios herbales y los programas de ejercicios. Cuando tratamos la raíz o núcleo de un problema, el organismo en su conjunto se vuelve más saludable.

Afortunadamente no es necesario elegir entre medicina convencional y medicina herbal. Ambas son unos sistemas de curación asombrosos y eficaces pero completamente distintos, diseñados para ser utilizados en situaciones diferentes. Cada uno de ellos es complementario del otro.

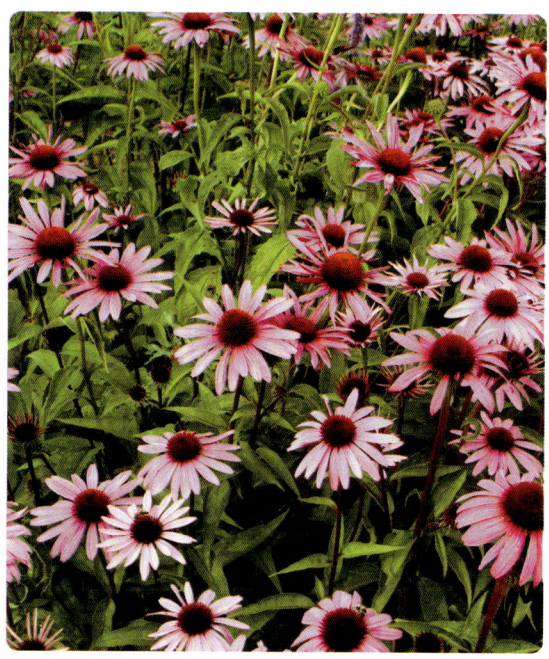

Un campo de equinácea puede aportarnos una enorme cantidad de remedios inmunoestimulantes.

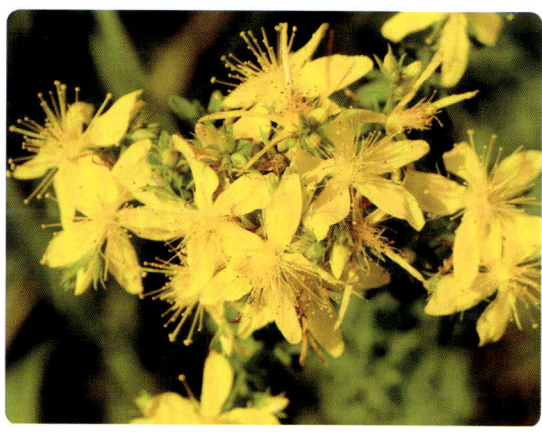

Las flores del hipérico tienen propiedades medicinales útiles para aliviar el estrés y la ansiedad.

Los beneficios de la medicina herbal

Uno de los mayores beneficios de la medicina herbal es que nos aporta la capacidad de depender más de nosotros mismos. Cuando sentimos que la manera de cuidar de nosotros mismos y de nuestras familias depende de nosotros y que podemos desempeñar un papel fundamental en el tratamiento y la prevención de las enfermedades, desarrollamos una actitud positiva, la actitud de que somos nosotros los que llevamos las riendas de nuestra salud. Con muy poco esfuerzo, tiempo y dinero podemos cultivar nuestras propias plantas, elaborar nuestras propias medicinas y cuidar de nuestras familias y de nosotros mismos tal y como llevan haciendo las gentes durante milenios. El herbalismo es de verdad un sistema de sanación accesible, barato, natural, suave y, sobre todo, eficaz.

Las plantas son una de las medicinas más seguras que existen. Eso no significa que no haya algunas que posean efectos secundarios perjudiciales. Sí que existen pero son un grupo aislado y la mayoría de ellas no se pueden adquirir por vías comerciales. Ocasionalmente puede darse el caso de que una planta provoque en una persona una reacción individual, idiosincrática. Eso no significa que la planta sea tóxica; sencillamente, es una mala elección para esa persona en concreto. Las fresas, una fruta absolutamente deliciosa, constituyen un dulce capricho para algunas personas y un veneno terrible para otras.

Las plantas son también una forma barata de reforzar la salud. Si comparamos los precios por cápsula, los suplementos herbales que podemos encontrar en los herbolarios son más baratos que los medicamentos. Y la medicina herbal resulta especialmente rentable y barata si te decides a cultivar unas cuantas plantas, te pones un delantal y elaboras tus propios remedios. Te sorprenderá lo fácil, barato y divertido que es preparar pomadas, tinturas, jarabes, cápsulas e infusiones, ¡sobre todo si las haces con plantas que tú mismo has cultivado! Empieza haciendo medicinas sencillas para combatir la tos, el resfriado, los cortes, las infecciones y las torceduras y descubrirás que no solo funcionan de maravilla sino que también reducen el gasto sanitario familiar, igual que cultivar tus propias verduras reduce las facturas de la frutería.

UNA ORACIÓN PARA EL CUIDADO DOMÉSTICO DE LA SALUD

Puedo curar mis enfermedades. Resuena en mi interior una voz alegre que me guía. Puedo tomar decisiones por mí mismo. Si lo necesito, puedo confiar en otras personas, pero soy yo quien toma la decisión de hacerlo o de no hacerlo. Se trata de mi cuerpo, de mi salud, de mi equilibrio, y es mi responsabilidad tomar las decisiones correctas. Las decisiones correctas incluyen trabajar con profesionales sanitarios competentes siempre que sea necesario, permitir la ayuda de amigos y familiares cuando la necesite y, por encima de todo, ser fiel a mis creencias y tener la sabiduría y la voluntad de cambiar como parte del camino de sanación.

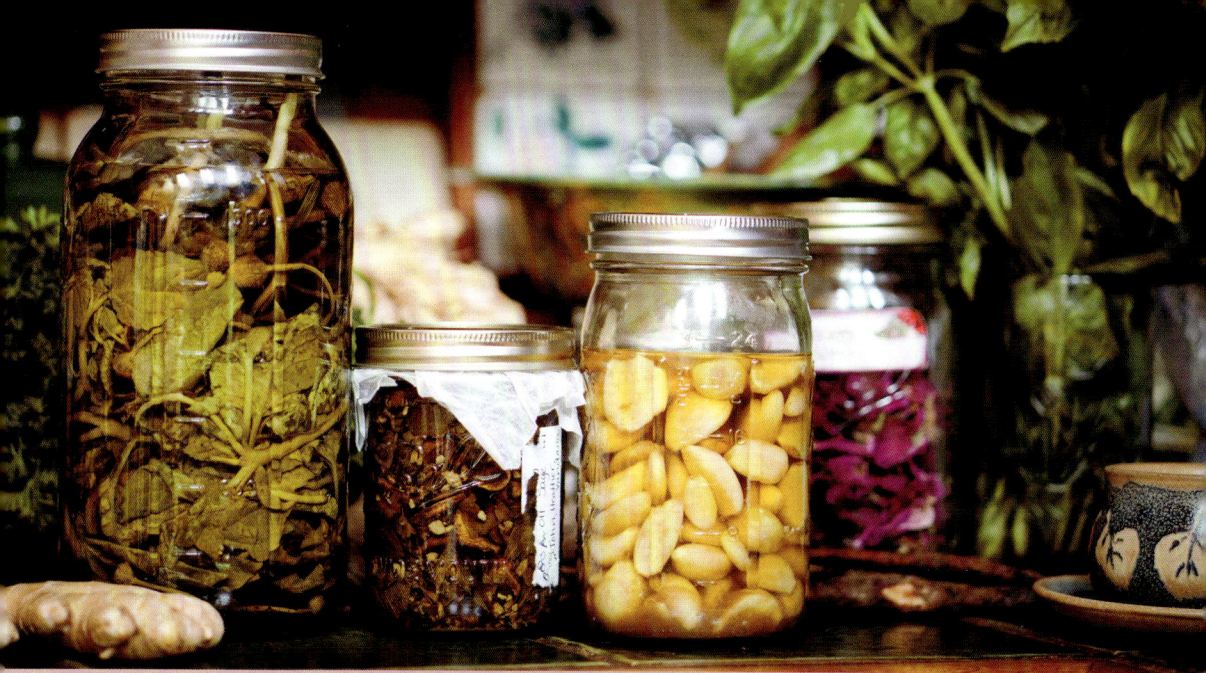

¿EFECTOS SECUNDARIOS?

En cierta ocasión escuché a un médico afirmar que los «efectos secundarios» de los fármacos no eran efectos secundarios en absoluto sino los propios efectos del medicamento en sí. Este es un aspecto que valoro muchísimo de los remedios herbales; son eficaces y sus efectos secundarios son escasos y muy esporádicos. Hay algunas personas que experimentan reacciones individuales a determinados alimentos y plantas, pero son reacciones propias de esas personas y no consecuencia de la toxicidad de las plantas. Y aunque es cierto que existen plantas tóxicas que pueden provocar efectos secundarios o actuar de forma perjudicial, el uso de la mayoría de ellas no es legal y, desde luego, no se emplean en la medicina herbal familiar. En este libro no vas a encontrar ninguna de esas plantas con posibles efectos tóxicos sino más bien plantitas simpáticas con un largo historial de uso como alimento y medicina y con muy pocos o ningún efecto secundario conocido.

Cuando una persona experimenta efectos secundarios —picor de ojos, dolor de garganta, erupción cutánea o náuseas y malestar de estómago— después de utilizar alguna planta concreta, suelen ser unos síntomas breves e individuales. Desaparecen cuando se deja de utilizar la planta y no son duraderos.

Como vamos a trabajar con plantas que no son tóxicas y que tienen muy pocos efectos secundarios o ninguno, no tenemos por qué preocuparnos de si estaremos empleando la dosificación exacta o no. El problema suele ser más bien el de no tomar una cantidad suficiente de planta para que el tratamiento resulte efectivo, no el de haber tomado demasiado.

Pon en marcha tu huerto medicinal

Cultives lo que cultives, ya sean verduras, hierbas o flores, uno de los mayores gozos de esta labor es la conexión que estableces con la naturaleza. Cuando cuidas tu huerto o tu jardín, estás observando los ritmos y los ciclos de la naturaleza y puedes contemplar cómo una semilla diminuta alcanza la madurez, florece y, a lo mejor, a su vez echa semillas. Entender los ritmos y ciclos naturales es algo intrínseco a la mayoría de los sistemas tradicionales de sanación. Y es quizá una de las mayores desconexiones que percibimos al enfrentarnos a la medicina moderna: estamos muy poco conectados con el lugar de procedencia de los fármacos, con el método que se ha seguido para fabricarlos y con la persona que los ha elaborado. Cuando cultivas un huertecito de plantas medicinales, estableces una conexión directa con la tierra y con las plantas curativas a las que esta alimenta. También te aseguras de la calidad de unas plantas que crecen «como manda la naturaleza».

Si nunca has intentado cultivar plantas medicinales, no te preocupes. Es muy fácil. La mayoría de ellas son «maleza», es decir, son la mejor expresión de lo que significa resistir y tienen tendencia a crecer incluso en condiciones adversas. Si les das el suelo, la luz y el agua que necesitan, por lo general prosperan de maravilla.

Hasta hace cien años, casi todos los hogares tenían un huerto con una sección de «botica» destinada a las plantas curativas. Resulta muy divertido recrear estos jardines tradicionales. Cava un trocito cerca de la puerta, planta tus hierbas medicinales preferidas (y también plantas comestibles) y da un salto atrás en el tiempo.

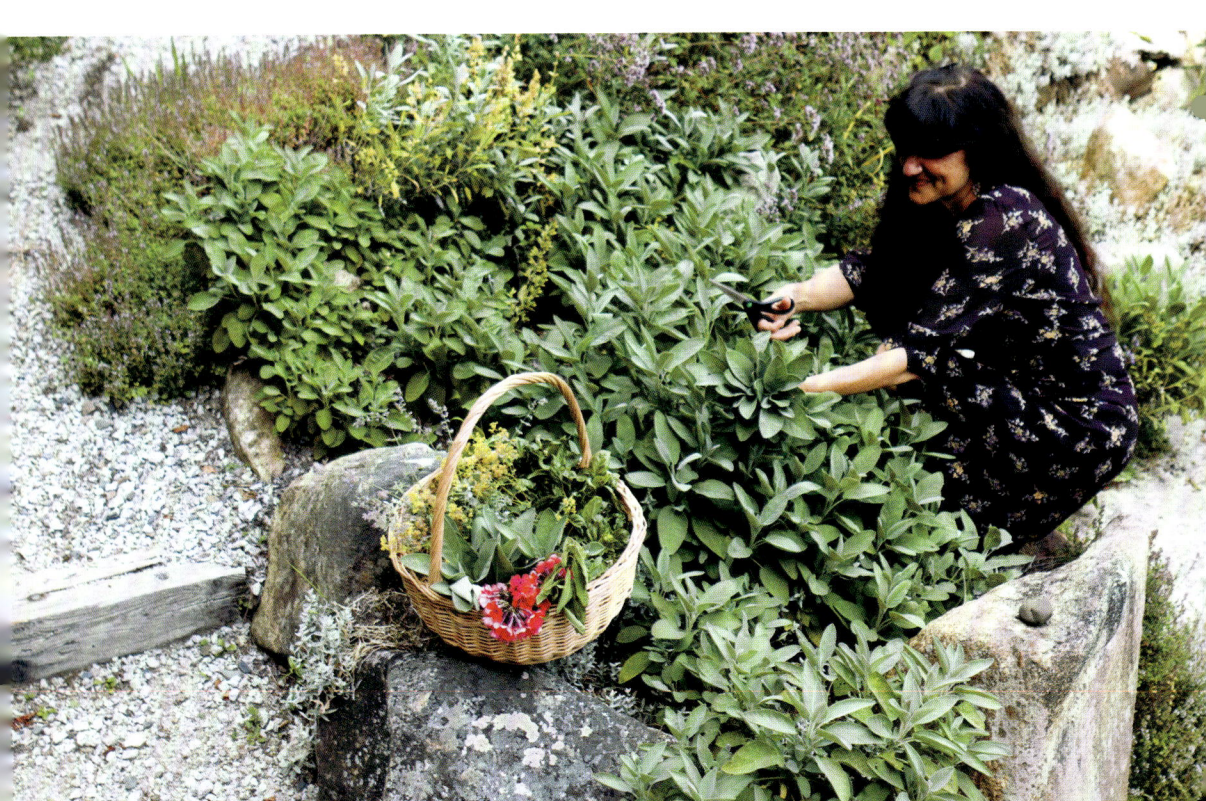

Otra posibilidad muy sencilla es intercalar las plantas medicinales con las que ya tengas en el jardín. Por ejemplo, la equinácea, la milenrama y la valeriana quedan preciosas en un jardín de flores y le aportan color, perfume y belleza. Las caléndulas, la manzanilla y el tomillo se plantan a menudo en los huertos como plantas de «acompañamiento» porque se supone que favorecen el crecimiento y la vitalidad de las hortalizas. Y hay otras plantas medicinales como la albahaca, el perejil y el eneldo que son también especias culinarias muy comunes y que a menudo están presentes en los jardines de hierbas. Y, por supuesto, muchas casas están rodeadas de un pradito. Reclamar una parte de ese pradito para hacer un pequeño huerto medicinal constituye un acto revolucionario que probablemente dé que hablar a tus vecinos.

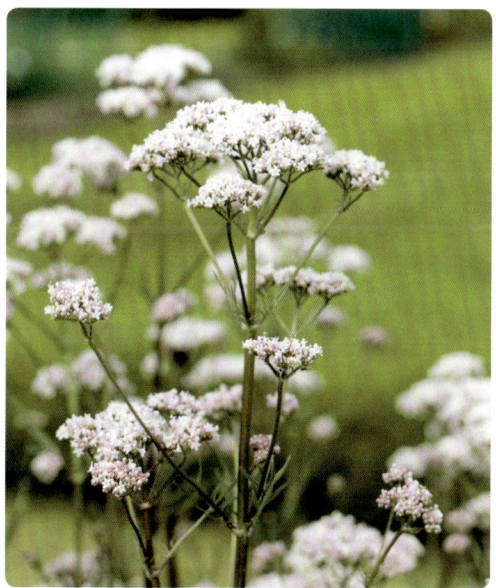

Es sorprendente descubrir que algunas de las medicinas herbales más valiosas se encuentran en flores muy conocidas como la valeriana.

La salud del suelo

La salud del suelo es un elemento clave de la jardinería y la horticultura. Un buen suelo es oro para el jardinero. Si tiene muchas lombrices, seguramente será un suelo sano. Si no, es probable que tengas que hacer de «médico del suelo» antes de plantar nada en tu jardín.

Las plantas medicinales no necesitan un suelo excesivamente rico ni grandes cantidades de abono o correctores del terreno. No comen mucho. Sin embargo, la idea de que son más potentes cuando crecen en un suelo pobre en nutrientes y tienen que luchar para sobrevivir es un mito. Las plantas medicinales, como cualquier otra planta, necesitan un suelo bueno y sano para poder desarrollarse en óptimas condiciones.

Para preparar un suelo sano, mejóralo con materia orgánica y estiércol bien maduro. Si tiende a estar compacto y formando terrones en lugar de ser rico y suelto, añádele arena. Si ves que tu vecino tiene un huerto sano, pregúntale qué le ha hecho al suelo. También puedes pedir consejo a un vivero local. Eso sí, asegúrate de que todo lo que le añadas sea orgánico. Los suelos y los correctores no orgánicos pueden hacer crecer plantas con un aspecto sano pero, en último término, los aditivos químicos son igual de perjudiciales para el suelo y el ecosistema que para nuestra salud.

Como escribe Tammi Hartung en su libro *Homegrown Herbs*, «las plantas utilizan los nutrientes del suelo para estar sanas y llenas de vida; por eso, conseguir un suelo vivo es el primer paso para disfrutar de un huerto fantástico y útil». El libro de Tammi contiene un capítulo estupendo dedicado a la forma de conseguir un suelo muy bueno y merece la pena leerlo.

Diseño de jardines

No compliques el diseño. Si nunca has hecho un jardín, prueba un esquema de escalera o de rueda de carro. Coloca una escalera de madera o una rueda de carro sobre un suelo bien preparado (limpio, cavado, corregido y trabajado según sus necesidades), añade más tierra para rellenar los huecos que quedan entre los peldaños de la escalera o los radios de la rueda y trabájala. Planta un solo tipo de hierba en cada hueco. Este diseño tan sencillo y popular queda muy bonito, resulta muy cómodo para quitar las malas hierbas y permite que las plantas crezcan bien. Y también es un proyecto muy divertido para hacer con niños.

Hoy en día son muy populares los bancales elevados, sobre todo en zonas urbanas donde la salud del suelo puede ser cuestionable como consecuencia del uso durante años de abonos, residuos químicos y otros tipos de contaminantes. La mayoría de los viveros y de los centros de jardinería venden bancales elevados prefabricados muy sencillos de colocar. En este caso, la torpeza no es excusa; ¡hasta yo puedo montar estos bancales! Y resulta sorprendente la cantidad de plantas medicinales que podemos cultivar en algunos de los diseños que existen para aprovechar al máximo el espacio disponible. Prueba los bancales elevados circulares con múltiples franjas. Quedan preciosos llenos de plantas medicinales, flores y verduras y te permiten plantar una cantidad increíblemente grande de cosas en un espacio muy pequeño. Si eres muy habilidoso, puedes construir un bancal elevado utilizando simplemente unas tablas de 5 x 15 cm y unos clavos. O también puedes hacerlo con ladrillos, bloques de hormigón o sencillamente amontonando tierra.

Lo importante es empezar con algo sencillo: buena tierra, unas pocas plantas y adelante. ¡Experimenta el éxito y conviértete en un apasionado de la jardinería!

Algunas plantas medicinales fáciles de cultivar y que se pueden dar bien en un esquema sencillo de escalera, de rueda de carro o en un bancal elevado son:

- Ajo
- Albahaca
- Avena
- Caléndula
- Diente de león
- Equinácea
- Guindilla
- Hierbabuena
- Hipérico
- Lavanda
- Llantén
- Manzanilla
- Melisa
- Menta
- Milenrama
- Pamplina
- Regaliz
- Romero
- Salvia
- Tomillo
- Trébol rojo

Estas otras también son sencillas de cultivar pero se hacen muy grandes y es muy fácil que lleguen a comerse un diseño pequeño. Puedes plantarlas en el borde del jardín:

- Bardana
- Gordolobo
- Malvavisco
- Valeriana

HUERTOS EN MACETA

Si no tienes sitio para hacer un huerto, muchas plantas medicinales crecen bastante bien en maceta. Puedes ponerlas en un patio soleado, a lo largo del camino de entrada a la casa o en una ventana soleada. Te van a aportar perfume y belleza y unas medicinas muy baratas. Además, estas plantas en maceta pueden trasladarse según las distintas estaciones para que no dejen de recibir sol y se pueden meter dentro de casa durante el invierno. E incluso hay algunas que pueden vivir muy bien en el interior durante todo el año.

Sin embargo, no todas las plantas medicinales están a gusto confinadas en una maceta, así que lo mejor es que preguntes en tu herbolario y que te enteres de cuáles son las que mejor se pueden dar en el espacio reducido de un tiesto.

En líneas generales, algunas de las plantas medicinales que pueden cultivarse con facilidad en maceta son:

- Ajo
- Albahaca
- Caléndula
- Cúrcuma
- Diente de león
- Equinácea
- Guindilla
- Hierbabuena
- Hipérico
- Jengibre
- Lavanda
- Llantén
- Manzanilla
- Melisa
- Menta
- Milenrama
- Pamplina
- Romero
- Salvia
- Tomillo
- Trébol rojo

Conoce las plantas locales

¡Y si deseas disponer de una medicina herbal realmente barata, aprende a reconocer las plantas que crecen en tu zona! Muchas de las «malas hierbas» más comunes son unas plantas medicinales excelentes y están al alcance de cualquiera. Los primeros colonos europeos que fueron a Norteamérica llevaron consigo bardana, diente de león, ortiga, llantén y valeriana porque los utilizaban tanto para alimentarse como con fines medicinales. La mayoría de estas plantas se asentaron muy bien en el nuevo paisaje (y, en algunos casos, incluso se adueñaron de él) y en la actualidad están incluidas entre los remedios herbales más populares de ese continente.

Existen también muchas plantas oriundas de Norteamérica que ya utilizaban los indígenas en sus sofisticados sistemas de sanación. Sin embargo, muchas de estas plantas autóctonas se encuentran, como los pueblos que las utilizaron, amenazadas o en peligro de extinción. Antes de coger cualquier planta medicinal del campo, comprueba su situación en las sociedades y autoridades locales. Muchas de estas ofrecen por Internet listas de plantas amenazadas.

Existen muchos libros fantásticos sobre identificación de plantas silvestres, pero la mejor forma de aprender a conocer a tus «vecinos salvajes» es salir a dar un paseo con algún experto local y que te las vaya mostrando. Una tarde dedicada a dar un «paseo herbal» resulta siempre una experiencia divertida y con frecuencia llega a convertirse en una adicción.

Recolección de plantas medicinales

Cada una de las distintas partes de una planta se recolecta en un momento diferente. Aquí tienes unas cuantas normas básicas que te pueden servir de orientación.

LOS CAPULLOS Y LAS FLORES se recolectan cuando están abriendo. No esperes a que estén totalmente abiertos porque, para entonces, ya habrán perdido gran parte de su potencia medicinal. En el caso del hipérico, por ejemplo, el mejor momento para recolectar los capullos es cuando ya están totalmente formados pero aún no se han abierto del todo.

LAS HOJAS suelen recolectarse preferentemente antes de que la planta haya alcanzado la plena floración. De todas formas, esto es una norma muy general. En algunas plantas, como muchas de las mentas, las hojas son mucho más potentes cuando la planta está en flor. ¿Cómo podemos saberlo? Examina las hojas. ¿Están en su mejor momento? ¿Tienen un sabor fuerte? ¿Tienen un color vivo? ¿Tienen daños pequeños producidos por insectos? Utiliza el mismo criterio que empleas a la hora de elegir las verduras en el supermercado. ¿Tienen un aspecto vivo, sano y lleno de energía? ¡Entonces, recoléctalas!

El mejor momento para excavar **LAS RAÍCES** es en otoño o en primavera, cuando la energía de la planta está todavía almacenada en la raíz o en el bulbo. A medida que la primavera y el verano se van desarrollando, la energía de la planta asciende para alimentar a las hojas, flores y semillas o frutos, con lo que la raíz pierde potencia.

Esto no son más que unas normas generales. Así que, evalúa siempre la calidad de las plantas y decide cuándo es el mejor momento para recolectarlas. Igual que sucede cuando compras productos frescos, *sabes* cuándo una fruta se ha cogido demasiado pronto. Desarrolla este mismo instinto en relación con las plantas medicinales. Utiliza tus sentidos para determinar su calidad.

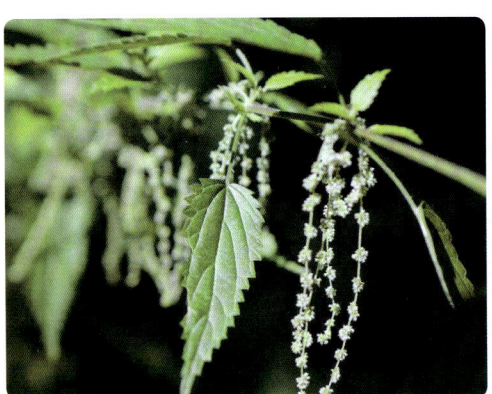

Recolecta las hojas de ortiga a principios de temporada, antes de que las plantas empiecen a florecer o a echar semilla.

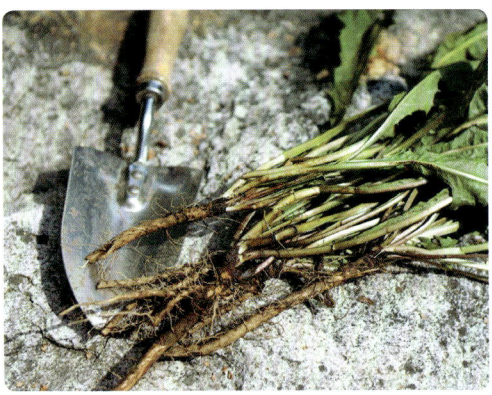

La mejor época para recolectar las raíces de diente de león es en primavera y en otoño pero pueden excavarse en cualquier momento de la temporada de desarrollo.

El secado de las plantas de calidad

Una vez recolectadas las plantas medicinales, es posible que quieras secar algunas para que se conserven hasta el momento en que las vayas a necesitar. Las mejores condiciones para secar plantas son:

- Una temperatura cálida constante de entre 32 y 43 °C (90 a 110 °F).
- Un grado muy bajo de humedad ambiental; cuanta menos, mejor.
- Una buena circulación de aire.
- Protección contra el sol directo.

Si tienes en cuenta estos puntos, dispondrás de plantas secas de buena calidad durante todo el año. ¡Sé cuidadoso!

Aunque secar plantas es fácil, no por eso deja de tener su intríngulis. El calor y la humedad ambiental son factores importantes. Muchos de los componentes medicinales de las plantas son sensibles al calor, sobre todo los aceites esenciales aromáticos; secarlas a temperaturas superiores a 43 °C (110 °F) puede hacer que estos componentes se disipen. Y si estás intentando secar las plantas al aire en un ambiente muy húmedo o durante una «temporada de lluvias», ¡allá tú! Te iría mejor si utilizaras un secador o un deshidratador alimentario.

El método tradicional para secar plantas es colgarlas de las vigas en manojos pequeños. Aunque es una forma muy pintoresca y decorativa de hacerlo, no siempre resulta la más

FRESCAS O SECAS

No hay nada equiparable al sabor de unas plantas recién cogidas. Sin embargo, unas plantas secas de calidad pueden tener la misma eficacia que las frescas en infusiones y otros productos herbales. Lo importante es que sean de calidad. Si las hierbas se recolectan en su mejor momento, se secan rápido y a la temperatura correcta y luego se envasan y se almacenan adecuadamente, no pierden la integridad de las plantas frescas. Lo único que pierden es el agua.

Aunque los herboristas suelen hacer hincapié en el uso de plantas frescas siempre que sea posible, hay momentos en que es preferible utilizar plantas secas; por ejemplo, cuando estás preparando pomadas y aceites; en esos casos es mejor usar plantas secas porque el agua de las frescas puede estropear el aceite. Con frecuencia, las plantas secas están más concentradas que las frescas, y por el mismo motivo: el agua que diluía sus componentes ha sido eliminada, y eso puede ser una ventaja a la hora de elaborar medicinas. De todas formas, el mejor motivo para utilizar plantas secas es que las frescas no están disponibles durante todo el año y, además, algunas de nuestras plantas medicinales favoritas no crecen en el sitio donde vivimos.

La regla general es que utilicemos plantas frescas siempre que podamos pero teniendo en cuenta que las plantas secas de calidad van igual de bien (o mejor). Un punto que no admite discusión es que, siempre que se pueda, se deben utilizar plantas de cultivo ecológico, aunque sean un poco más caras. Después de todo, vas a utilizar los remedios herbales para tu salud y para curar enfermedades; mejor que no estén recubiertas de pesticidas y herbicidas.

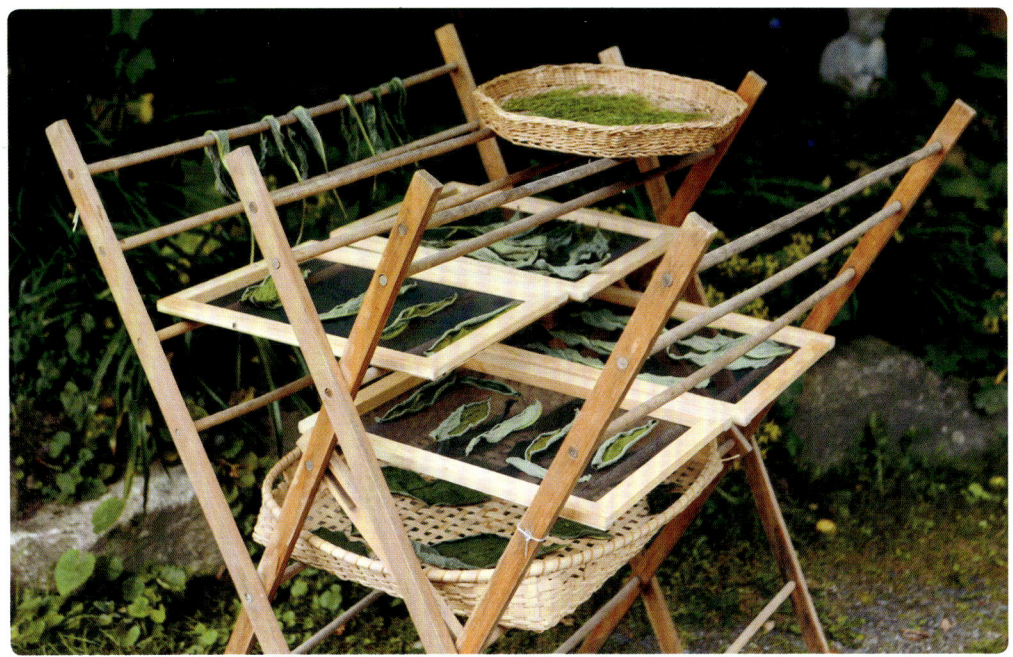

Un tendedero de madera tradicional es estupendo no solo para secar la ropa sino también para secar plantas. Colócalo en una zona de la casa o del patio que sea templada y a la sombra y pon bandejas o cestas con plantas sobre las barras.

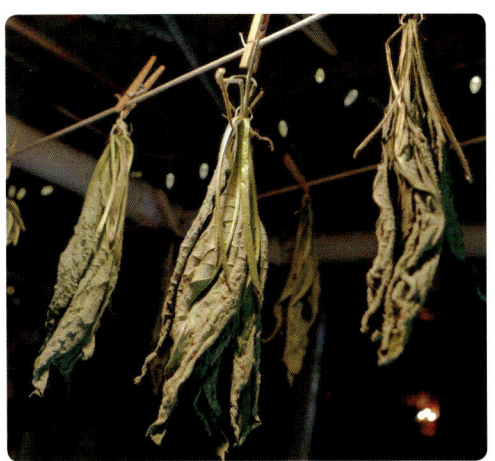

Cuando cuelgues plantas a secar, los manojos deben ser pequeños y estar separados para que las plantas se sequen de manera uniforme y rápida. Asegúrate de descolgarlas en cuanto estén totalmente secas para que no acumulen polvo e insectos.

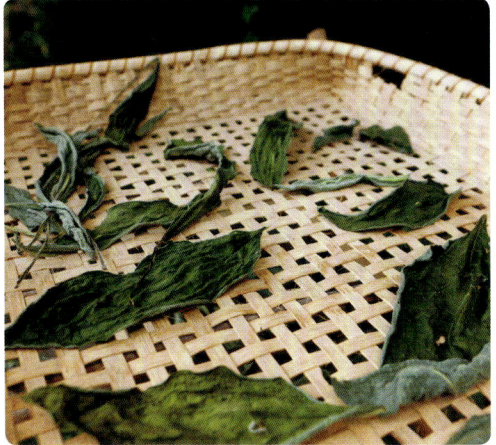

Cuando seques plantas en cestas o en bandejas, colócalas en una sola capa para que el aire pueda circular bien y reciban suficiente calor. Si las apilas unas encima de otras, suelen ponerse mohosas porque el aire no circula lo suficiente entre ellas.

eficaz para secarlas. Tendemos a dejarlas colgadas demasiado tiempo, mucho más del que necesitan para secarse del todo; puede que nos olvidemos de ellas o que se hayan convertido en un toque decorativo que aporta sabor antiguo a la estancia. Entonces se secan demasiado y cogen polvo. Si decides secar las plantas en manojos, hazlos pequeños para que se puedan secar bien y rápido y descuélgalos en cuanto estén totalmente secos.

Aunque secar bien las plantas tiene algunos trucos, es una habilidad que cualquiera puede adquirir.

Las cestas y las bandejas son estupendas para secar hierbas. Elige aquellas que permitan una buena circulación de aire. Colócalas atravesadas entre dos sillas, taburetes, borriquetas o aquello que tengas a mano para sostenerlas o átales unos lazos o unas cuerdas y cuélgalas en algún lugar cálido y seco de la casa. Si es un lugar en el que dé mucho el sol, tapa la zona de secado con un paño ligero y poroso. A los herboristas les gustan mucho las cestas de trama abierta, con agujeros, especialmente diseñadas para secar hierbas. Pueden suspenderse una encima de otra creando varios «pisos» de cestas que forman una zona de secado muy amplia y ocupan muy poco sitio.

Y, evidentemente, también puedes secarlas con un deshidratador de alimentos. Eso sí, acuérdate de ponerlo a baja temperatura (32 – 43 °C / 90 – 110 °F).

Sea cual fuere el método utilizado, cuando las hierbas estén secas, guárdalas en tarros de vidrio con tapa que ajuste bien y en una zona fresca y protegida de la luz. Si las guardas correctamente, las plantas secas conservan sus propiedades medicinales durante al menos un año y, en ocasiones, mucho más tiempo. Se puede saber si una planta sigue estando en condiciones por su color, su olor y su grado de efectividad; debe tener el mismo aspecto, el mismo olor y el mismo grado de eficacia que el día en que terminaste de secarla.

Congelar plantas medicinales

La congelación es otra forma estupenda de conservar plantas medicinales y resulta, además, el método más sencillo. La mayoría de las plantas conservan sus propiedades medicinales, su color y su sabor después de congeladas. Puede que algunas pierdan color o textura pero la mayoría siguen estando sabrosas y repletas de propiedades medicinales. La albahaca, por ejemplo, es extremadamente sensible al frío. Cuando la congelamos, adquiere un color morado o verde oscuro y, al descongelarla, se queda muy lacia. Sin embargo, conserva la mayor parte de su sabor y puede utilizarse para elaborar sopas, infusiones y otros preparados en los que no se perciba la textura o el color.

Las plantas medicinales se pueden congelar picadas o enteras en bolsas con cierre hermético. También se pueden hacer puré y congelarlas en bandejas para cubitos de hielo. Una vez congeladas, sácalas de las bandejas de cubitos y guárdalas en bolsas herméticas. Incluso puedes hacer el puré de varias plantas frescas juntas y así tendrás mezclas de hierbas para infusiones. No tendrás más que echar un cubito congelado en una taza de agua caliente y ¡listo!

CAPÍTULO 2

Cómo elaborar tus propios remedios herbales

¡**Ven conmigo a la cocina!** Si sabes guisar, estás en condiciones de preparar unos remedios herbales muy eficaces. Y aunque seas un novato en la cocina, eso no te va a impedir preparar unos remedios herbales estupendos. Aunque la elaboración de medicinas herbales es un arte y una ciencia que solo se perfecciona con el tiempo, es tan fácil que muchas veces los primeros remedios que elabores serán tan buenos como los que puedas llegar a hacer dentro de veinte años. A medida que vayas profundizando tu conocimiento y tu capacidad para comprender las plantas, también tu habilidad para trabajar con ellas irá creciendo. La relación con las personas tiene tanta importancia en la sanación como las medidas exactas, los ingredientes y la temperatura. Elaborar remedios herbales caseros es sencillo, divertido y fácil y, una vez hayas aprendido unos cuantos pasos básicos, la calidad de los productos que elabores tú mismo en tu fantástica cocina será tan buena como la de cualquier producto que compres.

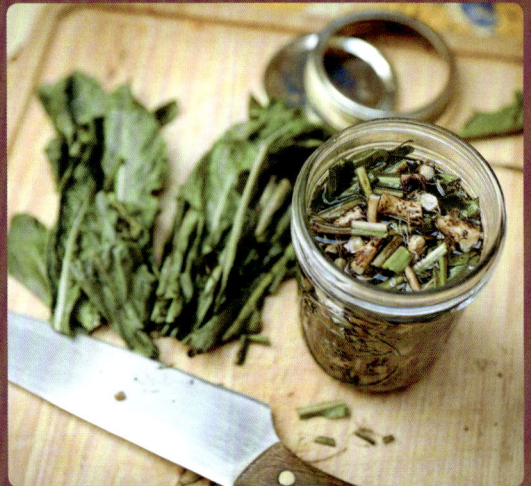

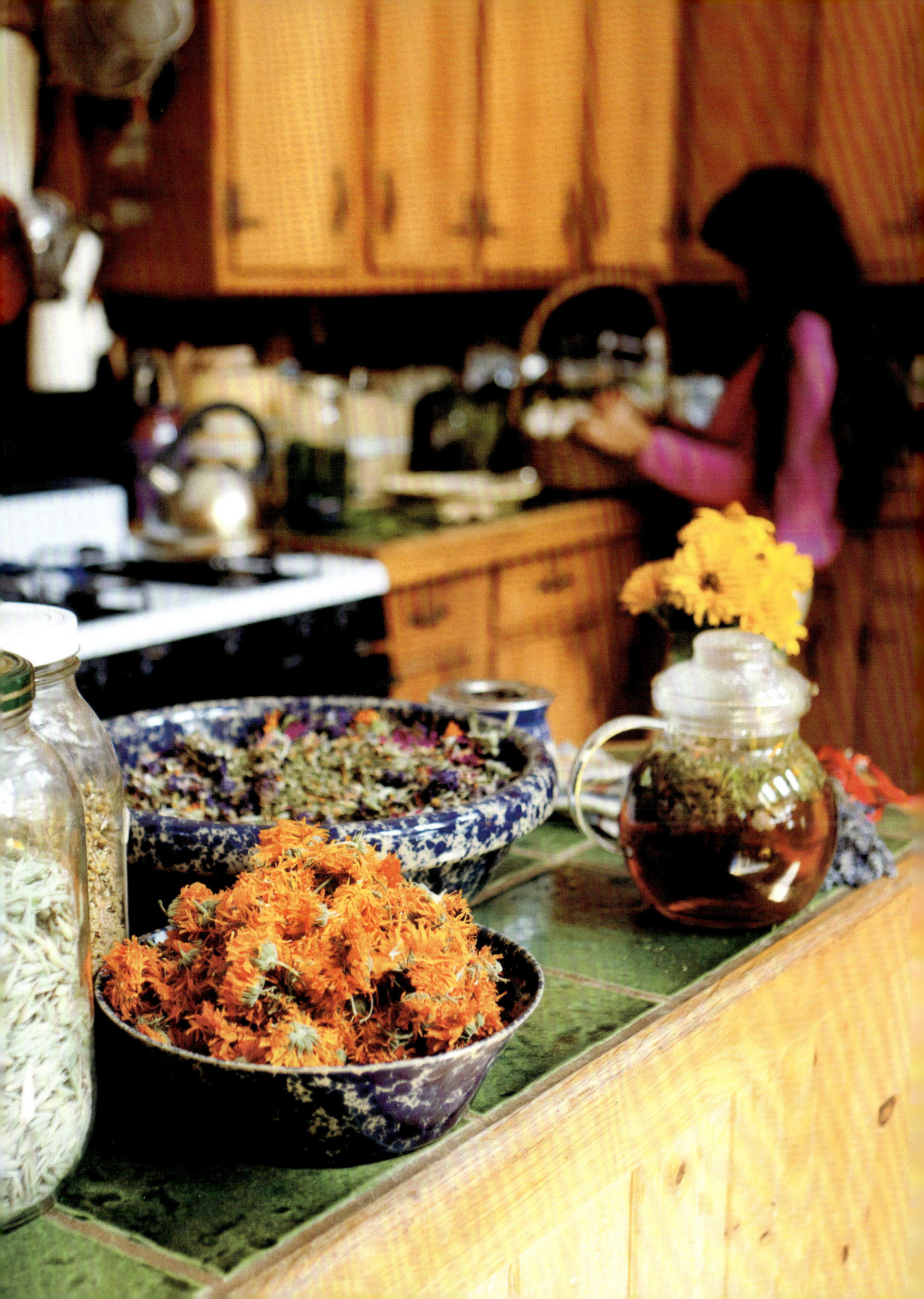

Monta tu botica doméstica

En este capítulo voy a describir la elaboración de seis preparados medicinales básicos que se hacen con plantas: infusiones, jarabes, aceites, pomadas, tinturas y píldoras. Si los dominas, podrás hacer frente a la mayoría de los problemas de salud cotidianos, si no a todos. Y si al final te entusiasmas con el arte de los preparados herbales, como le sucede a mucha gente, puedes seguir con la botica herbal y aprender a hacer variaciones de los preparados que te muestro en este libro. Muchas empresas de herboristería grandes y pequeñas empezaron así, con un remedio herbal elaborado en la cocina de alguien.

Equipo y utensilios

¿Qué es lo que se necesita para empezar? No mucho. Una cocina que cuente con los utensilios básicos te proporcionará la mayoría de las cosas que necesitas para elaborar productos herbales. Algunos de los elementos que a mí me resultan más útiles son:

- Una gasa o muselina para colar las hierbas utilizadas
- Un colador grande de acero inoxidable con malla doble
- Pucheros de acero inoxidable con tapa que ajuste bien, incluida una olla para cocer al baño María
- Un rallador reservado para rallar cera de abeja
- Un surtido de tarros de vidrio con tapa para guardar hierbas, tinturas, pomadas y demás
- Tazas medidoras
- Un molinillo de café reservado para moler hierbas (no utilices el molinillo de hierbas para moler café; tus plantas olerán a café por siempre jamás)

NOTA: *Aunque recomiendo el uso de pucheros de acero inoxidable, también puedes utilizarlos de vidrio, de barro, de hierro fundido o esmaltados. Oirás muchas opiniones a favor y en contra. Pero, en lugar de adoptar una actitud intransigente, haz como Carl Jung, el famoso psicólogo: habla con tus pucheros y elige aquellos que te contesten «buenos días». Una de las pocas reglas en la que están de acuerdo la mayoría de los herboristas es que no se deben utilizar jamás pucheros de aluminio para la elaboración de las hierbas porque el calor hace que liberen cantidades microscópicas de sustancias tóxicas.*

UNA MEDIDA SIMPLE

Aunque hay gente que utiliza el sistema métrico decimal y otros que emplean el anglosajón, yo he optado por el método simple. Es un método antiguo, que se utilizó en el pasado para hacer referencia a herboristas que trabajaban solo con una o dos plantas cada vez. Muchos herboristas modernos lo utilizan porque es lógico y versátil. Este sistema mide en «partes»: por ejemplo, 3 partes de manzanilla, 2 partes de avena, 1 parte de melisa. La fórmula define la proporción entre los distintos ingredientes, no una cantidad exacta. Cada «parte» puede ser la unidad que prefieras; solo tienes que aplicar siempre la misma. Por ejemplo, si decides que 1 parte equivale a 30 g (1 oz), utilizarías 90 g (3 oz) de manzanilla, 60 g (2 oz) de avena y 30 g (1 oz) de melisa. Esto te daría 180 g (6 oz) de mezcla de hierbas para infusión. Si prefieres utilizar una cantidad más pequeña, puedes hacer que la parte equivalga a una cucharada sopera: 3 cucharadas soperas de manzanilla, 2 cucharadas soperas de avena y 1 cucharada sopera de melisa (sea cual sea la medida de la «parte», es preferible que todas las plantas sean o frescas o secas para mantener la proporción de los principios activos).

Aunque el método simple no es siempre del todo exacto, tiene la suficiente exactitud para permitirnos elaborar unos productos herbales excelentes. Además, recuerda que no vas a utilizar ningún ingrediente que pueda resultar tóxico, así que las medidas no tienen por qué ser exactas. Yo mido a menudo con «una pizca de esto y un pellizco de aquello» y me va muy bien.

Fórmulas de muestra de medidas con el método simple

PARTES	PARTES EN CUCHARADAS SOPERAS	PARTES EN CUCHARADITAS
3 partes de manzanilla	3 cucharadas soperas de manzanilla	3 cucharaditas de manzanilla
2 partes de avena	2 cucharadas soperas de avena	2 cucharaditas de avena
1 parte de melisa	1 cucharada sopera de melisa	1 cucharadita de melisa

Buenas prácticas para alcanzar el éxito

¿Cómo podemos hacer unas medicinas herbales que sean buenas? Algunos de los secretos del éxito son como los que cualquier buen cocinero utilizaría en la cocina.

ETIQUETA EL PRODUCTO INMEDIATAMENTE. En cada etiqueta debes indicar lo siguiente:

- El nombre del producto
- La fecha de elaboración
- Una lista de todos los ingredientes, empezando por los más importantes y acabando por los menos significativos
- Instrucciones de uso que incluyan si el remedio debe utilizarse por vía interna o externa

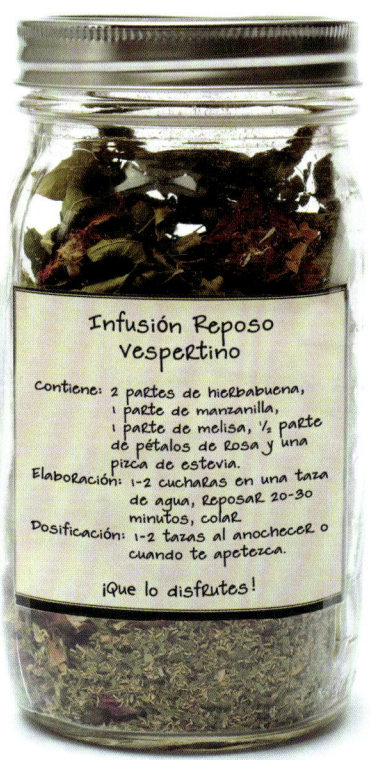

Hoy en día, gracias a los programas electrónicos de etiquetado, puedes diseñar tú mismo unas etiquetas que tengan aspecto profesional. Las etiquetas personalizadas son atractivas y divertidas y dan un toque muy agradable al producto final. De todas formas, si la informática no es lo tuyo, también puedes hacer unas etiquetas rápidas, fáciles y baratas utilizando cinta adhesiva de colores y un rotulador permanente.

LLEVA UN BUEN ARCHIVO. Por desgracia, no siempre he seguido este consejo tan sabio que te doy. He creado muchos productos excelentes que solo pude saborear una vez porque no recordaba el ingrediente especial que contenían. Incluso hoy en día, a veces me encuentro de repente en mi bien provista despensa herbal contemplando desconcertada una botella sin etiqueta que recuerdo claramente que dejé allí unos meses atrás, convencida de que era imposible que me olvidara de lo que llevaba dentro. Qué desperdicio, porque está claro que no puedes utilizar un producto si no sabes lo que es o lo que contiene. Te sentirás mucho más satisfecho si organizas tus preparados tal y como te sugiero y no sigues el ejemplo de esta herborista desorganizada.

Por eso lo mejor es que hagas un archivo con todos tus productos. Puedes hacerlo en el formato que más te guste, ya sea en tarjetas, en un diario de elaboración de medicinas o en una base de datos. Apunta no solo los ingredientes sino también la forma de elaboración, las fechas de cuándo empezaste a prepararlo, lo colaste, lo terminaste y demás y cualquier dato que te parezca importante: por ejemplo, el tipo de aceite que has utilizado, si hiciste una infusión solar o lo cociste en la cocina, la proporción de planta y líquido. Si da la casualidad de que preparas un remedio herbal fabuloso, que tus amigos se mueren por conseguir, será estupendo poder volver a hacerlo, y eso es para lo que te puede servir tu cuaderno. Y es especialmente delicioso para que lo descubran tus nietos y las generaciones más jóvenes. Ya sé que ese no es el motivo de llevar un registro, evidentemente, pero el hecho de saber que así es como la información sobre herbalismo ha ido pasando de generación en generación y ser consciente de que ahora tú también formas parte de ese hilo produce una satisfacción muy dulce.

HAZ CANTIDADES PEQUEÑAS DE PRUEBA. Siempre que elabores un remedio por primera vez, haz una cantidad pequeña. Es preferible perder solo unos pocos ingredientes que una gran cantidad si el experimento sale mal.

ELIGE PLANTAS DE CALIDAD. Lo ideal sería cultivar en tu propio jardín las plantas que vayas a utilizar. Sin embargo, si no te dedicas a la jardinería o esas plantas no se dan bien en tu zona, cómpralas a un buen suministrador que se especialice en plantas locales o ecológicas. Lo ecológico, en especial, asegura mejor salud no solo para ti sino también para el planeta.

Infusiones herbales

¿Cuál es la diferencia entre una infusión medicinal y una infusión para beber? Si bien las infusiones para beber pueden sin duda ayudar a tener buena salud, su proceso de elaboración y preparación se ha centrado fundamentalmente en resultar agradables y no en las propiedades curativas de las plantas; y el sabor es el factor que más se ha tenido en cuenta. Una infusión medicinal, por el contrario, puede resultar deliciosa pero se ha elaborado específicamente con fines curativos. Es una mezcla de hierbas que tiene una misión (evidentemente, cuanto mejor sepa, más «obediente» se mostrará el paciente).

Yo no suelo indicar a la gente que prepare las infusiones medicinales taza a taza. Resulta poco práctico y se pierde mucho tiempo. Es mucho mejor hacer un litro de infusión cada vez. Luego puedes recalentarla cuando

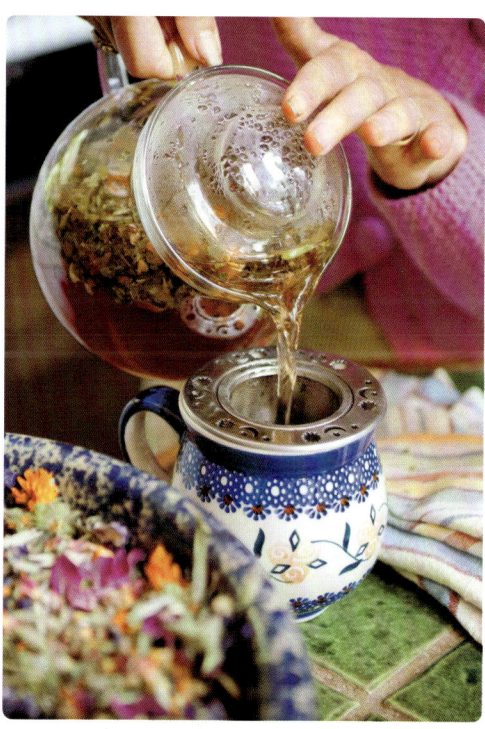

Una infusión medicinal puede ser sabrosa y rica y no por eso dejar de cumplir su función de evitar un catarro o calmar unos nervios alterados.

la necesites o tomarla a temperatura ambiente. Como el agua no tiene propiedades de conservación, las infusiones no pueden tenerse guardadas mucho tiempo. Aunque se conservan mejor refrigeradas, también puedes dejarlas a temperatura ambiente uno o dos días, dependiendo de lo alta que sea la temperatura ambiente. De todas formas, en cuanto empiece a tener un gusto rancio o soso o se empiecen a formar burbujas, haz una nueva.

Infusiones y decocciones

A la hora de hacer un té, las hojas y las flores se preparan de forma distinta que las raíces y las cortezas, al igual que las espinacas no se cocinan como las patatas. Las hojas y las flores se suelen sumergir en agua caliente para que no se cuezan en exceso y se destruyan sus enzimas, vitaminas y preciosos aceites esenciales. Las raíces y las cortezas suelen hervirse a fuego lento para extraer los componentes vegetales más esquivos. Esta norma tiene algunas excepciones que podrás encontrar en los libros sobre plantas medicinales, incluido este. Sin embargo, lo cierto es que si te equivocas y hierves a fuego lento una raíz que deberías haber hecho al vapor, no debes dejarte llevar por el pánico. El remedio seguirá funcionando.

El proceso de sumergir una planta en agua hirviendo se denomina *infusión,* mientras que el de hervir a fuego lento una planta es una *decocción.* Cuando tengas dudas, haz una infusión. Este proceso resulta mucho menos destructivo para muchos de los componentes medicinales importantes de las plantas. Cuanto más tiempo dejes las plantas en infusión, más fuerte será el líquido resultante. Eso no siempre es mejor, porque un tiempo prolongado de infusión puede extraer algunos de los componentes menos deseables de la planta. Deja en infusión un té negro durante demasiado tiempo y ¿qué es lo que sucede? Pasa de ser una bebida aromática y perfumada a convertirse en una infusión medicinal de sabor astringente y rica en taninos.

Un preparado de hierbas, ya sea infusión o decocción, se define por su fuerza y su potencia. En cuestiones medicinales, deben ser relativamente fuertes y por eso habrá que utilizar una cantidad relativamente grande de plantas para prepararlos.

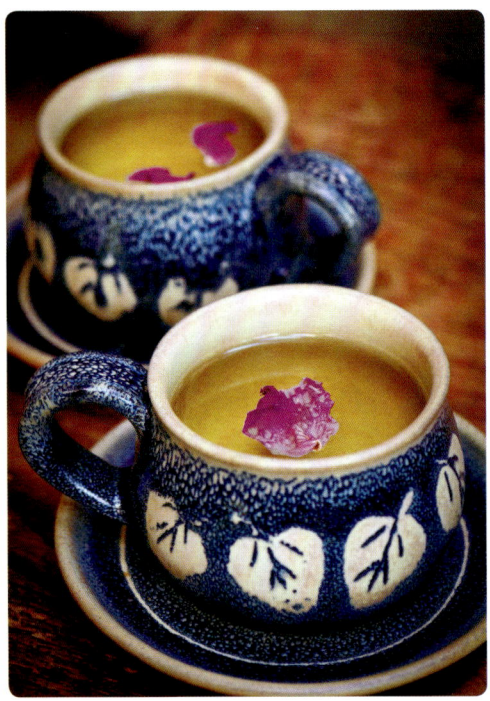

La infusión herbal, elaborada con intención y un poquito de «magia de cocina», ofrece mucho más de lo que la vista puede captar. En esta taza, junto con las hierbas y el agua, hay encerradas tierra, cielo, sol y estrellas.

Cómo preparar una **INFUSIÓN** medicinal

Las infusiones se elaboran con las partes más delicadas de las plantas: las hojas, las flores, los capullos, algunas bayas y semillas y otras partes aromáticas. Las raíces muy aromáticas como las de valeriana, jengibre y sello de oro, suelen hacerse en infusión en lugar de decocción, aunque en mi opinión resultan eficaces de ambas formas. Una vez preparada, echa las hierbas que hayas utilizado a la pila del compost. Estos son los pasos básicos a seguir.

1. Pon entre 4 y 6 cucharadas soperas de planta seca (o entre 6 y 8 cucharadas soperas de planta fresca) en un tarro de vidrio de litro.
2. Vierte agua hirviendo sobre las plantas hasta llenar el tarro. Deja reposar entre 30 y 45 minutos (la duración del reposo y la cantidad de planta utilizada influirán sobre lo fuerte que esté la infusión).
3. Cuela y bebe.

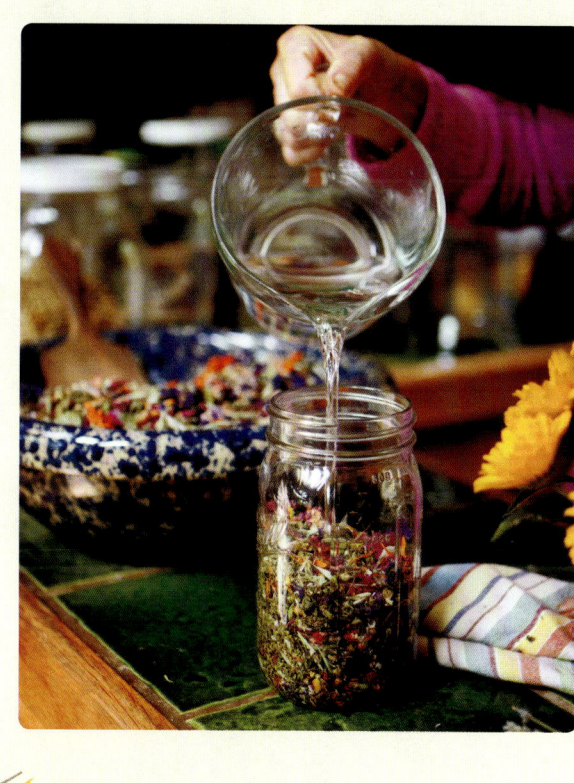

Cómo preparar una **DECOCCIÓN** medicinal

Las decocciones se elaboran con las partes más fibrosas o leñosas de las plantas, como pueden ser las raíces y la corteza, las ramitas y algunas semillas y frutos secos. Resulta un poco más difícil extraer los componentes de estas partes duras y por eso a menudo hay que hervirlas a fuego lento. Una vez terminada la decocción, echa las plantas que hayas utilizado a la pila del compost. Aquí tienes los pasos básicos a seguir.

1. Pon entre 4 y 6 cucharadas soperas de planta seca (o entre 6 y 8 cucharadas soperas de planta fresca) en un cazo pequeño. Añade 1 litro de agua fría.

2. Con el fuego bajo, lleva la mezcla al hervor, tapa y deja que hierva lentamente entre 25 y 45 minutos (la duración de la cocción y la cantidad de planta utilizada influirán sobre lo fuerte que esté la decocción). Si deseas una decocción más fuerte, hierve a fuego lento las plantas entre 20 y 30 minutos y luego vierte la mezcla en un tarro de litro y deja reposar durante toda la noche.

3. Cuela y bebe.

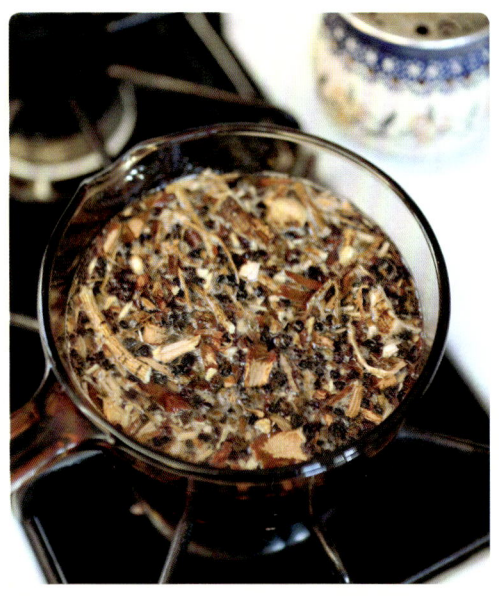

Nota: *Algunas personas prefieren hervir a fuego lento las plantas hasta reducir el líquido para concentrar aún más sus propiedades. En este caso necesitarás dosis más pequeñas (en las páginas 46-47 encontrarás indicaciones).*

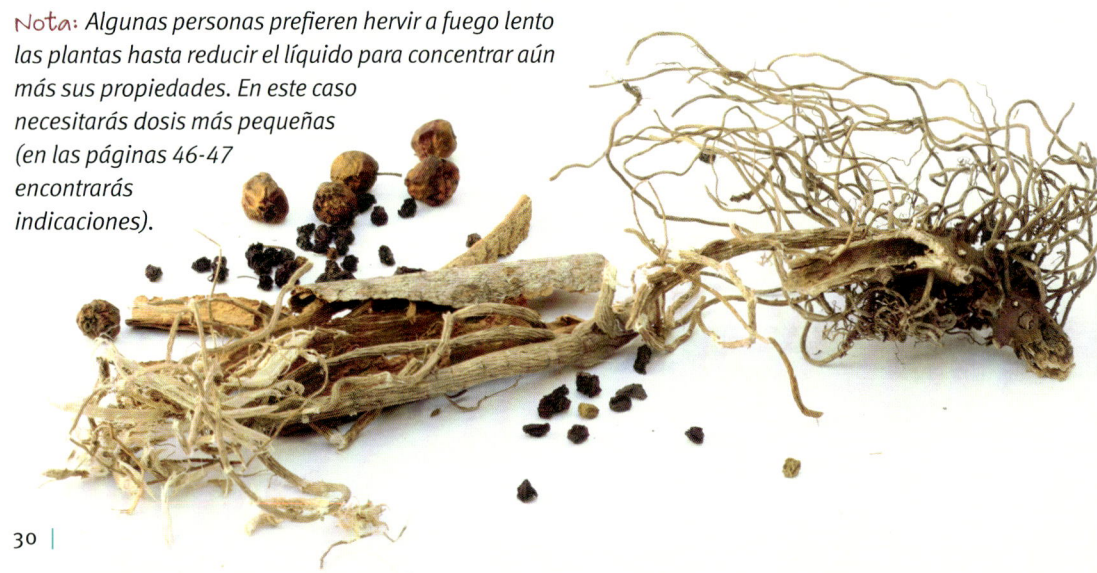

Cómo preparar infusiones solares y lunares

Utilizar la luz del sol o de la luna para extraer las propiedades curativas de las plantas es uno de mis métodos favoritos para preparar infusiones. Es posible que las infusiones elaboradas siguiendo este método no contengan la misma cantidad de componentes químicos que las que se han estado hirviendo en la cocina pero albergan un nivel de sanación diferente que las compañías eléctricas no podrán proporcionar jamás.

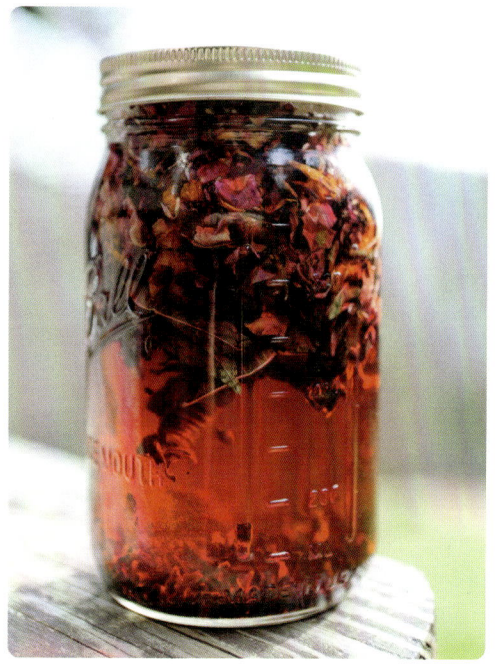 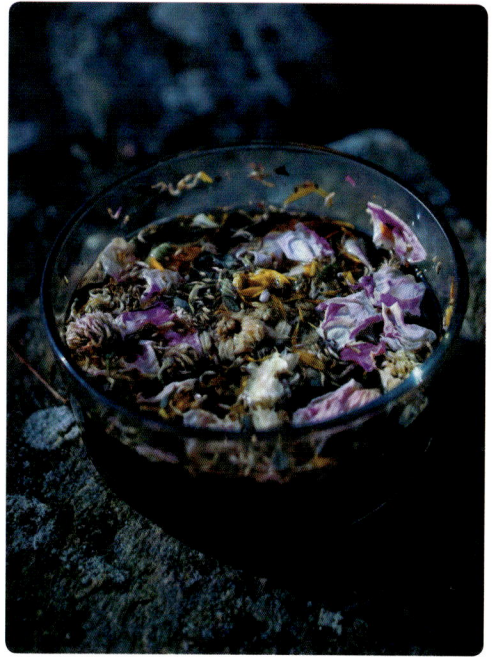

PARA PREPARAR UNA INFUSIÓN SOLAR introduce las plantas (utilizando las mismas proporciones que se sugieren para las infusiones y decocciones) en un tarro de vidrio de litro con tapa que ajuste bien. Llénalo de agua fría y tapa bien. Déjalo reposar al sol durante varias horas.

Si tienes frío, el té te calentará;
Si estás acalorado, te refrescará;
Si estás deprimido, te animará;
Si estás agotado, te calmará.

WILLIAM GLADSTONE

PARA PREPARAR UNA INFUSIÓN LUNAR, introduce las plantas en un recipiente abierto (¡a menos que haya un montón de insectos volando alrededor!), llénalo de agua y colócalo directamente en el camino de los rayos de la Luna. La infusión lunar es sutil y mágica y se rumorea que a las hadas les encanta beberla. ¿Cuándo puede venir bien una infusión lunar con fines curativos? Siempre que sintamos que necesitamos añadir un poco más de magia.

Jarabes

Cuando ya hayas aprendido a preparar una buena infusión medicinal, estarás a dos pasos de hacer jarabe. Lo único que tendrás que hacer es dejar que siga cociendo para que se concentre y añadirle un endulzante… para endulzarlo, claro, pero también para que se conserve. A nuestros antepasados les encantaba utilizar jarabes herbales no solo porque tienen un sabor delicioso, (lo que hace que resulte más fácil convencer a los miembros reacios de la familia para que se tomen la medicina) sino también porque el azúcar y otros endulzantes son unos conservantes muy buenos. Visita la sección de farmacología de cualquier museo de historia y te harás una idea muy acertada de lo importantes que eran los jarabes herbales.

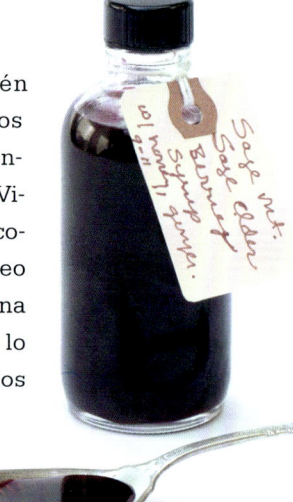

UN SENCILLO JARABE DE MIEL Y CEBOLLA PARA LOS RESFRIADOS

Uno de mis remedios preferidos para los resfriados y el dolor de garganta es este jarabe tan sencillo, anticuado y sabroso de miel y cebolla. Aprendí a prepararlo hace mucho tiempo, un invierno que pasamos en las zonas «deshabitadas» del noroeste de Canadá. Lejos de cualquier vecino, con un niño pequeño a nuestras espaldas, vivíamos en una cabañita de madera en las faldas de las montañas Bugaboo y dependíamos de nuestras propias habilidades y de un cierto espíritu generalizado de independencia que constituía la seña de identidad de la época. El jarabe de cebolla y miel hervía con suavidad en la parte posterior de la estufa de leña y, siempre que pasábamos junto a él, lo que sucedía a menudo, nos metíamos una cucharada en la boca. No recuerdo si alguno de nosotros cogió un catarro ese invierno pero, si lo hizo, estoy convencida de que consiguió acabar con él muy rápido gracias a este jarabe tan saludable.

CÓMO SE PREPARA EL JARABE: Corta entre 2 y 4 cebollas grandes en medias lunas finitas y colócalas en un cazo hondo. Añade la cantidad justa de miel para que cubra las rodajas de cebolla. Calienta las cebollas y la miel a fuego muy suave y deja que cuezan hasta que las cebollas estén blandas y un poco deshechas y la miel haya adquirido un fuerte sabor a cebolla. Si lo deseas, puedes añadir un poco de ajo picado. Obtendrás un jarabe más fuerte: ¡más fuerte medicinalmente y más fuerte de sabor!

CÓMO SE USA: ¡Mmm, qué rico sabe! Para combatir un resfriado, en cuanto aparezcan los primeros síntomas toma entre media y 1 cucharadita cada hora o cada 2 horas. Si ya estás resfriado, toma 1 cucharadita 3 o 4 veces al día para acelerar la recuperación.

Cómo preparar un **JARABE** medicinal

Los niños y los ancianos suelen preferir los jarabes porque estos dos grupos de edad se sienten más dispuestos a tomar sus medicinas cuando son dulces. «Una cucharada de azúcar ayuda a bajar la medicina» es una cancioncilla que seguramente se escribió pensando en los jarabes herbales.

1. Para preparar un jarabe, lo primero es hacer una decocción muy concentrada. Introduce una planta o una mezcla de plantas en una olla con agua utilizando una proporción de 60 g (2 oz) de planta por cada litro de agua. Pon la olla a fuego suave, llévala al hervor, tapa parcialmente y deja que hierva lentamente hasta que el líquido se haya reducido aproximadamente a la mitad del volumen original.

2. Cuela las plantas (y échalas a la pila del compost). Mide el volumen del líquido obtenido y vuelve a echarlo en la olla.

3. Por cada medio litro (1 pinta) de líquido, añade 1 taza de miel o de algún otro endulzante como sirope de arce, glicerina vegetal o azúcar moreno. La mayoría de las recetas indican 2 tazas de endulzante (una proporción de 1:1 de endulzante y líquido) pero para mi gusto resulta demasiado dulce (antes de que la refrigeración fuera habitual, el extra de azúcar ayudaba a conservar el jarabe).

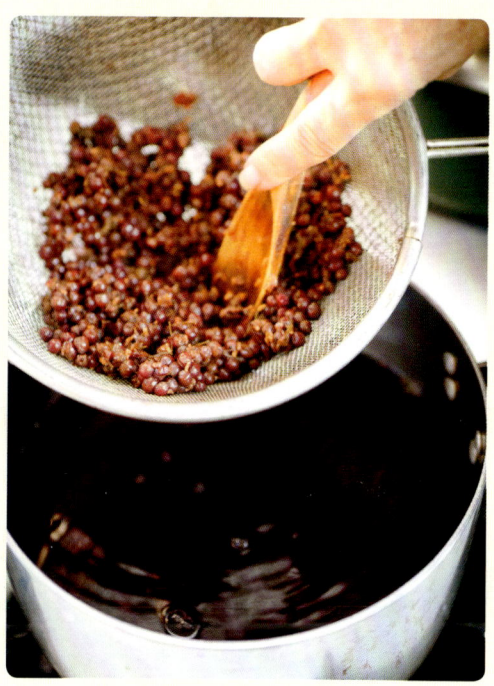

4. Calienta la mezcla a fuego suave removiendo bien. La mayoría de las recetas indican que se debe cocer el endulzante y la decocción entre 20 y 30 minutos a fuego vivo para espesar el jarabe. Sin duda, de ese modo se obtiene un jarabe más espeso pero yo prefiero no cocer las enzimas vivas de la miel y por eso me limito a calentar la mezcla lo justo para que la miel se mezcle con el líquido (a una temperatura no superior a 43 °C / 110 °F; y mejor, más baja).

5. Retira del fuego. Si quieres, puedes añadir un concentrado de fruta para darle sabor, un par de gotas de un aceite esencial aromático como el de menta o el de hierbabuena o una pequeña cantidad de brandy para que se conserve mejor y para que actúe como relajante en una fórmula contra la tos.

6. Vierte el jarabe en botellas. Guárdalo en el frigorífico, donde te durará varias semanas.

Aceites

¿Alguna vez has preparado aceite de ajo para aliñar las ensaladas o has mezclado unas hierbas aromáticas con aceite de oliva para regar un asado? Pues bien, en ese caso has hecho un aceite herbal, que no es otra cosa que una infusión de hierbas en aceite. La elaboración de un aceite herbal medicinal realmente bueno tiene unos cuantos trucos sencillos, como elegir un aceite de calidad y conseguir la temperatura justa para extraer los componentes medicinales de las plantas, pero no se tarda mucho en dominar este arte. Y cuando hayas preparado un aceite herbal, estarás a un paso de hacer pomadas y ungüentos.

Elección de los ingredientes

Según la combinación de hierbas y aceites que elijas, puedes preparar un aceite medicinal potente o un aceite de dulce aroma para masaje o baño. Aunque puedes utilizar cualquier aceite vegetal de calidad, el más apropiado para elaborar aceites medicinales es el de oliva porque, al ser calmante y rico en ácidos oleicos y ácidos grasos omega-6 y omega-3, es en sí mismo un aceite medicinal. Además, es estable, es decir, no se enrancia con rapidez. Puede que no sea el mejor como aceite de baño o corporal, porque tiende a ser pesado, deja una sensación muy aceitosa y nunca deja de oler levemente a aceitunas, pero, para aceites medicinales y pomadas, no hay otro mejor.

La forma más fácil y rápida de preparar un aceite medicinal es con el método del baño María. De todas formas, te sugiero que pruebes también el antiguo método solar. La lenta fusión de las propiedades de las hierbas con el aceite, extraídas por la poderosa luz solar, que acentúa las cualidades de las plantas, tiene algo especial. Existen también otros métodos para elaborar aceites herbales pero, como esta es una guía para principiantes, mejor no complicarnos. Estos dos métodos funcionan bien, son fáciles y nos aseguran que vamos a obtener un buen producto.

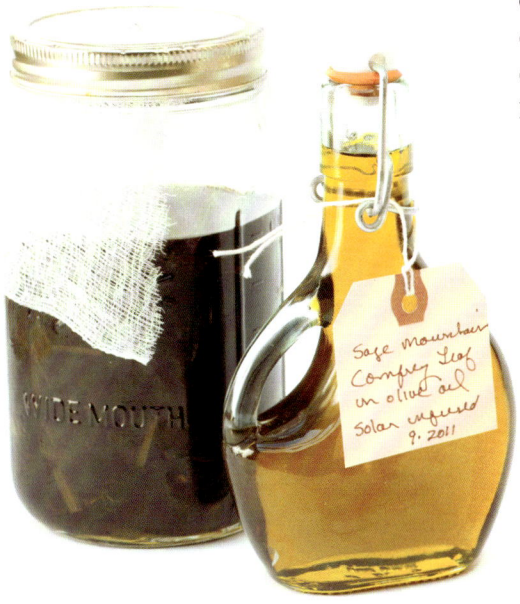
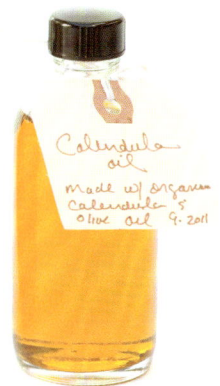

Cómo preparar un ACEITE medicinal
(Método del baño María)

Este método rápido y sencillo permite obtener un aceite estupendo siempre y cuando lo mantengas a la temperatura correcta: entre 35 y 43 ºC (95 y 110 ºF) es perfecta.

1. Pica las plantas y ponlas en la parte superior de una olla para baño María. Hago mucho hincapié en que utilices este tipo de olla y no un cazo corriente porque el aceite se puede calentar muy rápido y, con ello, destruiría tanto las plantas como el propio aceite. No queremos acabar con unas plantas fritas y un aceite quemado y créeme si te digo que ambas cosas pueden suceder en un momento si no utilizas el baño María.

2. Cubre las plantas con 4 o 5 centímetros (1 o 2 pulgadas) de aceite de cocina de calidad (preferiblemente, aceite de oliva).

3. Pon al fuego hasta que el aceite empiece a hervir muy lentamente, haciendo nada más que unas burbujitas; no tiene que hervir a borbotones ni sobrecalentarse. Deja que hierva lentamente entre 30 y 60 minutos comprobando a menudo que no se calienta demasiado. Cuando el aceite tenga un aspecto «herbáceo» y huela a plantas —adquirirá un vivo color verde o dorado y tendrá un fuerte olor a hierbas—, sabremos que las propiedades de las plantas han pasado al aceite. Cuanto más bajo sea el fuego y más larga la infusión, mejor será el aceite.

4. Cuela las plantas con un colador grande de acero inoxidable y, si fuese necesario, recubierto de gasa. Desecha las plantas. Deja enfriar el aceite y luego embotéllalo y etiquétalo. Un consejito: no pongas las etiquetas hasta después de haber echado el aceite y haber limpiado la parte exterior del recipiente para evitar mancharlas.

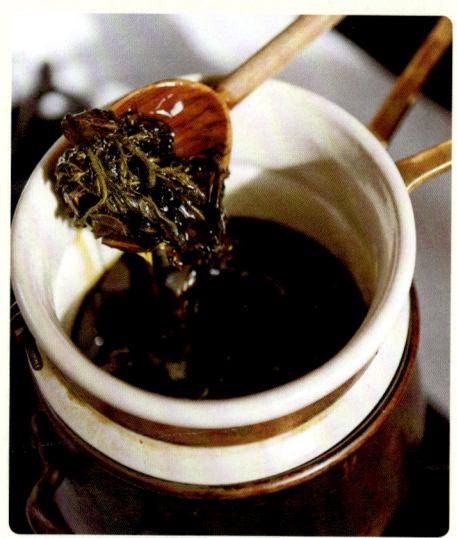

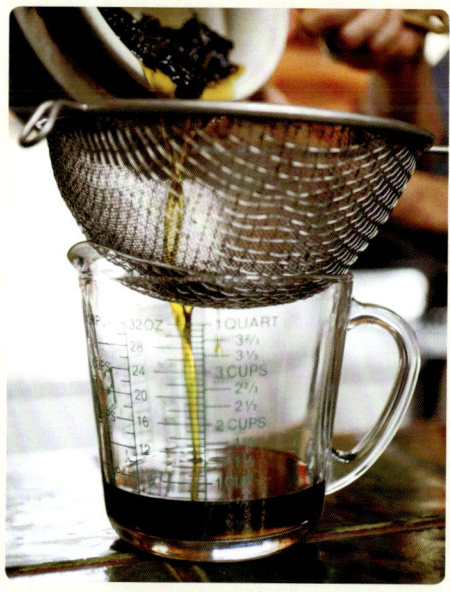

Cómo preparar un ACEITE POR INFUSIÓN SOLAR

Debo admitir que este es mi método favorito para elaborar aceites herbales. Utiliza la gran energía lumínica del sol para extraer los componentes de las plantas y pasarlos al aceite. ¿Puede haber algo más sanador que esto? Aprendí este método de una de mis primeras maestras, Juliette de Bairacli Levy. Ella solía colocar los tarros de aceites y hierbas en cajas con arena para concentrar el calor, una técnica que se emplea en la zona mediterránea.

1. Introduce las plantas en un tarro de vidrio de boca ancha y cúbrelas con 4 o 5 centímetros (1 o 2 pulgadas) de aceite vegetal de calidad (a ser posible, de oliva). Tapa bien.
2. Coloca el tarro en un lugar templado y al sol y deja reposar durante 2 semanas.
3. Cuela las hierbas utilizando una gasa o una muselina (si deseas una infusión con el doble de potencia, añade más plantas frescas y déjalas en infusión durante 2 semanas más. Con ello obtendrás un aceite medicinal muy potente). A continuación, embotella el aceite.

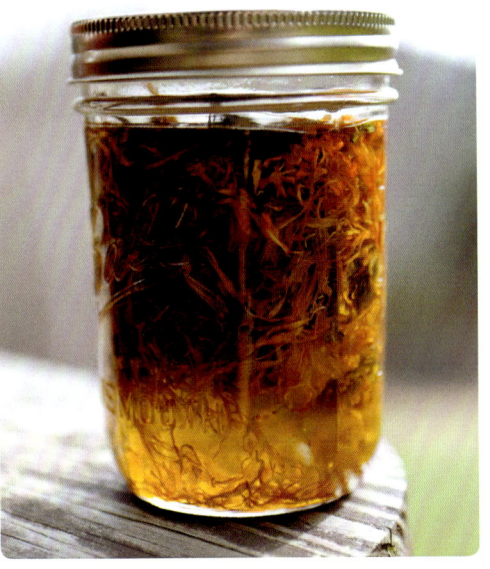

Nota: *Puedes exprimir los restillos de aceite de las plantas en un recipiente aparte. No los mezcles con el aceite herbal medicinal porque esta segunda tanda puede tener pequeñas partículas de plantas. Puedes utilizarlo para cocinar y para aliñar ensaladas.*

Como los aceites se enrancian bastante rápido cuando se exponen a la luz y al calor, podríamos suponer que estos aceites por infusión solar se iban a estropear en cuestión de un par de semanas. Sin embargo, mientras las plantas están en el aceite, no se ponen rancios. Una vez colados, son tan susceptibles al enranciamiento como cualquier otro aceite pero, mientras se está haciendo la infusión, permanecen estables. No he conocido a nadie que me pudiera explicar este fenómeno así que supongo que tiene que ver con las propiedades antioxidantes de las plantas. Lo que sí sé es que este era el método que seguían nuestros antepasados para elaborar aceites y que lleva siglos funcionando de maravilla.

Muchas personas prefieren elaborar aceites utilizando plantas frescas y tú puedes hacer lo mismo. Sin embargo, yo creo que las plantas secas de calidad, que no contienen agua como las frescas, dan en la mayoría de los casos un aceite mejor. El agua y el aceite no se mezclan bien; el agua en un aceite herbal puede introducir humedad y bacterias que estropeen el aceite. Cuando preparo aceites con plantas frescas, suelo hacer que se marchiten antes de añadirlas al aceite; para ello las coloco en una cesta o en una bandeja formando una sola capa y las dejo durante varias horas en un lugar cálido, lejos del sol directo. Cuando veas que están agachadas, es que ya están listas. Este proceso de marchitamiento permite que parte de la humedad se evapore, con lo que disminuyen las probabilidades de que el aceite se pueda estropear.

Por regla general, los aceites vegetales —aparte de los de oliva y coco, que son muy estables— tienden a estropearse muy rápido. La mayoría de ellos, si se exponen al calor y a la luz, empiezan a estropearse en cuestión de unas semanas; por desgracia, muchos ya están rancios cuando los compramos. Los aceites rancios son una causa muy importante de daños provocados por los radicales libres y de los problemas de salud relacionados con ellos. Lo mejor es refrigerarlos pero, en la mayoría de las cocinas, el hueco en la nevera está muy demandado. Por eso te sugiero que busques un lugar fresco y oscuro para guardar estos aceites tan preciosos. Bien guardados, los aceites herbales elaborados con aceite de oliva duran entre varios meses y un año. Cuando el aceite empieza a «oler raro» o pierde el color, ha llegado el momento de desecharlo y de hacer otro nuevo.

Qué debemos vigilar

Ocasionalmente se puede formar condensación dentro del tarro, en la parte superior. Como el agua puede introducir bacterias en el aceite, si eso sucediera, abre el tarro y limpia la humedad con un paño limpio y seco. Si la condensación se convierte en un problema crónico, tapa el tarro con gruesas capas de gasa en lugar de con una tapa que ajuste bien para que la condensación pueda evaporarse.

Si el aceite herbal cría moho, es señal de que la planta tiene demasiada agua o que el tarro contiene demasiada humedad. Asegúrate de utilizar plantas secas o de marchitarlas antes de utilizarlas. Asegúrate de que el recipiente está totalmente seco y comprueba la parte interior de la tapa, sobre todo si está recubierta; es un lugar que a menudo guarda humedad.

Si tu aceite herbal empieza a oler «raro», como a mantequilla rancia, no lo utilices ni interna ni externamente. La piel es nuestro mayor órgano de asimilación y eliminación y debemos tratarla bien. Un consejo: si no te apetece tomarlo, no te lo des en la piel. ¡Seguro que este consejo elimina un montón de «auxilios de belleza»!

Pomadas

Cuando hayas hecho un aceite herbal, estarás a un paso de hacer una pomada. Las pomadas o ungüentos se elaboran con cera de abeja, plantas y aceites vegetales. El aceite actúa como disolvente de las propiedades medicinales de las plantas y proporciona una base curativa y emoliente. La cera de abeja es también protectora y proporciona la firmeza necesaria para obtener una pomada sólida.

Cómo preparar una **POMADA** medicinal

La elaboración de una pomada de calidad tiene su intríngulis pero muchas veces hasta la primera que prepares te saldrá estupendamente si sigues estos pasos tan sencillos.

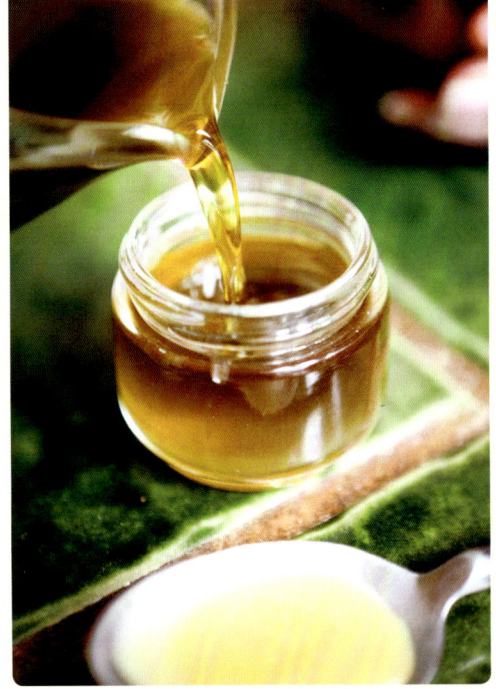

1. Elabora un aceite medicinal siguiendo las instrucciones de la página 35.

2. Por cada taza de aceite herbal terminado, añade ¼ de taza de cera de abeja. Calienta juntos el aceite y la cera de abeja a fuego muy bajo, removiendo de vez en cuando, hasta que la cera se haya derretido. En ese momento, haz una prueba rápida de consistencia. No te saltes este paso; es sencillo, solo te lleva unos minutos y podrás asegurarte de que la pomada tiene el espesor deseado. Pon 1 cucharada sopera de mezcla en un plato y déjala en el congelador durante 1 o 2 minutos. A continuación, comprueba la firmeza de la pomada. Si la quieres más dura, añade más cera de abeja. Si la quieres más blanda, añade más aceite.

3. Cuando la mezcla tenga la consistencia deseada, retírala del fuego y viértela inmediatamente en tarros de vidrio o latas pequeñas. Evidentemente, debes hacerlo con cuidado porque estás trabajando con un aceite muy caliente. ¡No es un trabajo para niños!

4. Guarda la pomada en un lugar fresco y oscuro donde se conservará durante varios meses. Yo he tenido algunas que me han durado años (sin embargo, si la llevas en el coche o la dejas al sol, se deteriorará en seguida; se le va el color y el aceite empieza a oler a rancio).

Tinturas

Las tinturas, unos extractos líquidos de plantas muy concentrados, son una de las formas más populares de tomar medicinas herbales por vía interna. Son sencillas de hacer y fáciles de tomar y tienen una duración muy larga. Aunque yo prefiero las infusiones y decocciones para los problemas crónicos de salud, aprecio la comodidad de las tinturas y las recomiendo a menudo, sobre todo para casos agudos. No tienes más que diluir un cuentagotas o dos de tintura en una pequeña cantidad de agua templada, infusión o zumo y beberlo. También puedes tomarlas directamente de la botella, pero suelen tener un sabor muy fuerte y son bastante potentes. ¡Tú eliges!

La mayoría de las tinturas se elaboran utilizando alcohol como disolvente. Aunque la cantidad de alcohol que vas a consumir cuando tomes una tintura es bastante pequeña (alrededor de 1 o 2 cucharaditas al día), algunas personas prefieren no usar alcohol y lo sustituyen por glicerina vegetal o vinagre de sidra. Estas tinturas no alcohólicas no son tan potentes ni tan fuertes como las elaboradas con alcohol pero funcionan y son preferibles para niños y para adultos que tengan sensibilidad al alcohol.

Elección del disolvente

Si vas a utilizar alcohol como disolvente, puedes recurrir a una bebida alcohólica que tenga una graduación de entre 40 y 50° (entre 40 y 50 por 100 de alcohol). La mayoría de vodkas, ginebras, brandys y rones entran en esta categoría y son muy apropiados para elaborar una tintura.

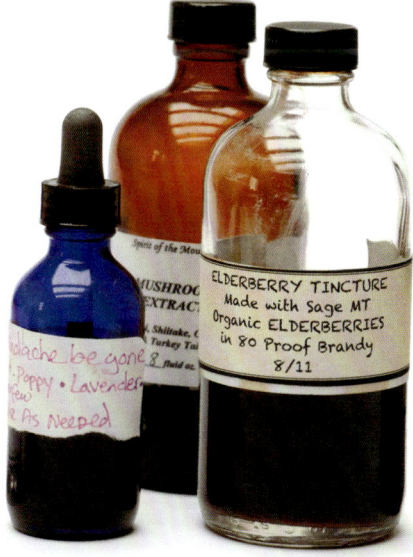

Cómo preparar una **TINTURA** medicinal

Existen varios métodos para elaborar tinturas. Aunque he dirigido varias empresas de medicinas herbales y puedo preparar unas tinturas con una estandarización muy precisa, pesando y midiendo cada ingrediente, utilizando unos equipos muy sofisticados y llevando unos registros meticulosos, cuando estoy en mi cocina utilizo el método simple tradicional (véase el recuadro de la página 25). Con él obtengo una tintura tan buena como la que pueda hacerse en un laboratorio y resulta mucho más fácil y divertido. Lo único que necesitas para preparar una tintura con este método tradicional son plantas, alcohol (o glicerina o vinagre) y un tarro de vidrio con una tapa que ajuste bien. Las plantas pueden ser frescas o secas pero, si utilizas plantas frescas, es mejor que las marchites antes para que se evapore una parte de la humedad que contienen.

1. Pica las plantas muy fino. Introdúcelas en un tarro de vidrio limpio y seco.
2. Vierte por encima una cantidad de alcohol suficiente para cubrirlas entre 5 y 8 centímetros (2 o 3 pulgadas) y cierra herméticamente el tarro. No es raro que, al principio, las plantas floten. Si eso sucediera, deja que se asienten durante 1 o 2 días y luego comprueba si necesitas añadir más alcohol para que las cubra esos 5 a 8 centímetros (2 o 3 pulgadas) que dijimos. A veces, lo que yo hago es marcar por fuera del tarro el nivel que alcanzan las plantas antes de añadir el alcohol para que me indique cuánto alcohol debo añadir.

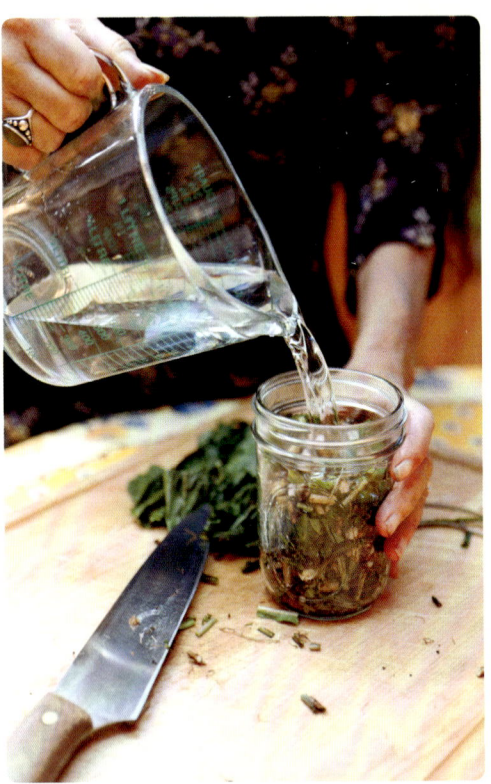

3. Coloca el tarro en un lugar cálido y soleado y deja que las plantas se empapen (maceren) entre 4 y 6 semanas agitándolas todos los días. ¿Hace falta agitar la botella todos los días? Es probable que no sea esencial pero a mí me gusta la idea de impregnar mis medicinas con oraciones y pensamientos sanadores a diario. En términos prácticos, al agitarlas permitimos que el disolvente se mezcle totalmente con las plantas e impedimos que estas se asienten en el fondo del tarro.

4. Cuela las plantas (y entrega las plantas usadas como ofrenda a la diosa del compost). Vierte el líquido en un tarro de vidrio limpio que cierre bien. Guárdalo en un lugar fresco y oscuro. Una tintura elaborada con alcohol dura muchos años mientras que una elaborada con glicerina se conserva entre 2 y 3 años y una de vinagre al menos durante 1 año y a veces mucho más.

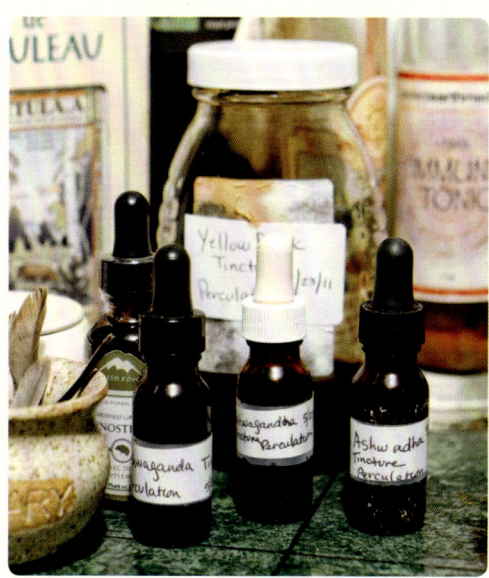

Las tinturas son extractos líquidos herbales muy concentrados. Son fáciles de preparar y fáciles de tomar y constituyen una de las formas más populares de medicina herbal pero es preferible diluirlas en una infusión, en agua o en zumo.

¿CUÁNTO ES UNA GOTA?

Las dosificaciones de las tinturas se dan a menudo en gotas o cuentagotas. He aquí una guía rápida de cuánto contienen esas gotas y cuentagotas (¿quién fue la que contó tanta gota? ¡Me gustaría darle las gracias!).

MEDIDA EN CUCHARADITAS	MEDIDA EN CUENTAGOTAS	MEDIDA EN MILILITROS
¼ de cucharadita	1 cuentagotas (35 gotas)	1 ml
½ cucharadita	2,5 cuentagotas (88 gotas)	2,5 ml
1 cucharadita	5 cuentagotas (175 gotas)	5 ml

Si utilizas vinagre como disolvente, caliéntalo antes de añadirlo a las plantas para que así le resulte más fácil liberar los componentes herbales. Recuerda que las tinturas de vinagre no son tan potentes como las de alcohol, porque el vinagre no descompone igual de bien los componentes de las plantas, ni duran lo mismo. Sin embargo, el vinagre tiene la ventaja de que es un elemento culinario corriente y que puedes incorporarlo a tus comidas normales (como aliño para una ensalada, por ejemplo).

La glicerina, un componente de todas las grasas animales y vegetales, es una sustancia dulce y mucilaginosa que también posee propiedades disolventes. No es tan potente como el alcohol ni tan versátil como el vinagre pero tiene algunas ventajas; fundamentalmente, es muy dulce y da como resultado una tintura muy agradable de tomar y que gusta a los niños. Utiliza solo glicerina vegetal apta para uso alimentario. Puedes adquirirla en algunas farmacias y en la mayoría de los herbolarios. Antes de añadirla a las plantas, disuélvela en agua, normalmente en una proporción de 2 partes de glicerina por 1 parte de agua (o más agua si la glicerina es especialmente densa).

Linimentos herbales

Un linimento herbal se elabora exactamente igual que una tintura. El linimento, sin embargo, se utiliza externamente mientras que una tintura suele usarse internamente. Los linimentos se han utilizado tradicionalmente para desinfectar cortes y heridas y para calmar el dolor muscular. Existen cientos de recetas de linimentos y yo he preparado bastantes de ellas. En la página 133 encontrarás mi preferido.

Píldoras medicinales

Las píldoras medicinales son muy fáciles de hacer y resultan muy útiles. Puedes formular tus propias mezclas y lograr que sepan tan bien que hasta los niños querrán tomarlas. Son excelentes para curar el dolor de garganta; puedes formularlas con hierbas que combatan la infección y el simple hecho de chuparlas ya calma por sí solo la garganta dolorida.

Cuando dominas la técnica, estas pildoritas pueden llegar a tener un aspecto bastante profesional. Las mías son siempre unas bolitas perfectamente redondas al principio aunque, cuando me canso de darles forma, acabo haciendo una bola grande con toda la mezcla, la guardo en un tarro y la meto en el frigorífico con una notita a mano que dice: HAZTE LAS QUE NECESITES.

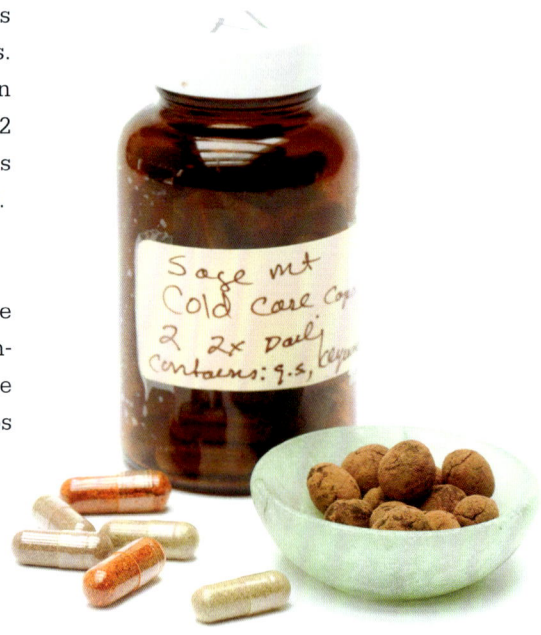

Cómo preparar **PÍLDORAS** medicinales

Elaborar píldoras herbales es una tarea estupenda para hacer con niños. Pringa mucho, es divertida y muy fácil... y los niños están más dispuestos a tomarse sus medicinas si han participado en su elaboración. Les añadimos algarroba o cacao en polvo para que resulten ricas además de eficaces. También puedes ponerles regaliz.

1. Introduce plantas pulverizadas en un cuenco y mézclalas con una cantidad suficiente de agua y miel (o jarabe de arce) que te permita obtener una pasta pegajosa.

2. Si quieres, o si la receta lo indica, añade una pizca de aceite esencial y mezcla bien. No le pongas demasiado; una o dos gotas bastarán. Los aceites esenciales de gaulteria (*wintergreen*) y menta dan un sabor muy agradable. También puedes elegir otros aceites esenciales según los beneficios medicinales que le vayan a aportar al remedio.

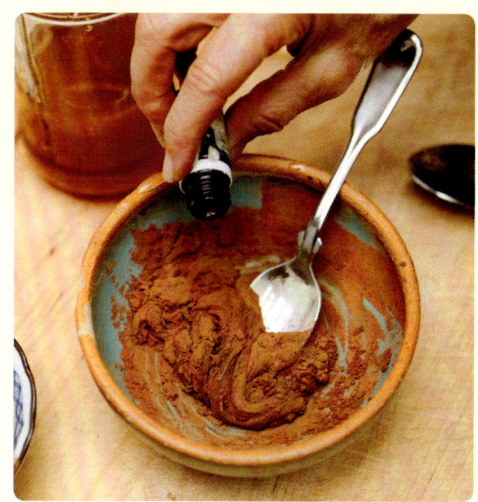

3. Espesa la mezcla con una cantidad suficiente de algarroba o cacao en polvo sin endulzar para formar una pasta densa y suave. Trabájala hasta que quede tan suave como la masa de pan.

4. Ve cogiendo trocitos de masa y haciendo bolitas del tamaño de píldoras. Si quieres, puedes rebozarlas en algarroba o cacao en polvo para que tengan un aspecto más terminado.

5. Seca las píldoras con un deshidratador o colócalas en una bandeja para galletas y sécalas en el horno a muy baja temperatura (alrededor de 65 ºC / 150 ºF o solo con la luz del horno encendida). Si hace un tiempo cálido y seco, puedes incluso secarlas al sol.

6. Una vez secas, se conservan indefinidamente. Guárdalas en tarros de vidrio en un lugar fresco y oscuro.

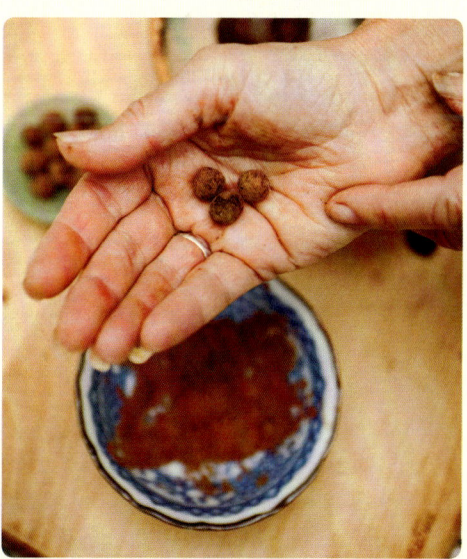

Baños, cataplasmas y compresas

Una de mis primeras maestras fue la gran herborista Juliette de Bairacli Levy. Llegó casi a los 100 años y ejerció una influencia sobre el herbalismo americano moderno mayor que la de ninguna otra persona. Su éxito se debió a su capacidad para curar, su compasión, su conocimiento interior y su claridad mental. Confiaba en las recetas más sencillas de la tierra y utilizaba plantas que encontraba en las cercanías y las impregnaba con su propio toque de sabiduría y pasión.

Sus técnicas eran también muy simples. Le gustaba especialmente la «imposición de hojas», como denominaba a las cataplasmas y a las compresas, y las utilizaba para tratar muchos problemas de salud. También empleaba los baños en agua fría y trataba todo tipo de enfermedades en la bañera. Hasta cumplir casi los 90 años iba todos los días a nadar, a menudo en el mar y en ríos que formaban parte del paisaje natural que la rodeaba. ¿Fue esta infusión diaria en las aguas de la vida parte de su secreto de bienestar y rejuvenecimiento?

Aquí tienes algunas de estas habilidades o herramientas simples que aumentan o realzan el trabajo de las plantas. No creo que la ciencia ni la medicina moderna nos ofrezcan nada tan práctico ni eficaz como estas técnicas antiguas y gratuitas de cuidado doméstico de la salud.

Baño herbal

QUÉ HACE: Dependiendo de las plantas que elijas y de la temperatura del agua, puedes preparar un baño relajante o estimulante, un baño calmante, descongestivo o que te levante el ánimo. Los baños abren los poros de la piel, nuestro mayor órgano de eliminación y asimilación. Bañarse no es otra cosa que sumergirse en una fuerte infusión herbal curativa. De hecho, varios sanadores importantes administran la mayoría de sus fórmulas herbales mediante baños.

QUÉ SE NECESITA: Una buena bañera antigua de patas es estupenda pero cualquier bañera de buen tamaño servirá. Necesitarás plantas, evidentemente, y quizá unos aceites esenciales, y también puede que te apetezca encender unas velas o un poco de incienso. Conviértelo en toda una experiencia y adórnalo todo lo que puedas: ¡merece la pena!

CÓMO HACERLO: Envuelve las plantas con un pañuelo grande o una media de nailon limpia o introdúcelas en un colador y átalas justo debajo del grifo de la bañera. Abre el grifo con el agua a la máxima temperatura y deja que fluya por la bolsa de las plantas con fuerza hasta que la bañera esté medio llena. Ajusta la temperatura del agua: entre templada y caliente resulta relajante, fría es estimulante y tibia es neutra. Termina de llenar la bañera y añade los aceites esenciales.

Cataplasma

QUÉ HACE: Una cataplasma es la aplicación externa sobre la piel de hierbas húmedas, arcilla, verduras ralladas o machacadas o cualquier otro material absorbente para extraer impurezas, calmar o aumentar la circulación. Normalmente se utiliza para tratar picaduras de insectos, erupciones, quemaduras, dolor muscular, torceduras, sepsis, glándulas inflamadas, quistes, forúnculos, espinillas, lesiones internas y tumores.

QUÉ SE NECESITA: En el nivel más básico necesitarás plantas y cualquier otro ingrediente que lleve la cataplasma. También te vendrán bien dos o tres toallas o paños de algodón (mis preferidos son los de franela) en los que envolverla.

CÓMO HACERLA: Si vas a utilizar hierbas o verduras frescas, machácalas o rállalas y luego mézclalas con una cantidad suficiente de agua hirviendo para formar una pasta. Si utilizas hierbas pulverizadas o arcilla, no tienes más que añadir agua hirviendo para formar una pasta espesa. A continuación, aplica los ingredientes de la cataplasma a la piel, ya sea directamente o envueltos en un paño de algodón. Tápala con una toalla. Para evitar que se enfríe puedes ponerle encima una botella de agua caliente o una almohadilla. Sustitúyela cuando se haya enfriado. Repite tantas veces como sea necesario durante no más de una hora cada vez.

Compresa

QUÉ HACE: Una compresa es una aplicación externa sobre la piel de un líquido caliente o frío. Una compresa caliente lleva la sangre hacia la superficie de la piel y aumenta con ello la circulación en esa zona. El calor extrae también las impurezas hacia la superficie y, en algunos casos, puede aliviar la congestión. Una compresa fría reduce la inflamación y calma el exceso de calor en casos de quemaduras solares, hematomas, torceduras, esguinces, glándulas inflamadas y mastitis, por ejemplo.

QUÉ SE NECESITA: Una tela suave de algodón y una infusión herbal caliente o fría o agua.

CÓMO HACERLA: Prepara una infusión herbal fuerte (normalmente tres veces más fuerte que la que harías para beber). Para hacer una compresa fría, introduce la infusión en el frigorífico o añádele cubitos de hielo. Si lo que deseas es una compresa caliente, mantén la infusión al fuego y no dejes que se enfríe. En ambos casos, moja un paño suave de algodón en la infusión y colócalo directamente sobre la zona afectada (para hacer una compresa caliente puedes colocar una botella de agua o una almohadilla sobre la compresa para evitar que se enfríe y ayudar a que el calor penetre en los tejidos). Mantén la compresa sobre la piel entre 30 y 45 minutos volviendo a mojar el paño siempre que sea necesario. Repite varias veces al día durante varios días.

Fomento

QUÉ HACE: Un fomento es una aplicación externa de compresas calientes y frías alternadas. La fluctuación de la temperatura hace que los capilares se dilaten y se contraigan. Esta manipulación física del flujo sanguíneo es uno de los mejores y más seguros mecanismos para eliminar la congestión y la obstrucción en todo el cuerpo.

QUÉ SE NECESITA: Necesitarás dos paños cuadrados grandes de algodón, una infusión caliente (no dejes que se enfríe en ningún momento) y agua helada (mantenla fría con cubitos de hielo).

CÓMO HACERLO: Aplica una compresa caliente y déjala puesta durante 5 minutos. A continuación, aplica una compresa fría y déjala puesta entre 2 y 3 minutos. Repite, alternando calor y frío, durante al menos 20 minutos. Yo he utilizado este proceso durante horas para ayudar a la gente a eliminar cálculos biliares y renales.

Información esencial sobre dosificación y duración de los tratamientos herbales

La dosificación en un tratamiento herbal depende del tamaño y el peso del paciente. Una dosis básica de adulto está pensada para una persona de unos 70 kg (150 libras) de peso (para dosificaciones infantiles, véase página 48). Sin embargo, existen otros factores —como la sensibilidad de una persona a alimentos y hierbas, su estado general de salud y el problema o enfermedad concreta que se está tratando— que desempeñan un papel importante a la hora de determinar la dosificación correcta. Uno de los factores más importantes es si el trastorno es agudo o crónico.

Trastornos agudos

Los trastornos agudos son breves, por regla general aparecen de forma repentina, presentan síntomas agresivos y responden con rapidez al tratamiento. Entre ellos están el dolor de muelas, el dolor de cabeza, la fiebre, las náuseas, el malestar estomacal, los dolores menstruales, los cortes, las rozaduras y las heridas.

En general, los fármacos los alivian con gran efectividad. Este tipo de medicamentos ha sido diseñado para eliminar rápidamente los síntomas… en ocasiones, en detrimento del conjunto del organismo. Los remedios herbales van también muy bien para los trastornos agudos pero no siempre tienen un efecto tan radical.

Por ejemplo, cuando notas los primeros síntomas de un resfriado puedes evitar la enfermedad tomando media cucharadita de tintura de equinácea cada hora. Sin embargo, si lo que tomas es la cantidad de tintura de equinácea que suele recomendarse en la bo-

DOSIFICACIÓN PARA TRASTORNOS AGUDOS

Como la situación es activa y sintomática, es necesario que el remedio actúe de forma rápida y eficaz. Lo que queremos es que los síntomas mejoren en seguida. Por lo general, dosis pequeñas administradas con frecuencia son más efectivas que dosis mayores tomadas durante periodos más prolongados. Como regla general, las dosificaciones son las siguientes:

- Un cuarto de taza de infusión cada media hora hasta un total de 4 tazas al día
- Entre media y una cucharadita de jarabe herbal cada 2 horas hasta un total de 10 cucharaditas al día
- Entre un cuarto y media cucharadita de tintura herbal cada hora hasta un total de 6 cucharaditas al día
- Una o dos cápsulas o píldoras herbales cada dos horas hasta un total de 8 cápsulas al día

tella (30 gotas dos veces al día), lo más probable es que acabes pillando el maldito resfriado; una dosificación menor tomada con más frecuencia sería más efectiva.

Veamos otro ejemplo; para combatir una fiebre muy elevada, en lugar de beber una taza de infusión antipirética (con milenrama, menta y saúco, por ejemplo) tres veces al día sería preferible que tomaras un cuarto de taza cada media hora hasta que baje la fiebre.

Trastornos crónicos

Los trastornos crónicos suelen desarrollarse a lo largo de un periodo de tiempo más prolongado y muchas veces son consecuencia de nuestro estilo de vida o de factores genéticos. Por regla general son más difíciles de tratar. Como son prolongados, suelen requerir un tratamiento más largo. Los herboristas suelen decir que, por cada año que hayas padecido un trastorno crónico, necesitarás un mes de tratamiento para curarlo. Por ejemplo, si llevas seis años sufriendo una alergia, necesitarás seguir un tratamiento herbal de seis meses para curarla. Evidentemente es una cifra arbitraria pero lo importante es que las enfermedades crónicas no tienen cura rápida. Las terapias herbales y naturales son ideales para tratar este tipo de trastornos porque están dirigidas al problema central que los está provocando sin dejar por ello de modificar o eliminar los síntomas. Los fármacos, por el contrario, suelen abordar solo los síntomas. Aunque es cierto que pueden resultar muy efectivos a la hora de eliminar los síntomas de un problema crónico, con frecuencia empeoran el trastorno que los produce.

Cuando sigas un programa herbal, establece periodos de descanso, no porque las plantas puedan acumularse o provocar efectos secundarios tóxicos sino porque siempre es bueno dar un respiro al organismo. Relájate, sáltate las dosis uno o dos días por semana y luego continúa con el tratamiento.

DOSIFICACIÓN PARA TRASTORNOS CRÓNICOS

Si un trastorno crónico está provocando síntomas agudos, muchas veces tendrás que tratar esos síntomas utilizando las dosis recomendadas para los trastornos agudos. Sin embargo, para un tratamiento prolongado del problema base, es preferible administrar dosis mayores durante un periodo más prolongado. En la mayor parte de los casos, la clave del éxito para los trastornos crónicos es la constancia: acuérdate de seguir el programa y toma los remedios herbales durante el periodo de tiempo indicado.

Como regla general, las dosificaciones son las siguientes:

- Entre 3 y 4 tazas de infusión al día
- 1 o 2 cucharadas soperas de jarabe herbal 2 veces al día o según tus necesidades
- Entre media y una cucharadita de tintura 2-3 veces al día hasta un total de 3 cucharaditas al día
- Entre 2 y 3 cápsulas o píldoras 2-3 veces al día hasta un total de 6 cápsulas al día

EL USO DE LAS PLANTAS PARA TRATAR A LOS NIÑOS

Es muy frecuente que exista cierta prevención a la hora de tratar a los niños con plantas medicinales. Muchas personas se tratan a sí mismas con remedios herbales pero optan por dar fármacos a sus hijos porque «lo dice el médico». Parece una postura extraña y contradictoria porque los remedios herbales suelen ser mucho más seguros y los niños responden muy bien a ellos. Evidentemente, los padres son los que deciden lo que les parece mejor para sus hijos pero un vistazo rápido a los efectos secundarios de los medicamentos pediátricos más seguros que se venden sin receta y otro a las plantas que se utilizan para la salud de los niños podría convencerlos de la seguridad y eficacia de los remedios herbales, sobre todo en los trastornos sencillos y comunes que tratamos en este libro.

Sugerencias de dosificación para niños

Cuando la dosis para adultos es de 1 taza (250 mg / 8 oz)	
EDAD	DOSIFICACIÓN
Menor de 2 años	½ a 1 cucharadita
Entre 2 y 4 años	2 cucharaditas
Entre 4 y 7 años	1 cucharada sopera
Entre 7 y 12 años	2 cucharadas soperas

Cuando la dosis para adultos es de 1 cucharadita	
EDAD	DOSIFICACIÓN
Menor de 3 meses	2 gotas
Entre 3 y 6 meses	3 gotas
Entre 6 y 9 meses	4 gotas
Entre 9 y 12 meses	5 gotas
Entre 12 y 18 meses	7 gotas
Entre 18 y 24 meses	8 gotas
Entre 2 y 3 años	10 gotas
Entre 3 y 4 años	12 gotas
Entre 4 y 6 años	15 gotas
Entre 6 y 9 años	24 gotas
Entre 9 y 12 años	30 gotas

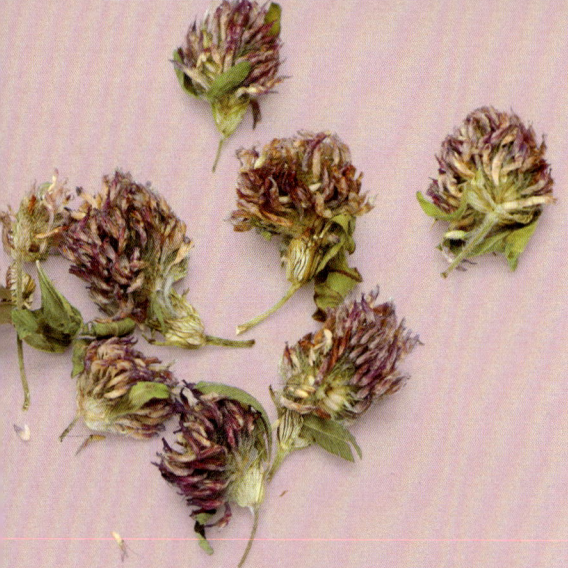

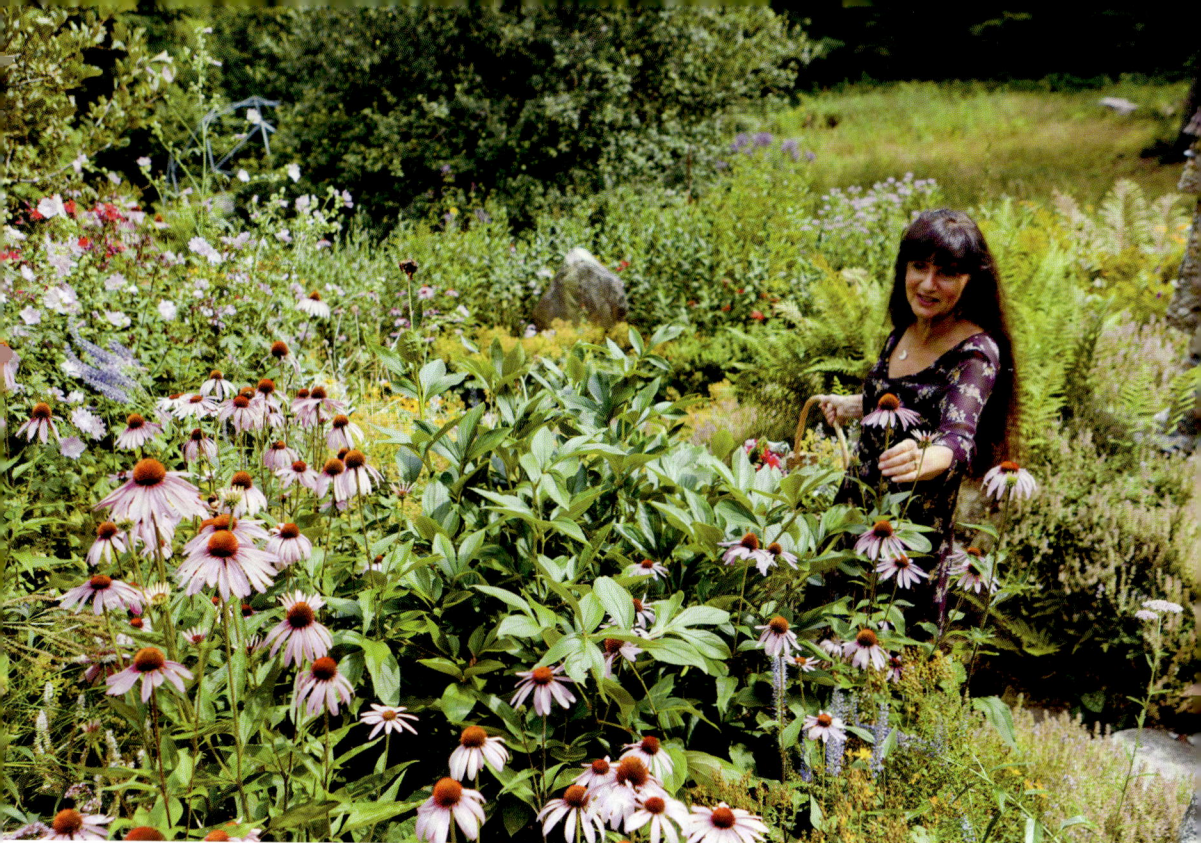

¡Felicidades!

Lo has conseguido; has completado el Nivel Básico de Elaboración de Medicinas Herbales. Celébralo retirando los medicamentos caducados que suelen llenar los botiquines de las casas y haciendo acopio de productos herbales frescos, unos productos elaborados por ti con ingredientes que sabes que son frescos y que no pueden hacer daño. Prueba a utilizar estos productos cuando algún miembro de tu familia o tú mismo pille un resfriado, una tos, un dolor de garganta o cualquiera de los trastornos habituales que los seres humanos solemos coger. Si tus remedios caseros no resultan tan efectivos como te gustaría o si no te recuperas todo lo rápido que esperabas, siempre puedes echar una carrerita hasta la farmacia. Y, evidentemente, acude a un profesional sanitario siempre que te parezca necesario.

> *No existen métodos fijos que puedan aplicarse a todos los apuros del ser humano, no hay una regla única que se pueda seguir ante todos los problemas, porque la medicina no es una ciencia sino un arte.*
>
> MICHAEL MOORE, herborista y escritor

CAPÍTULO 3

9 plantas y especias comunes que puedes cultivar y usar

EL ARMARITO DONDE GUARDAMOS LAS HIERBAS Y LAS ESPECIAS encierra una maravillosa cornucopia de plantas medicinales. La mayoría de la gente desconoce que las plantas y especias con las que sazona sus comidas son unos agentes sanadores de renombre, muy respetados por innumerables culturas a lo largo de los siglos. Prácticamente todos estos héroes culinarios comunes son también unas medicinas maravillosamente efectivas. En muchas ocasiones he ido a visitar a amigos y familiares y he oído a alguien quejarse de un catarro, una gripe o un dolor de cabeza. En esos casos, aunque mi anfitrión no disponga de una botica doméstica llena de plantas medicinales o no haya ningún herbolario cerca, sé que puedo abrir el armario de las especias y encontrar lo que necesito para elaborar un remedio herbal eficaz. A veces la gente cree que he hecho algún «truco de magia» especial pero en realidad lo único que he hecho ha sido aquello que nuestros antepasados hacían siempre.

Aunque tendemos a asociar el sabor de determinadas hierbas con unos alimentos concretos —albahaca con los tomates, clavo con la carne, rábano picante con los platos de carne más contundentes—, con frecuencia estos emparejamientos se han establecido por motivos medicinales, no de sabor. La albahaca facilita la digestión del ácido de los tomates, el clavo y otras especias ayudaban a conservar la carne antes de que existieran los frigoríficos y el rábano picante estimula la digestión lenta y facilita la digestión de los alimentos grasos. De hecho, así es como muchas plantas medicinales han entrado en nuestros hogares, a través de la puerta de la cocina, empujados por la Señora de las Especias, con su espíritu sanador camuflado en un atuendo culinario.

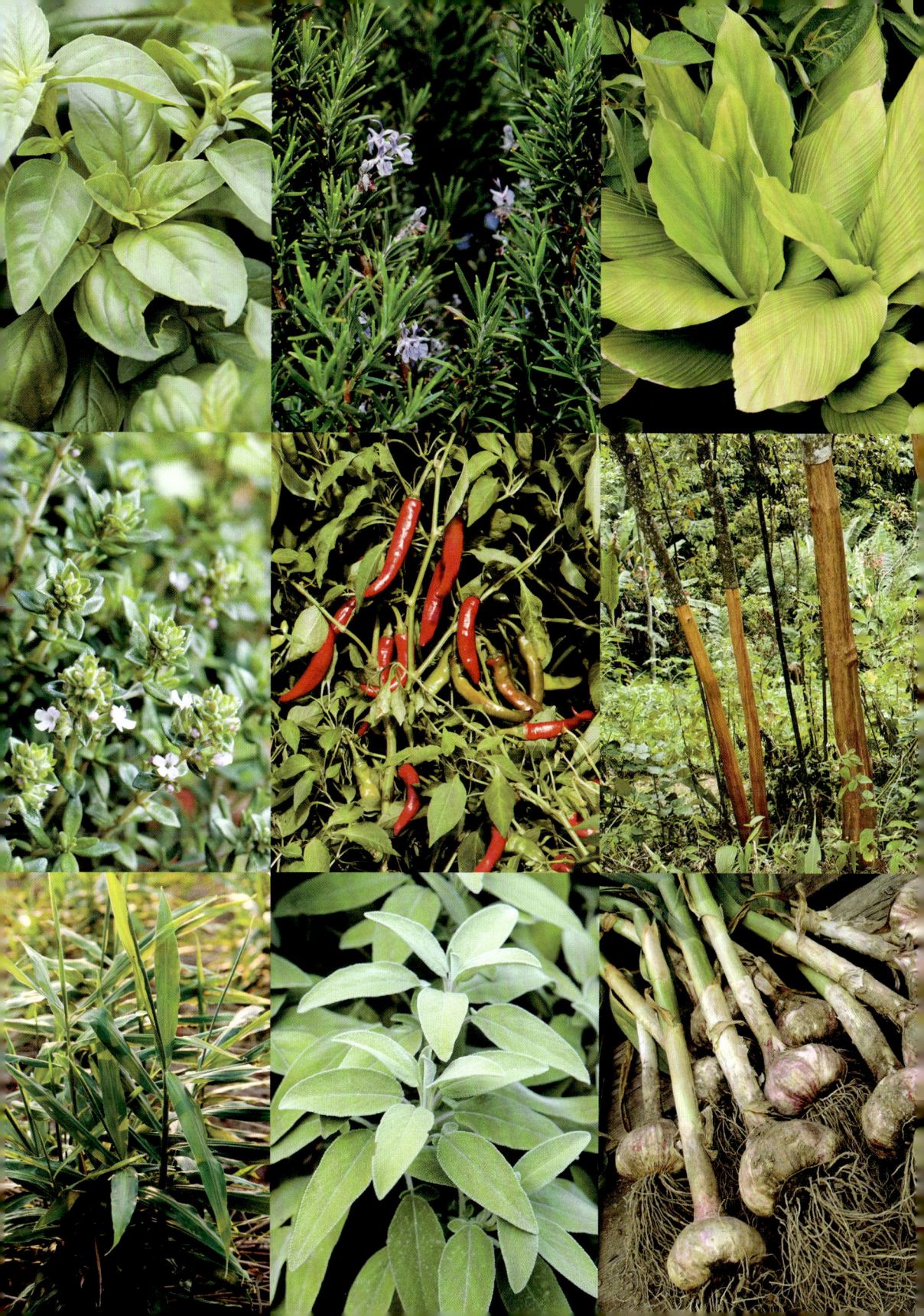

¿CUÁNDO PODEMOS DECIR QUE UNA PLANTA ES UNA MEDICINA Y NO UN ALIMENTO?

El viejo dicho de «que tu medicina sea tu alimento y el alimento tu medicina» encierra una gran sabiduría. Ciertamente, las decisiones que tomamos a diario sobre la dieta y el estilo de vida son las que más influyen a largo plazo sobre nuestra salud y bienestar. Resulta extraño que el cuidado de la salud solo se tenga en cuenta cuando no tenemos salud y que la medicina se considere efectiva solo si es tan potente que sus posibles efectos secundarios sean a menudo tan graves como el diagnóstico inicial. El cuidado de la salud resulta mucho más lógico si la mimamos lo suficiente como para atenderla de forma regular, y la medicina resulta más lógica si es suficientemente potente como para ser efectiva pero sin dejar por ello de cuidar nuestro cuerpo. Empieza siempre con el remedio más efectivo y menos dañino. Recuerda que la primera regla del sanador es «Sobre todo, no provoques daños».

Como verás en este capítulo, muchas de las hierbas, especias y alimentos que tomas a diario se consideran medicinas. Entonces, ¿cuál es la diferencia entre una medicina y un alimento? Pues bien, esta diferencia estriba fundamentalmente en la dosis, duración del tratamiento y preparación de la planta. Por ejemplo, una taza de zumo de zanahoria, remolacha y raíz de diente de león con jengibre recién exprimido constituye un tónico reconstituyente delicioso. Una taza de este tónico de vez en cuando hace que nos sintamos llenos de energía. Sin embargo, para que este mismo tónico se convierta en una medicina eficaz para el tratamiento de un problema concreto como la congestión hepática, la mala digestión o los problemas cutáneos recurrentes, es necesario

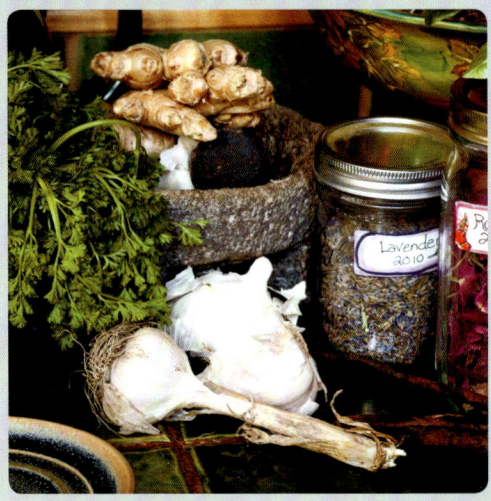

Una combinación de ajo, perejil y jengibre fresco se transforma de alimento a medicina como resultado de la forma de elaboración y la dosis utilizada.

beber entre 2 y 3 tazas al día durante 2 o 3 semanas. Una taza de infusión de jengibre de vez en cuando está deliciosa y puede incluso aliviar los dolores menstruales. Sin embargo, para utilizarla con fines medicinales y que nos proporcione resultados eficaces y duraderos, una mujer tendría que tomar pequeñas cantidades durante todos los días de su ciclo menstrual. El ajo que utilizamos ocasionalmente para cocinar puede favorecer la salud del corazón en general pero, para bajar el colesterol y combatir un problema circulatorio, necesitas tomar una cantidad concreta de ajo con regularidad.

De esta forma, la dosificación, la duración y la forma de preparación transforman una hierba culinaria en un potente remedio medicinal.

Ajo / *Allium sativum*

Si me viera obligada a tener solo una hierba en mi jardín, elegiría el ajo. De existir algo que realce más el sabor de los alimentos o que mejore más nuestra salud que el ajo, está aún por descubrir. Es posible que el ajo, la infame rosa apestosa, blanco de tantas bromas, ofensor de probóscides investigadoras, no sea al final más que una de las plantas culinarias más versátiles y una de las mejores plantas medicinales que existen. «Útil para todo» es mi lema para el ajo.

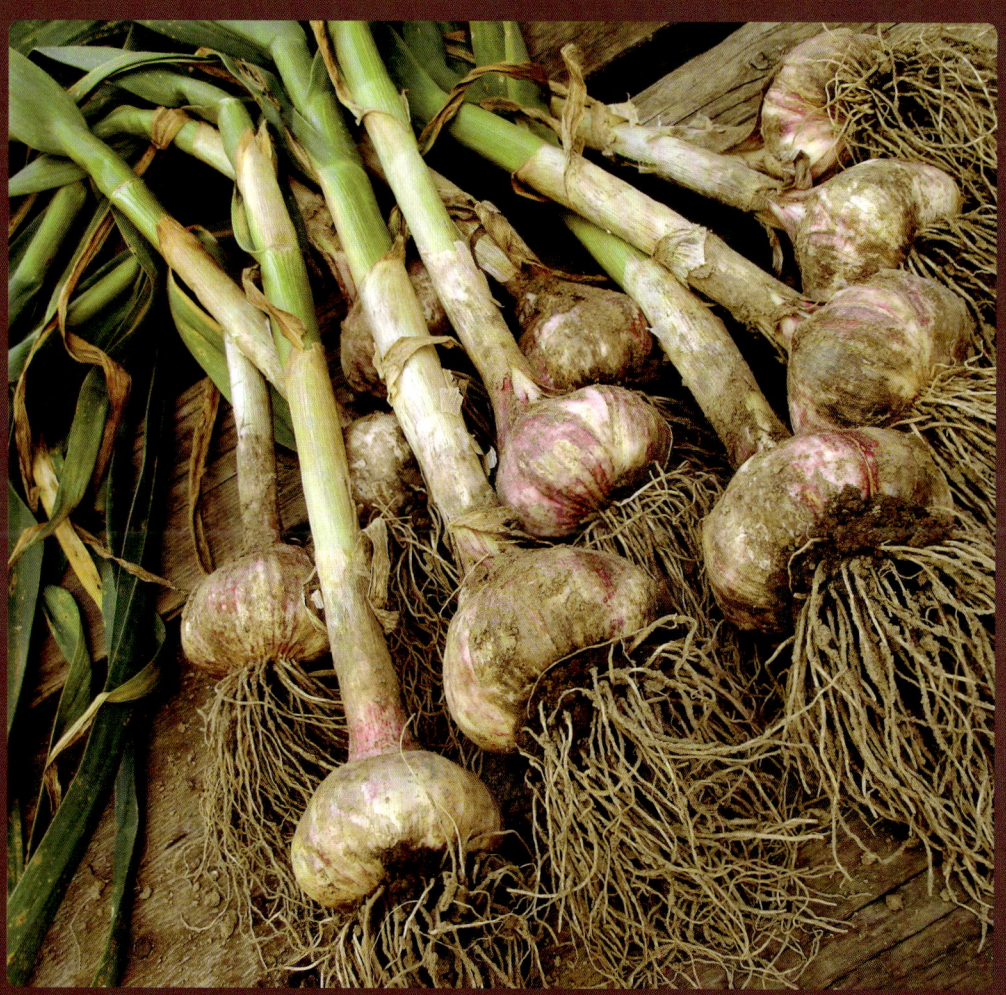

EL CULTIVO DEL AJO

El cultivo del ajo es fácil y divertido. Esta planta prospera en suelos fértiles y bien drenados con un pH apropiado (entre 4,5 y 8,5) y le gusta sobre todo el pleno sol. Siembra dientes de ajo, con el extremo puntiagudo hacia arriba, a una distancia entre sí de 15 cm (6 pulgadas) y a una profundidad de 5 cm (2 pulgadas). Si los siembras en otoño, podrás cosecharlos a finales del verano y si lo haces a principios de primavera, los podrás recoger a finales de otoño. Recolecta los bulbos cuando las flores se hayan secado y las hojas empiecen a marchitarse. Para aumentar el tamaño de los bulbos, ve cortando los tallos de flor (estos brotes son comestibles y deliciosos). Ah, y acuérdate de guardar algunos de los mejores dientes y de mayor tamaño para volver a sembrar.

USOS MEDICINALES

El ajo es la planta preferida para tratar resfriados, gripes, dolores de garganta y digestiones malas o lentas. Estimula la producción de glóbulos blancos, refuerza la función inmunitaria del organismo y sus componentes y aceites esenciales sulfurosos lo convierten en un potente agente antiséptico (tanto interno como externo), antibacteriano y antimicrobiano eficaz para tratar muchos tipos de infecciones. Se ha descubierto incluso que es efectivo contra varias cepas de bacterias resistentes a los antibióticos. Es también un conocido vermífugo y se utiliza para combatir las lombrices intestinales en personas y animales. Es muy eficaz para mantener un nivel sano de colesterol en sangre y ayuda a prevenir la agregación plaquetaria, por lo que resulta la planta más apropiada para muchos trastornos circulatorios. Diversos estudios revelan que baja los niveles de azúcar en sangre, por lo que resulta muy útil para tratar la diabetes tipo 2. Y aparte de todo esto, es de lo más sabroso.

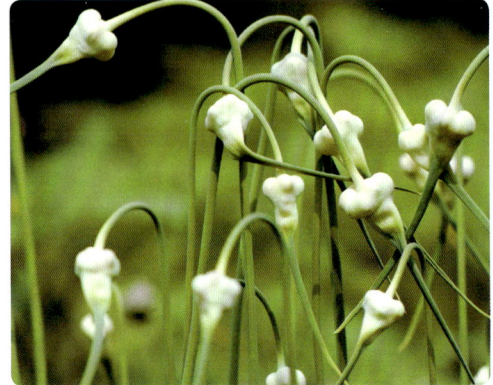

Los tallos de flor del ajo quedan preciosos en el jardín, añaden una nota de interés a los ramos de flores y son un añadido muy sabroso para pestos, sopas y salteados.

Partes utilizadas

El bulbo y el tallo florido.

Componentes fundamentales

Aliína (que se transforma en alicina cuando se machacan los bulbos), aceites esenciales, compuestos de azufre, germanio, selenio, potasio, magnesio, fósforo, vitamina A, vitaminas del complejo B y vitamina C.

Factores de seguridad

Sí, el ajo viene con advertencias. Aunque en líneas generales se considera una planta segura y no tóxica, no es necesariamente buena para todo el mundo. Para algunas personas, puede añadir demasiado «fuego» al organismo y provocar ardor o malestar de estómago y, en ocasiones, incluso enfado (que se considera un trastorno «caliente»). Puede irritar el estómago en niños pequeños y bebés; deben evitarlo las madres lactantes que observen que, cuando lo toman, el niño se muestra molesto o con cólicos. Además, puede irritar y quemar la piel sensible si se aplica por vía tópica.

Ajo en vinagre

Esta es otra de mis recetas «medicinales» favoritas. Me enseñó a prepararlo un anciano que solía acudir al primer herbolario que tuve, Rosemary's Garden, allá por los primeros años setenta. Me traía tarritos de ajo en vinagre que importaba de China para que yo los vendiera en mi tienda (cuando las cosas procedentes de China eran todavía una novedad). Sin embargo, como era bastante caro, pensé que saldría mucho más barato si lo preparaba yo misma. ¡Y así fue!

Cómo encurtir el ajo:

Llena un tarro de vidrio de boca ancha con dientes de ajo pelados. Añade tamari o vinagre de sidra (a ser posible, sin pasteurizar) hasta cubrir el ajo. Coloca el tarro en un lugar caliente (cerca de una ventana soleada va muy bien) y déjalo reposar entre 3 y 4 semanas.

Pasado ese tiempo, cuela el líquido. Reserva la mitad para aliñar ensaladas y elaborar adobos. Vierte el resto en un cazo y añade una cantidad igual de miel. Caliéntala a fuego muy bajo y remueve hasta que la miel se haya disuelto totalmente en el tamari o el vinagre. Vuelve a cubrir los ajos con esta salsa, tapa el tarro y deja reposar durante otras 3 o 4 semanas. Una vez hecho, guárdalo en un lugar fresco y oscuro donde se conservará durante un año o más... ¡aunque nunca dura tanto, porque está buenísimo!

Uso:

¡Tómalo a discreción! El ajo en vinagre es delicioso, con un sabor dulce, picante y acre. Es una forma estupenda de tomar ajo crudo, con todas sus virtudes intactas y sin miedo de que nos pueda hacer daño al estómago, algo que en ocasiones sucede con el ajo crudo.

Sin ajo, la vida sería aburridísima.

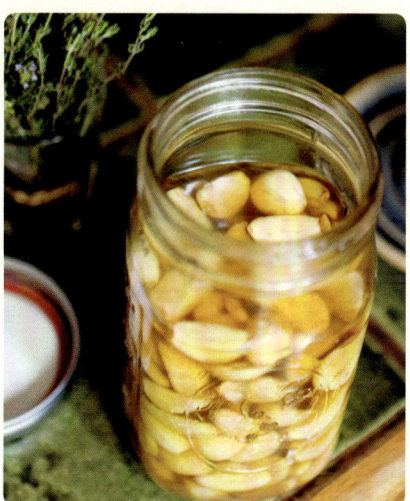

Estos sabrosos bocados de ajo en vinagre contienen todas las propiedades medicinales del ajo fresco.

Vinagre de los cuatro ladrones

Existen muchas recetas de este famoso vinagre. Esta es la mía.

- 4 dientes de ajo muy picados
- ½ taza de flores de lavanda
- ½ taza de hojas de romero
- ½ taza de hojas de salvia picadas en trozos grandes
- ¼ de taza de hojas de tomillo
- 1 cucharadita de clavo en polvo
- Vinagre de sidra (a ser posible, sin pasteurizar)

Elaboración del vinagre:

Introduce el ajo y las hierbas en un tarro de vidrio de 1 litro que tenga boca ancha y cúbrelos con vinagre de sidra caliente (el vinagre caliente puede extraer mejor las propiedades de las plantas). Coloca el tarro en un lugar templado (una ventana soleada está muy bien) y déjalo reposar entre 3 y 4 semanas. Pasado ese tiempo, cuélalo y transfiérelo a un tarro de vidrio con tapa que ajuste bien. Guárdalo en un lugar fresco y oscuro donde se conservará hasta un año.

Uso:

Según fuentes ancestrales, puedes utilizar el Vinagre de los Cuatro Ladrones como protección contra las hechiceras, para evitar la plaga y para tener más resistencia y protección... básicamente, los mismos fines con los que lo utilizamos hoy solo que expresados en otro lenguaje. Toma 1 o 2 cucharadas soperas cada 3 o 4 horas para evitar las enfermedades y utilízalo a discreción para aromatizar.

CRUDO O COCIDO

Según los últimos estudios, al cocer, el ajo pierde potencia pero mantiene activas la mayor parte de sus propiedades. Añádelo libremente a sopas, guisos, pastas y demás recetas. Para recibir todos sus beneficios medicinales, tómalo crudo incorporándolo al pesto (véase la receta en la página 64) y a otras salsas. Y también puedes probar la deliciosa receta del Ajo en Vinagre de la página 55.

Sidra de fuego

Este es mi vinagre herbal favorito. Es un remedio sorprendentemente eficaz para no ponerse enfermo durante el invierno y mantiene a raya a resfriados y gripes. ¡Está delicioso! Utilízalo para aliñar ensaladas pero asegúrate de reservar un poco con fines medicinales.

- 1 cebolla mediana picada
- 4-5 dientes de ajo picados en trozos grandes
- 3-4 cucharadas soperas de raíz de jengibre fresco rallado
- 3-4 cucharadas soperas de rábano picante fresco rallado
- Vinagre de sidra (a ser posible, sin pasteurizar)
- Miel
- Cayena en polvo

Elaboración del vinagre:
Mezcla la cebolla, el ajo, la raíz de jengibre y el rábano picante e introdúcelos en un tarro de vidrio de 1 litro que tenga la boca ancha. Cúbrelos con vinagre de sidra caliente (el vinagre caliente extrae mejor las propiedades de las plantas). Colócalo en un lugar templado (una ventana soleada va muy bien) y déjalo reposar entre 3 y 4 semanas. Cuélalo y desecha las plantas. Y ahora viene la parte divertida: añade miel y cayena al gusto. El producto final debe tener un sabor alegre, picante, acre y dulce.

Uso:
Toma 1 o 2 cucharadas soperas a la primera señal de resfriado y repite la dosis cada 3 o 4 horas hasta que cedan los síntomas.

¿ALIENTO CON OLOR A AJO?

Si quieres evitar que te huela el aliento, mastica unas ramitas de perejil cuando tomes ajo. También puedes masticar semillas de anís, hinojo o eneldo después de tomar una comida con mucho ajo o una dosis de medicina de ajo. Una gotita de aceite de menta disuelta en media taza de agua caliente te refrescará la boca y facilitará la digestión de la comida pero, además, ayudará a disipar el intenso olor del ajo. ¡De todas formas, el mejor «remedio» para evitar que el aliento te huela a ajo es conseguir que los demás lo tomen contigo!

Aceite herbal de ajo

Otra forma de tomar ajo como «medicina» sabrosa y curativa. Al mezclar el ajo con el aceite, resulta menos irritante para las personas con aparatos digestivos sensibles.

- Varios dientes de ajo picados
- Hojas de romero, tomillo y orégano (o la mezcla de hierbas que elijas)
- Aceite de oliva

Elaboración del aceite:
Mezcla el ajo y varias cucharaditas de hierbas en una cazuela pequeña. Añade aceite de oliva hasta cubrirlas 3 o 4 cm (2-3 pulgadas). Caliéntalo a fuego muy lento durante 30 minutos o hasta que el aceite haya adquirido un fuerte aroma a hierbas. Si quieres, pasado ese tiempo puedes colar las hierbas pero yo no lo hago; me encanta su textura crujiente y el sabor que aportan al aceite. Vierte el aceite en un tarro de vidrio con tapa que ajuste bien. Guárdalo en un lugar fresco y oscuro donde se conservará durante varias semanas o en el frigorífico, donde te puede durar varios meses.

Uso:
El aceite herbal de ajo puede utilizarse de muchas formas: con pan o galletas saladas, en sopas o para regar pasta o arroz. ¡Recuerda que el alimento es la mejor medicina! Cuantas más plantas medicinales formen parte de nuestra dieta diaria, más sanos estaremos.

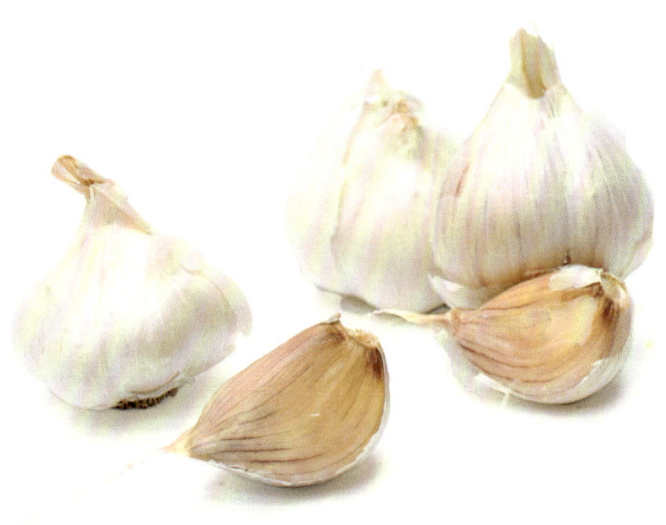

Aceite floral de ajo

Con frecuencia, las preciosas flores y tallos floridos del ajo se desechan sin que nos demos cuenta de lo maravillosos que son en la cocina o de que tienen propiedades medicinales. Los tallos floridos y las flores contienen muchas de las propiedades medicinales del bulbo, aunque en cantidades menores. Si los dientes de ajo te resultan difíciles de digerir o demasiado fuertes para tu gusto, prueba los tallos y las flores (utiliza solo la parte tierna superior de los tallos porque la de abajo puede ser bastante dura). Los tallos floridos y las flores son un añadido muy bonito para los salteados, a los que aportan un delicioso sabor a ajo. La mejor forma de disfrutarlos es en el pesto o conservados en aceite de oliva, tal y como se describe a continuación.

Elaboración del aceite:

Llena un tarro de vidrio con tallos floridos y flores de ajo picados. Acaba de llenarlo con aceite de oliva. Deja reposar en un lugar templado entre 2 y 3 semanas. Pasado ese tiempo, guárdalo en un lugar fresco y oscuro, donde se conservará durante varias semanas, o en el frigorífico, donde te puede durar varios meses. No retires los tallos ni las flores del aceite; están tiernos y deliciosos.

Uso:

Este aceite puede utilizarse igual que el Aceite herbal de ajo (véase la receta en la página 58) pero no tiene un sabor tan fuerte. Tómalo con pan tostado, utilízalo como salsa para el arroz o la pasta, añádelo a la sopa... ¡y no desperdicies los tallos floridos y las hojas!

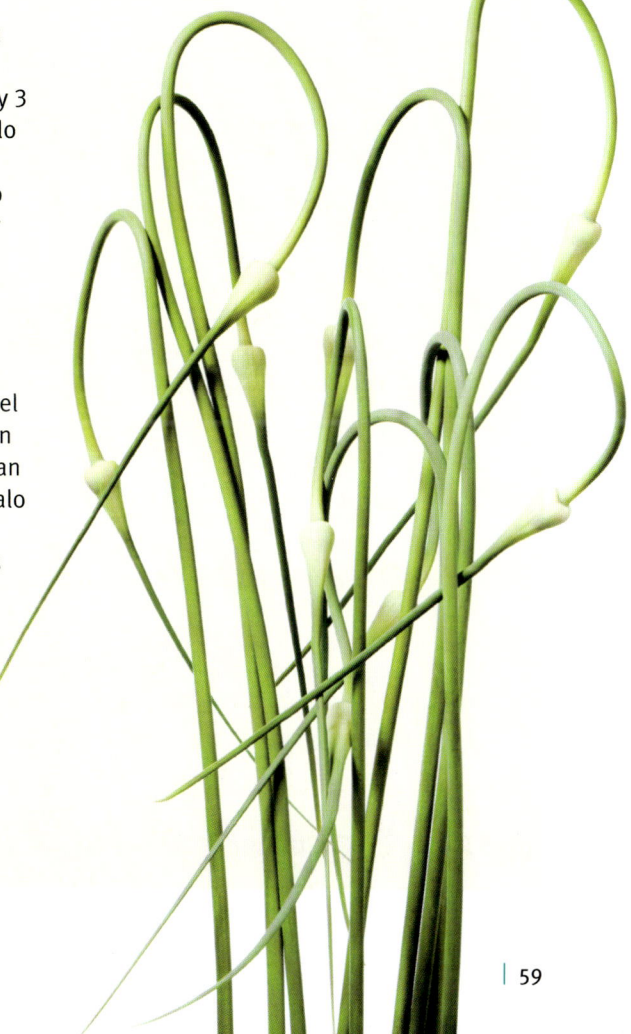

Aceite de ajo para los oídos

Este es el remedio que he utilizado con mis hijos y mis nietos cuando se despertaban con una infección de oídos, algo que sucede a menudo con los niños. Lo aprendí de mi abuela que, sin ninguna duda, lo aprendió de la suya. Y espero que mis nietos lo recuerden y se lo pasen a sus nietos. Es de verdad uno de los mejores remedios para las infecciones de oído asociadas con el resfriado y la congestión respiratoria (no es eficaz y no debe utilizarse para el «oído del nadador» o cualquier otra infección provocada por la entrada de agua en el oído). El ajo combate la infección y el aceite templado calma y alivia el dolor. Evidentemente, si la infección no mejora con el tratamiento de aceite de ajo al cabo de 24 horas, o si empeora, toca acudir al médico de cabecera. Y rápido. No dejes sin tratar las infecciones de oídos porque pueden acabar provocando la rotura del tímpano y una pérdida permanente de audición.

» 1-2 dientes de ajo pelados y cortados en rodajas
» 2 cucharadas soperas de aceite de oliva

Elaboración del aceite:
Mezcla el ajo con el aceite de oliva en la parte superior de una olla de cocción al baño María. Caliéntalo a fuego muy lento entre 10 y 15 minutos o hasta que el aceite haya adquirido un fuerte olor a ajo. Con un colador de acero inoxidable cubierto de gasa, cuela el ajo. Cuélalo bien; no debe quedar ningún trocito de ajo, por muy pequeño que sea. Vierte el aceite colado en un tarro de vidrio pequeño con cuentagotas. Guárdalo en una despensa o en un armario con temperatura fresca y se conservará durante varias semanas; también puedes guardarlo en el frigorífico, donde se conservará durante varios meses.

Uso:
Cada vez que vayas a utilizar el aceite, debes calentarlo; sencillamente, introduce el cuentagotas en un cazo de agua caliente hasta que el aceite esté, más o menos, a la temperatura de la leche materna. Asegúrate de que esté templado, no caliente. Si tienes dudas, haz una prueba en tu propio oído.

Vierte un cuentagotas de aceite de ajo templado en cada oído. Los canales auditivos están conectados y la infección puede pasar de uno a otro. Por eso es importante tratar los dos. Si puedes, después de aplicar el aceite cubre los oídos con un paño templado y seco o masajea con suavidad alrededor de las orejas. Repite cada 30 minutos o las veces que sean necesarias hasta que ceda el dolor.

Albahaca / *Ocimum basilicum*

La albahaca, de la que se cultivan más de 150 variedades en todo el mundo, es famosa por su sabor, su aroma, su aceite esencial y sus propiedades curativas. El tipo que suele encontrarse en la cocina es la albahaca dulce, *Ocimum basilicum*. El nombre genérico, *Ocimum*, deriva de un antiguo término griego que significa «olor» mientras que el nombre específico, *basilicum*, tiene también origen griego y significa «mayestático» o «hierba real». Ciertamente, en la antigüedad se utilizaba para elaborar pomadas para la realeza. También ha sido muy apreciada por el pueblo llano y ha disfrutado durante siglos de una gran popularidad tanto en la cocina como en la botica.

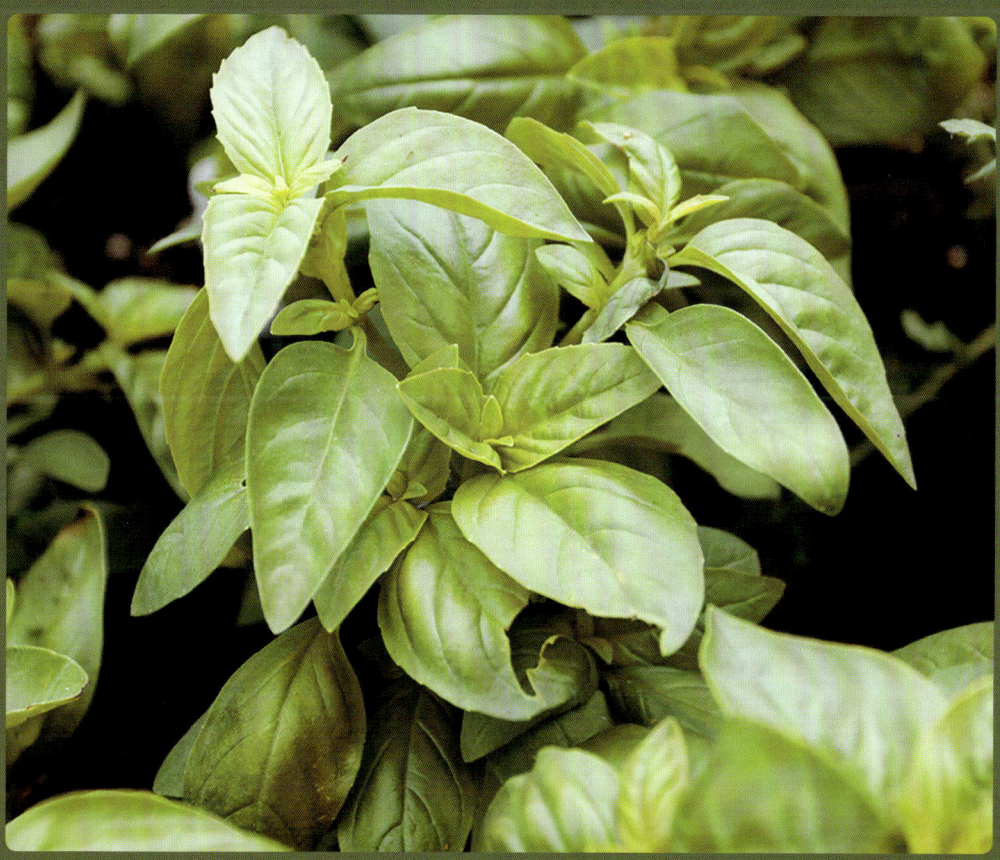

ALBAHACA

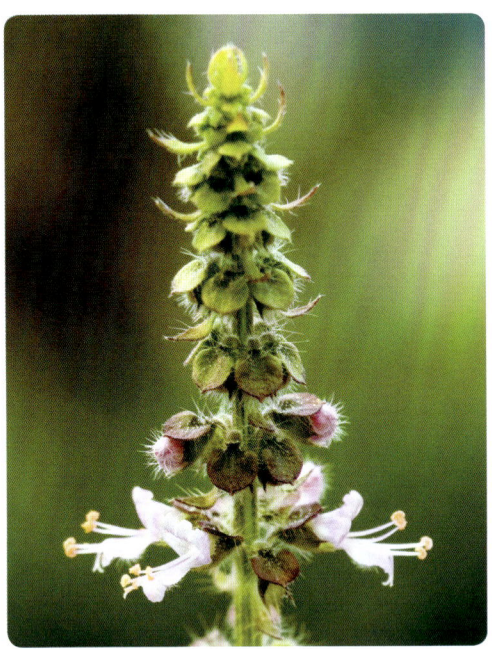

La albahaca es la reina de todo el jardín, famosa por su sabor distintivo, su aroma, su aceite esencial y sus maravillosos usos culinarios y medicinales.

Partes utilizadas
Hojas y sumidades floridas.

Componentes fundamentales
Aceite esencial, ácido cafeico, monoterpenos, taninos, beta-caroteno y vitamina C.

Factor de seguridad
Es totalmente segura, visto y comprobado; no se le conocen efectos secundarios. Utilízala con plena libertad y en abundancia.

EL CULTIVO DE LA ALBAHACA

La albahaca dulce es una planta anual, fácil de cultivar pero sensible al frío. Se puede sembrar directamente sobre el terreno en el momento en que la temperatura haya subido por encima de los 10 °C (50 °F). También se puede sembrar en el interior en semilleros para adelantar la producción. Le gustan el sol y el tiempo cálido, por lo que se debe cultivar en suelo fértil y a pleno sol. Siémbrala o acláralas dejando de 15 a 20 cm (6 a 8 pulgadas) entre mata y mata. El secreto para obtener unas plantas sanas y tupidas cargadas de hojas maravillosas es abonarla bien durante la etapa de crecimiento con emulsión de pescado o agua de estiércol. Pinza las flores para impedir que las plantas se pongan «larguiruchas» y para que la temporada de crecimiento sea larga. Para recolectarla, coge las hojas a medida que vayan madurando a lo largo de la temporada. Entre seis y ocho plantas son suficientes para disponer de albahaca fresca durante toda la temporada y para tener pesto y vinagre durante los meses de invierno.

USOS MEDICINALES

La albahaca dulce actúa fundamentalmente sobre el aparato digestivo y el sistema nervioso, alivia los gases y los retortijones de estómago y previene o alivia las náuseas y los vómitos. Es levemente sedante y se ha descubierto que ayuda a combatir la irritabilidad nerviosa y la fatiga, la depresión, la ansiedad y el insomnio. Posee también propiedades antibacterianas y el zumo o una cataplasma con hojas frescas alivia el picor y el dolor producido por mordeduras y picaduras de insectos.

Cataplasma de albahaca

He comprobado que las cataplasmas de albahaca son bastante efectivas para aliviar el picor y la inflamación que producen las picaduras de mosquitos y otros insectos.

Elaboración de la cataplasma:
Machaca o mastica un puñado de hojas frescas hasta que estén blandas.

Uso:
Coloca las hojas directamente sobre la mordedura o la picadura. Déjalas puestas durante 15 o 20 minutos. Repite las veces que sean necesarias hasta que la inflamación y el picor hayan cedido.

Variaciones:
* Si no puedes conseguir hojas frescas, rehidrata unas cuantas hojas secas con una cantidad suficiente de agua para hacer una pasta y aplícalas.
* Para que el remedio sea aún más eficaz, prepara una cataplasma utilizando hojas frescas de albahaca y hojas frescas de llantén a partes iguales.

Infusión de albahaca para el dolor de cabeza y el estrés

Para esta infusión puedes utilizar hojas frescas o secas.

» 1 parte de hojas de albahaca
» 1 parte de hojas de melisa
» ¼ de parte de flores de manzanilla y/o lavanda

Elaboración de la infusión:
Mezcla bien las plantas. Utiliza 1 cucharadita (de hojas secas) o 2 cucharaditas (de hojas frescas) por taza de agua hirviendo. Vierte el agua hirviendo por encima de las plantas, deja reposar en infusión entre 10 y 15 minutos y cuela.

Uso:
Tómala templada o a temperatura ambiente. Para aliviar el dolor de cabeza viene siempre muy bien meter los pies en agua caliente (lo más caliente que aguantes). Todavía mejor, añade 1 o 2 gotas de aceite esencial de lavanda al agua. Y mejor aún, pide a un amigo que te frote suavemente la nuca y los hombros… Relájate, bebe la infusión, pon los pies en remojo y siente cómo el dolor de cabeza se va desvaneciendo.

ALBAHACA

Pesto medicinal de albahaca

Un pesto es sencillamente una pasta de hierbas. Aunque pocas cosas puedan rivalizar con el sabor delicioso de un pesto clásico elaborado con albahaca fresca, piñones, parmesano, ajo y aceite de oliva; en un pesto se puede mezclar la albahaca con otras plantas medicinales. Dependiendo de las plantas que utilices, puedes introducir un buen puñado de nutrientes y propiedades curativas en un pesto delicioso y nutritivo sin que tu familia llegue a sospechar siquiera que se están «tomando una medicina». Puedes poner cualquier combinación de plantas medicinales, dependiendo del efecto que desees conseguir. Para depurar metales pesados y toxicidad del organismo, por ejemplo, puedes preparar la siguiente receta:

- ½-1 taza de aceite de oliva
- 1-3 dientes de ajo
- 1 taza de hojas y tallos frescos de cilantro
- ½ taza de hojas frescas de albahaca
- ½ taza de hojas frescas de diente de león
- ½-1 taza de piñones o nueces
- ¼ de taza de parmesano, pecorino o cualquier queso curado recién rallado

Elaboración del pesto:

Mezcla el aceite de oliva, el ajo y las hierbas frescas y tritúralas con la batidora o con un robot de cocina hasta obtener una pasta fina.

Añade los frutos secos y el queso y vuelve a triturar hasta obtener la consistencia deseada (yo prefiero que tenga pequeños tropezones; me gusta más así que totalmente cremoso).

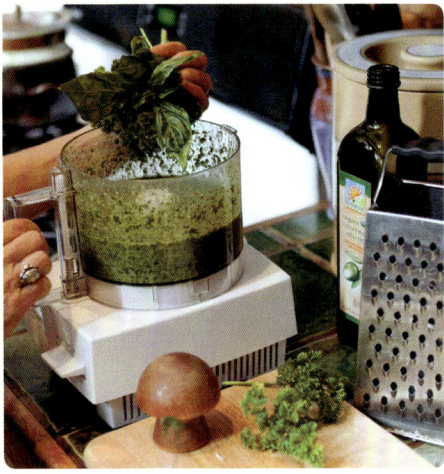
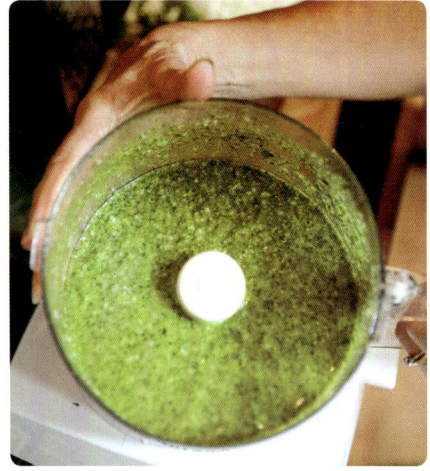

Uso:

El pesto se puede disfrutar prácticamente con todo —galletas saladas, cereales, pasta, sopa— y hasta solo. Incluso cuando lo hacemos con plantas medicinales, los sabores se mezclan y armonizan para dar como resultado algo sublime. Es una medicina de las mejores: sabe bien, es fácil de hacer y nos ofrece una forma muy eficaz de introducir un montón de plantas medicinales repletas de nutrientes en la dieta.

Prepara y congela una cantidad suficiente de pesto medicinal (y culinario) para todo el invierno. A menos que tengas la suerte o la inteligencia de vivir en una zona en la que las plantas frescas duren todo el año, no vas a poder hacerlo una vez pasado el verano, así que planifica con antelación.

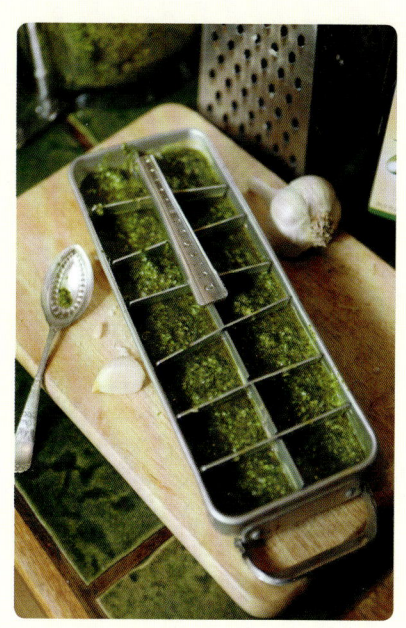

Variaciones:

Puedes utilizar esta receta básica para preparar cualquier tipo de pesto medicinal. Las proporciones variarán dependiendo del gusto personal y del efecto deseado. Prueba a mezclar 1 taza de plantas silvestres con 1 taza de hierbas culinarias comunes. Deja que tu sentido del gusto te vaya guiando; algunas de estas hierbas son sorprendentemente fuertes pero buenas. Algunas de las plantas más apropiadas para el pesto son las siguientes:

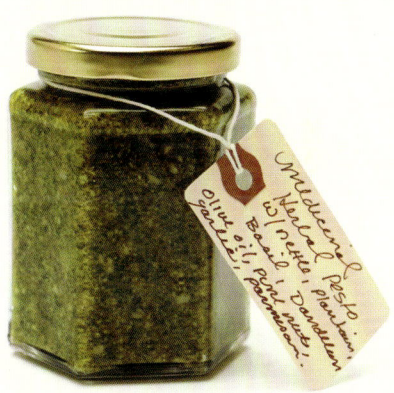

Plantas silvestres

- Amaranto
- Cenizo
- Llantén
- Ortiga
- Pamplina o álsine

Plantas culinarias

- Mejorana
- Menta
- Orégano
- Salvia
- Tomillo

Albahaca morada, albahaca sagrada o tulsi
(Ocimum sanctum u Ocimum tenuiflorum)

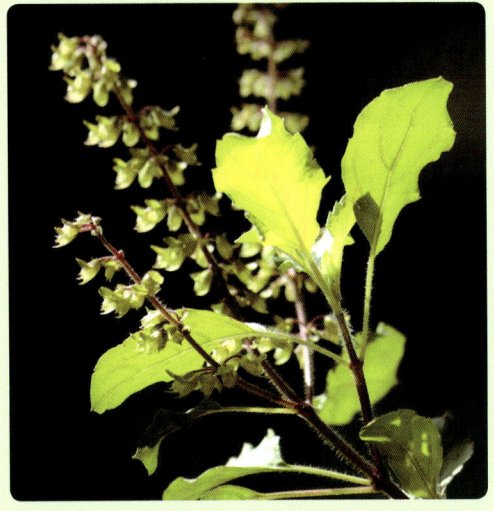

Me sería absolutamente imposible hacer un análisis de la albahaca y no mencionar la albahaca morada o tulsi, como se denomina en algunos lugares. La *Ocimum sanctum* o *tenuiflorum* crece en estado silvestre por toda la India, donde recibe la mayor de las consideraciones y lleva más de tres mil años utilizándose con fines medicinales. En la medicina ayurvédica, el extendido sistema de sanación indio, la albahaca morada se considera una *rasayana*, es decir, una planta que nutre el crecimiento de una persona hasta la salud perfecta y que favorece una vida prolongada. Se considera que el uso diario de esta planta ayuda a mantener el equilibrio de los *chakras*, o centros de energía del organismo, y que ayuda a sacar a la luz toda la bondad, virtud y alegría de los seres humanos. ¡Saca el tulsi!

La albahaca común y la morada tienen unas propiedades medicinales muy parecidas, y a menudo se clasifican juntas, pero también se diferencian en algunos aspectos. La albahaca morada es un excelente tónico adaptógeno que ayuda a recuperar la vitalidad y el vigor. La albahaca común puede utilizarse también con estos fines pero es más específica para tratar los desequilibrios y las enfermedades. Podríamos decir que tiene una acción más medicinal y específica. Puedes sustituir una por la otra pero, a medida que las vayas usando, irás descubriendo sus diferencias. Yo suelo elegir la albahaca común para tratar el dolor de cabeza y los trastornos digestivos y la morada para recuperar la vitalidad y renovar la energía.

Tintura de albahaca morada

Si deseas una medicina más potente, prepara una tintura de albahaca común.

Elaboración de la tintura:
Sigue las instrucciones de elaboración del vinagre de albahaca morada pero utilizando una bebida alcohólica de 40º (en la página 40 encontrarás instrucciones más detalladas sobre la elaboración de tinturas herbales).

Uso:
Toma entre media y 1 cucharadita de tintura 2 o 3 veces al día como tónico adaptógeno rejuvenecedor.

Vinagre de albahaca morada para una larga vida

El delicioso vinagre de albahaca morada fresca nos proporciona una forma estupenda de disfrutar de esta planta a diario. Para preparar vinagres yo suelo aconsejar el uso de vinagre de sidra crudo, no pasteurizado. Es rico en nutrientes y enzimas activas, tiene efectos alcalinizantes en el organismo y ayuda a establecer una flora intestinal saludable; las bacterias que viven en nuestro tracto digestivo son fundamentales para tener buena salud. Si quieres hacer un vinagre herbal con fines culinarios, puedes utilizar vinagre de vino pero, para fines medicinales, no hay nada mejor que el de sidra.

Elaboración del vinagre:

Llena tres cuartas partes de un tarro de 1 litro limpio y de boca ancha con hojas de albahaca morada. En caso necesario puedes lavarlas primero y secarlas con golpecitos suaves. A continuación, llena el tarro casi hasta la boca con vinagre de sidra crudo no pasteurizado. Tápalo y agítalo suavemente unas cuantas veces.

Coloca el tarro en una ventana templada y donde dé el sol o junto a una fuente de calor y déjalo reposar durante 3 o 4 semanas hasta que el vinagre haya adquirido el sabor y el olor fuerte y picante de la planta. Si deseas un vinagre el doble de fuerte, retira las plantas usadas y repite el proceso con plantas nuevas.

Cuando el vinagre esté listo, cuélalo y vuelve a embotellarlo; ¿qué tal en una botella antigua y bonita de vinagre o de vino? (Eso sí, en esta nueva botella no debes dejar las plantas; intentar pescar hierbas en una botella de cuello estrecho es una tarea que lleva mucho tiempo y, en ocasiones, resulta totalmente imposible). Si quieres, puedes añadir un par de ramitas frescas al producto final para darle un toque estético.

Uso:

Riega todos los días la ensalada con 2 o 3 cucharadas soperas de vinagre. También puedes beber un poquito (1/4 de taza o menos) a diario o mezclarlo con una bebida de verduras como estimulante rápido y de sabor alegre.

Variaciones:

Evidentemente, puedes ponerte en plan creativo y añadir todo tipo de hierbas sabrosas que realcen el sabor y las propiedades medicinales del vinagre de albahaca morada. Prueba los dientes de ajo, las guindillas enteras o las ramitas de romero, salvia o tomillo. ¡No existe límite para la diversión creativa que puedes montar en tu laboratorio casero!

Canela / *Cinnamomum verum*

La canela es una especia culinaria muy conocida en todo el mundo que aporta fragancia y calor a todo tipo de platos, desde cereales y galletas para el desayuno a platos de curri y asados. Sin embargo, lo que la mayoría de la gente desconoce es que también es una medicina potente, poderosa y sobre la que se ha investigado mucho.

En realidad se trata de la corteza de unos árboles de crecimiento rápido, miembros de la familia del laurel, originarios de Sri Lanka y la India. Esta corteza se cosecha de los renuevos que brotan de los tocones de los árboles, que se talan cada dos años. Es muy rica en aceites esenciales, cumarinas, taninos y otras sustancias químicas que ayudan a definir sus usos medicinales.

La canela china (*Cinnamomum cassia*), una especie muy cercana a la canela, es originaria de China donde se utiliza como la anterior en preparados medicinales y culinarios. Sin embargo, tiende a dar más calor, más aroma y un sabor más fuerte. De todas formas, ambas pueden utilizarse indistintamente y, de hecho, se hace a menudo.

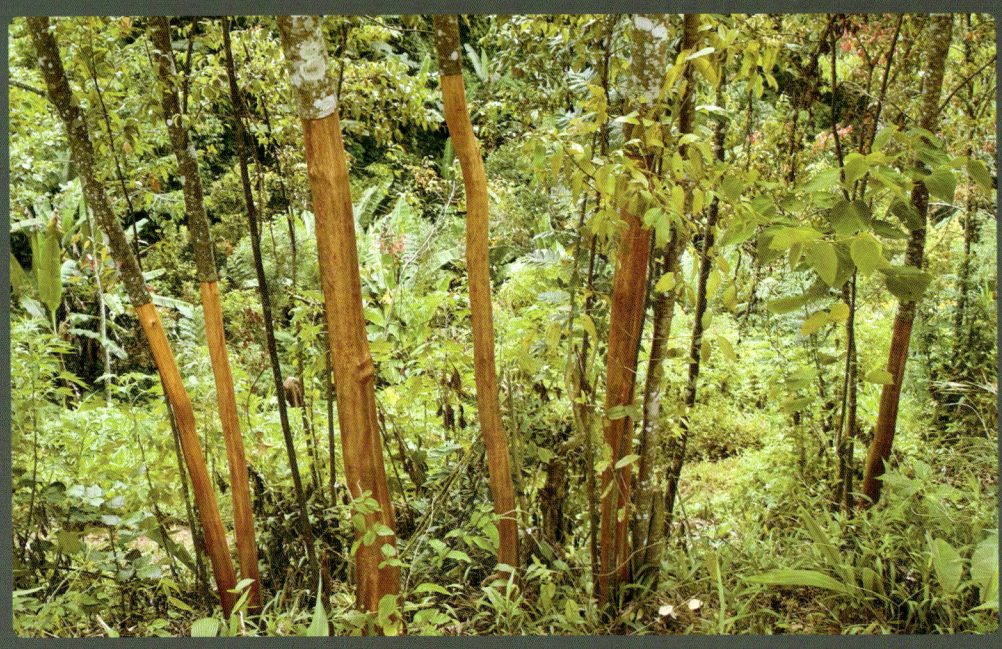

EL CULTIVO DE LA CANELA

El árbol de la canela, al ser una planta tropical, prefiere los climas cálidos y húmedos y los suelos arenosos. Dependiendo de la variedad, al madurar se convierte en un árbol grande o en un arbusto también grande y va a necesitar un espacio muy amplio en el jardín. En líneas generales, Norteamérica y Europa no ofrecen las mejores condiciones para su crecimiento y por eso no suele cultivarse en estas zonas. De todas formas, si vives en una región especialmente templada y húmeda y tienes un jardín grande, ¿por qué no te conviertes en la primera persona del vecindario en cultivar tu propia canela?

USOS MEDICINALES

Gracias a sus propiedades caloríficas y estimulantes, la canela se utiliza para aumentar la vitalidad, mejorar la circulación y despejar la congestión. Es un remedio digestivo muy respetado, sobre todo cuando se ha comido demasiado, se está hinchado y la digestión es lenta. Constituye también una de las mejores plantas para estabilizar los niveles de azúcar en sangre. Además, es un poderoso antiséptico, con propiedades antivirales y antifúngicas, y a menudo está indicado en casos de infección viral, infección fúngica y resfriados y gripes. Es un emenagono suave, por lo que resulta útil cuando se tiene una menstruación lenta y dolorosa. Por último, debido a su sabor dulce y calorífico, a menudo se utiliza en las fórmulas medicinales para lograr que sepan mejor.

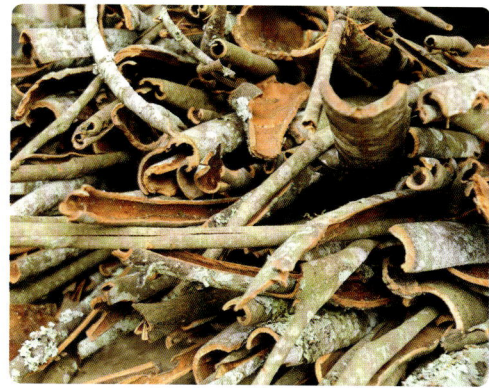

Lo que conocemos como canela en rama es en realidad la corteza interior de los renuevos de la planta.

Partes utilizadas

La corteza interior del árbol (en polvo, picada o entera).

Componentes fundamentales

Aceites esenciales, taninos, hierro, magnesio, mucílago, zinc y cumarinas.

Factor de seguridad

Aunque la canela suele considerarse segura y no tóxica (¿alguna vez has visto una etiqueta de aviso en un tarro de especias del supermercado?), es cierto que posee suaves propiedades emenagogas (es decir, estimulantes del útero). Por este motivo, si bien puede resultar útil para estimular una menstruación retrasada, no se recomienda en grandes cantidades en las primeras fases del embarazo (de todas formas, la verdad es que no existe ningún informe sobre un aborto provocado por el uso de canela).

Leche rejuvenecedora de canela y ashwagandha

La ashwagandha es una planta muy utilizada en la medicina ayurvédica para favorecer el sueño apacible y como potente tónico rejuvenecedor. Esta leche templada, elaborada con ashwagandha y canela, y endulzada con un poco de miel, es una bebida deliciosa y nutritiva, especialmente indicada para que la tomen al anochecer todos aquellos a los que les cueste relajarse o dormirse.

- 1 taza de leche (de vaca, almendra, arroz o cualquier otra)
- 1 cucharadita de ashwagandha en polvo
- 1 cucharadita de canela en polvo
- 1 cucharadita de miel (o al gusto)

Elaboración de la leche:
Calienta la leche y añade las plantas en polvo y la miel. Revuelve bien, prueba y ajusta los sabores en caso necesario.

Uso:
Sírvela en una taza y bébela despacio un par de horas antes de acostarte.

Infusión de canela y jengibre para las molestias de la menstruación

Tanto la canela como el jengibre son una ayuda muy fiable para aliviar los espasmos estomacales y los dolores de la menstruación. Una cataplasma caliente o una botella de agua caliente colocada sobre la zona pélvica pueden resultar útiles también.

- 1 cucharadita de canela picada
- 1 cucharadita de raíz seca y picada de jengibre o de raíz fresca rallada de jengibre
- Miel, la cantidad que se desee

Elaboración de la infusión:
Vierte 1 taza de agua hirviendo sobre las plantas. Tapa y deja reposar entre 30 y 45 minutos. Remueve y endulza con miel si lo deseas.

Uso:
Bébela a sorbitos. Prepárala y tómala siempre que lo necesites hasta que cedan los dolores.

Miel de canela

No estoy segura de lo «medicinal» que pueda llegar a ser esta miel pero es incuestionable que está deliciosa. Puedes utilizar tanta canela como quieras, dependiendo de lo fuerte que te guste la miel.

- ½ taza de miel
- 1-2 cucharadas soperas de canela en polvo

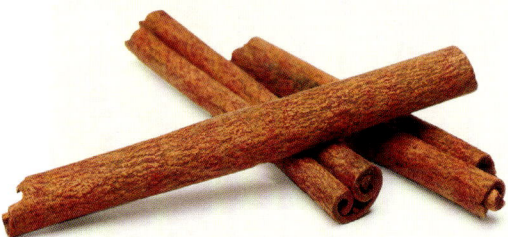

Elaboración de la miel:
Calienta suavemente la miel hasta que se pueda remover e incorpora la canela removiendo.

Uso:
Disuelve una cucharadita de miel en un vaso de agua caliente o de infusión. También puedes extenderla sobre una tostada con mantequilla. O sencillamente chuparla de una cuchara. ¡Está deliciosa!

Tintura de canela para estabilizar el nivel de azúcar en sangre

Si tienes un nivel demasiado elevado o demasiado bajo de azúcar en sangre, prueba este remedio tan sabroso. Junto con una dieta saludable, ejercicio abundante y la reducción de los niveles de estrés, la canela puede resultar muy útil para regular la glucemia.

- 60-120 g (2-4 oz) de canela picada
- Una bebida alcohólica con una graduación del 40% (brandy, vodka o ginebra)

Elaboración de la tintura:
Introduce la canela en un tarro de vidrio de litro que tenga la boca ancha. Cúbrela con entre 5 y 8 cm (2 a 3 pulgadas) de bebida alcohólica. Deja en infusión entre 4 y 6 semanas agitándola a diario. Cuela por un colador de acero inoxidable de malla fina cubierto con una gasa. Desecha la canela y embotella el líquido.

Uso:
Toma entre un cuarto y media cucharadita 2 veces al día durante 5 días. Descansa durante 2 días y repite el ciclo. Continúa así durante varias semanas o hasta que se hayan normalizado los niveles de azúcar en sangre.

Sales de baño caloríficas de canela

¿Bañarse en canela? ¿Y por qué no? La canela da calor, descongestiona, es antiséptica y antiviral y constituye un remedio maravilloso para los resfriados y la congestión. Cualquier sal marina sirve para esta receta pero, si los encuentras, utiliza los granos grandes de la sal celta porque añaden más minerales al agua del baño.

- 3 cucharadas soperas de canela en polvo
- 1 cucharada sopera de raíz de jengibre en polvo (opcional)
- 1 taza de sal marina

Elaboración de las sales de baño
Mezcla las plantas en polvo con la sal. Guarda en un recipiente hermético de vidrio.

Uso:
Añade un cuarto de taza de sales de baño a una bañera llena de agua caliente. Remueve bien y báñate.

Variación:
Aunque no sean exactamente medicinales, pero sí saludables, las sales de baño de rosa, canela y cardamomo son de lo más sensual y especialmente adecuadas para una velada romántica.

- 3 cucharadas soperas de canela en polvo
- 1 cucharada sopera de cardamomo en polvo
- ¼ de taza de pétalos de rosa
- 1 taza de sal celta (está muy bien la no refinada y en trozos grandes)
- 5-10 gotas de aceite esencial de canela (opcional)
- 5-10 gotas de aceite esencial de cardamomo (opcional)

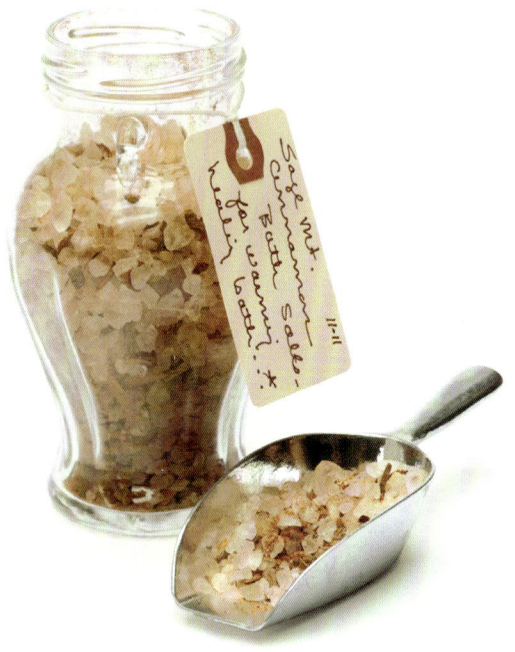

Chai especiado de canela

El chai, una deliciosa infusión originaria de la India, tiene tantas recetas como bebedores. Aquí tienes una de mis favoritas. Utilízala caliente como desayuno energético o fría como refresco vespertino estimulante.

- 1 parte de canela picada
- ½ parte de semillas de cilantro
- ½ parte de raíz de jengibre picada
- ¼ de parte de pimienta negra en grano molida gruesa
- ¼ de parte de semillas de cardamomo partidas (ponlas en un molinillo de hierbas y dales un molido rápido)
- ⅛ de parte de clavo en grano
- Té darjeeling (o el té negro o verde que prefieras)
- Miel (al gusto)

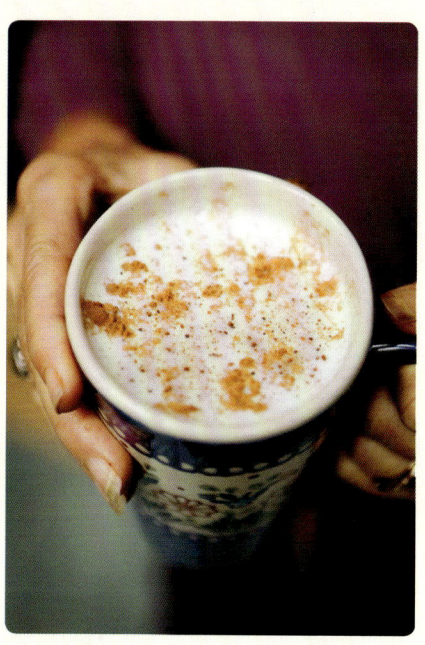

Elaboración del chai:
Mezcla bien la canela, el cilantro, la raíz de jengibre, la pimienta, el cardamomo y el clavo. Utilizando 1 cucharadita de mezcla de especias por cada taza de agua, deja que hiervan lentamente entre 15 y 25 minutos. Retira del fuego, añade una cantidad apropiada de té darjeeling (dependiendo de la cantidad de tazas que hayas preparado), tapa y deja en infusión durante 5 minutos. Cuela y endulza al gusto con miel.

Uso:
¡Bébelo! Me encanta tomarlo con espuma de leche. Rivaliza con el mejor capuchino y ofrece muchas más propiedades saludables.

Cúrcuma / *Curcuma longa*

La cúrcuma, una pariente próxima del jengibre, es originaria de la India y Asia meridional y su brillante color amarillo y su sabor picante son característicos de la cocina india y asiática clásica. Aunque en sus regiones de origen es una medicina muy apreciada, sus potentes propiedades curativas han sido ignoradas por el resto del mundo hasta hace muy poco tiempo. Una pena, porque está entre las plantas más ricas en antioxidantes, más antiinflamatorias y que más fortalecen el sistema inmunitario que podemos conseguir.

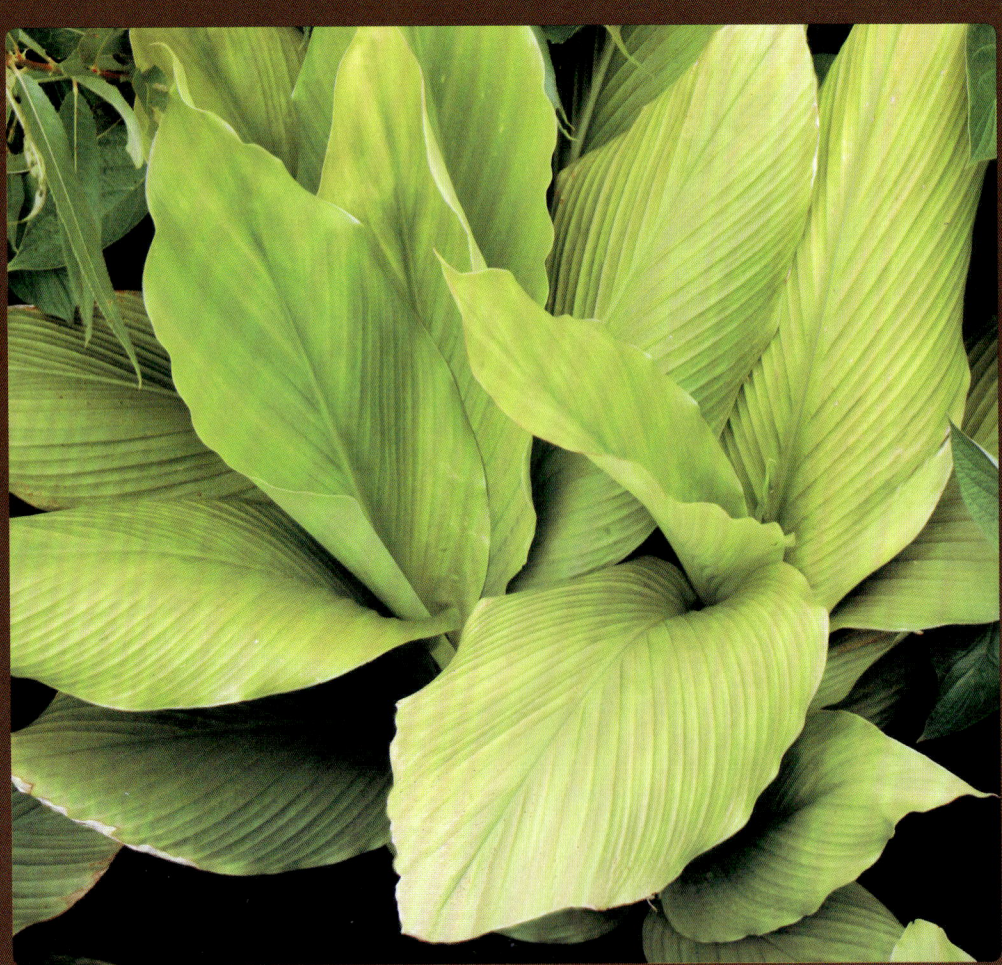

EL CULTIVO DE LA CÚRCUMA

La cúrcuma crece en condiciones tropicales de calor y humedad. Puede cultivarse en maceta pero asegúrate de que sea una maceta grande porque la planta puede llegar a alcanzar un metro o metro y medio de altura. Debes plantar el rizoma a poca profundidad en un suelo rico y mantenerlo húmedo, caliente y a pleno sol. La cúrcuma tiene unas llamativas flores de color rojo vivo que quedan preciosas en el jardín.

USOS MEDICINALES

Tanto la medicina ayurvédica como la medicina tradicional china han utilizado la cúrcuma como remedio contra la ictericia y otras enfermedades hepáticas y de la vesícula. Al ser una planta picante, seca y calorífica, se emplea también para tratar los resfriados del pecho y la tos. Es muy valorada por sus potentes propiedades antiinflamatorias, que la investigación moderna ha revelado que actúan sensibilizando los receptores de cortisol del organismo, lo que la convierte en un tratamiento muy eficaz para la artritis, la osteoartritis y la mayoría de los trastornos inflamatorios. Según estudios recientes, tiene una acción más fuerte que la hidrocortisona y carece de sus efectos secundarios perjudiciales.

La curcumina, uno de sus principales componentes, es un agente antibacteriano tópico muy eficaz y tiene unas propiedades antioxidantes más potentes que la vitamina E. También está demostrando ser un potente agente contra varios tipos de cáncer como el de mama, el de colon, el de próstata y el de piel, entre otros. En el año 2009, el *British Journal of Cancer* publicó un estudio que revelaba la eficacia de la curcumina para matar células cancerígenas esofágicas a las veinticuatro horas de tratamiento. Otro estudio reciente ha dado unos re-

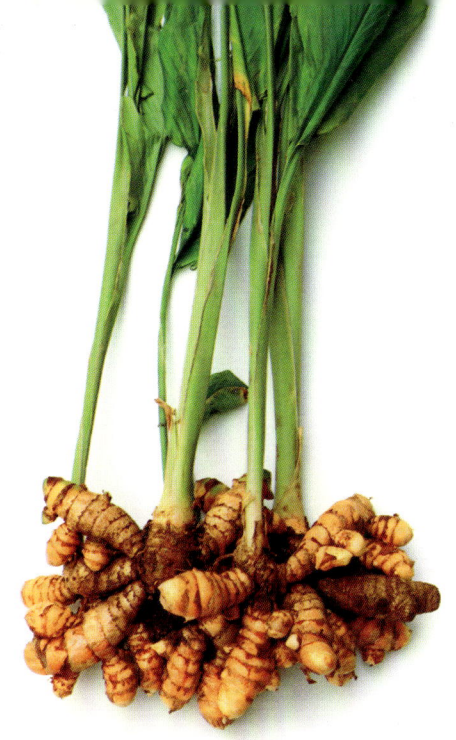

La cúrcuma, un pariente próximo del jengibre, tiene muchos de los usos de este pero, además, es un estimulante inmunitario y un potente antiinflamatorio.

Partes utilizadas

Rizoma.

Componentes fundamentales

Aceites esenciales (que contienen zingibereno y turmerona), curcumina, amargos y resinas.

Factor de seguridad

Ninguno; es una especia muy popular desde hace siglos. De todas formas, es muy calorífica y secante. Si la consideras excesiva, prueba a combinarla con una planta humectante como la raíz de malvavisco o aumenta tu ingesta de agua.

sultados muy prometedores con relación a la capacidad de la cúrcuma para inhibir el crecimiento de células de linfoma.

Ensayos clínicos realizados en China a finales de la década de 1980 indican que esta planta ayuda a disminuir el nivel de colesterol en sangre y que ejerce una acción anticoagulante que ayuda a prevenir la formación de coágulos perjudiciales que podrían dar lugar a ictus.

Uno de sus usos más comunes es como ayuda para la digestión. Es una planta calorífica, picante y ligeramente amarga que estimula la secreción de bilis, lo que favorece la digestión de las grasas y los aceites. También ayuda a estabilizar la microflora digestiva, con lo que inhibe el crecimiento excesivo de levaduras. No es de extrañar que sea tan popular en tantas cocinas de todo el mundo.

Alabada en muchas partes del planeta como planta muy eficaz para fortalecer el sistema inmunitario, en épocas pasadas fue desdeñada en Occidente, quizá debido a la inmensa popularidad y renombre de la equinácea. Sin embargo, su reputación como refuerzo del sistema inmunitario se ha consolidado a lo largo de los siglos y, a medida que va siendo más extendida y fácil de conseguir, su popularidad como planta beneficiosa para la función inmunitaria no deja de crecer.

Leche dorada

Esta es una bebida curativa tradicional en el ayurveda donde se emplea para tratar la inflamación en casos de artritis y bursitis, por ejemplo, y para fortalecer el sistema inmunitario.

- ¼ de taza de cúrcuma en polvo
- Aceite de almendras
- Leche (de vaca, de almendra o de coco)
- Miel (opcional)

Elaboración de la base de cúrcuma:

Introduce la cúrcuma en una cazuela con media taza de agua. Ponla a calentar y, cuando rompa a hervir, baja el fuego y deja que hierva lentamente hasta que se convierta en una pasta espesa. Deja enfriar, pásala a un tarro de vidrio y guarda en el frigorífico.

Uso:

Para una ración, mezcla entre media y 1 cucharadita de pasta de cúrcuma, 1 cucharadita de aceite de almendras y 1 taza de leche en el vaso de la batidora. Si lo deseas, puedes añadir miel para endulzar. Bate hasta obtener una bebida espumosa.

Variación:

A esta receta básica puedes añadirle otras plantas y hervirlas lentamente junto con la cúrcuma. Entre los añadidos tradicionales están los tónicos adaptógenos como la ashwagandha, el astrágalo, la canela y el jengibre.

Pasta dorada de cúrcuma para las infecciones cutáneas

Esta pasta es un tratamiento muy efectivo para diversas infecciones cutáneas, incluidas infecciones fúngicas como el pie de atleta y la tiña. Es interesante señalar que muchas de las plantas eficaces contra las infecciones fúngicas son también muy coloridas y tiñen la piel. ¿Será que los pigmentos tienen alguna acción antibacteriana y antifúngica especial? En cualquier caso, esta pasta de cúrcuma funciona, pero debes estar preparado para que la piel adquiera un brillante color amarillo que durará unos cuantos días y luego irá poco a poco desvaneciéndose.

- 1 cucharada sopera de raíz de sello de oro en polvo (procedente de cultivo ecológico)
- 1 cucharada sopera de raíz de cúrcuma en polvo
- Alcohol para friegas o tintura de cúrcuma
- 6-8 gotas de aceite esencial de árbol de té o de eucalipto

Elaboración de la pasta:
Mezcla las hierbas con alcohol para friegas hasta formar una pasta. Añade el aceite esencial. Guárdala en un recipiente hermético; se conserva durante varias semanas.

Uso:
Aplica directamente sobre la piel infectada 1 o 2 veces al día hasta que desaparezca la infección. La tiña, el pie de atleta y otras infecciones menores responderán al cabo de 1 o 2 semanas de tratamiento pero otras infecciones fúngicas más tenaces como las infecciones de las uñas pueden requerir un tratamiento mucho más largo y la aplicación conjunta de otros remedios herbales.

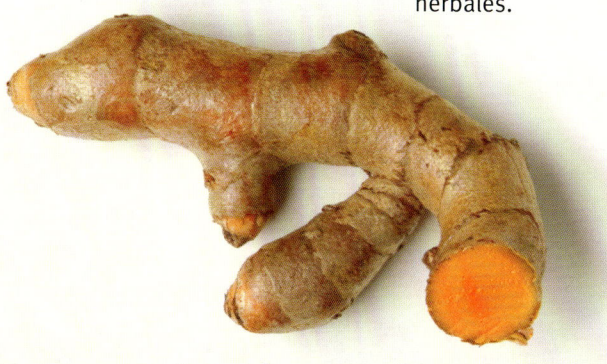

Pasta medicinal de curri

Me encanta cuando la medicina y la comida son una misma cosa. Y eso es lo que sucede con este curri. Cada una de las hierbas que se utilizan en un curri tradicional es una planta medicinal muy conocida. Muchas veces, estas hierbas entraron a formar parte de la receta tanto por sus propiedades medicinales como por su sabor. El polvo de curri contiene plantas caloríficas, secantes y antibacterianas que favorecen la digestión, combaten infecciones bacterianas y ayudan a estabilizar los niveles de azúcar en sangre mientras aumentan la actividad de la microflora. Al ser calorífico y secante, el curri es también útil para tratar resfriados y problemas del pecho. Esta receta ha sido cedida por Kathi Keville, autora de The Illustrated Herb Encyclopedia.

- 30 g (1 oz) de semillas de cilantro
- 30 g (1 oz) de semillas de comino
- 30 g (1 oz) de raíz de cúrcuma
- 15 g (½ oz) de semillas de mostaza negra
- 15 g (½ oz) de pimiento picante
- 15 g (½ oz) de semillas de hinojo
- 15 g (½ oz) de raíz de jengibre

Nota:
Siempre es preferible moler las especias en el momento de utilizarlas a partir de plantas secas enteras. Por comodidad y facilidad, en esta receta puedes utilizar plantas molidas pero, en realidad, para obtener una mezcla realmente buena hay que moler las especias cuando se necesitan.

Elaboración de la mezcla de curri:
Si cualquiera de las especias está entera, muélela hasta pulverizarla. Mezcla todas las especias con una cantidad pequeña de aceite (¼ de taza de aceite por cada 2 o 3 cucharaditas de plantas) en una sartén y caliéntalas a fuego muy suave durante unos minutos hasta que empiecen a desprender aroma. Puedes utilizar la mezcla de especias tal cual o preparar una pasta añadiendo leche de coco o agua. Guárdala en el frigorífico donde se conservará durante varias semanas.

Uso:
Para tratar un resfriado o un problema respiratorio, añade 1 cucharadita a una taza de sopa de miso. Para tratar la digestión lenta y los intestinos, añade 1 cucharada sopera a la comida según tus necesidades. El curri está delicioso con arroz o verduras o mezclado con aceite y vinagre como aliño. Y, por supuesto, puedes utilizar esta mezcla en cualquier plato tradicional de curri.

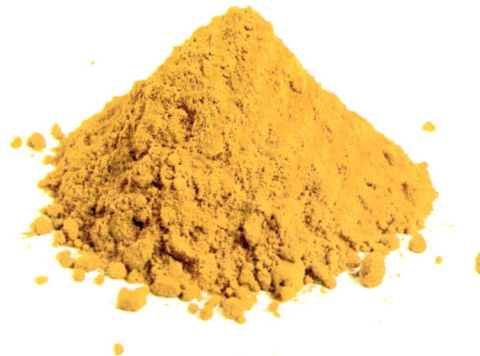

Guindilla

/ Capsicum annuum (y todas las especies relacionadas con esta)

Gracias a sus legendarias propiedades curativas, su sabor excitante y su mágica capacidad para conservar el bienestar, la guindilla es una de mis plantas favoritas tanto para la cocina como con fines medicinales. Es una planta fabulosa para calentar el organismo, impulsa la sangre para que circule y caliente los dedos y las extremidades que se hayan quedado frías y aporta una sensación general de calor. Es un analgésico excelente que a menudo se utiliza tópicamente para aliviar el dolor. Y no hay planta que alivie mejor la congestión. Yo no podría imaginar pasar un invierno sin ella.

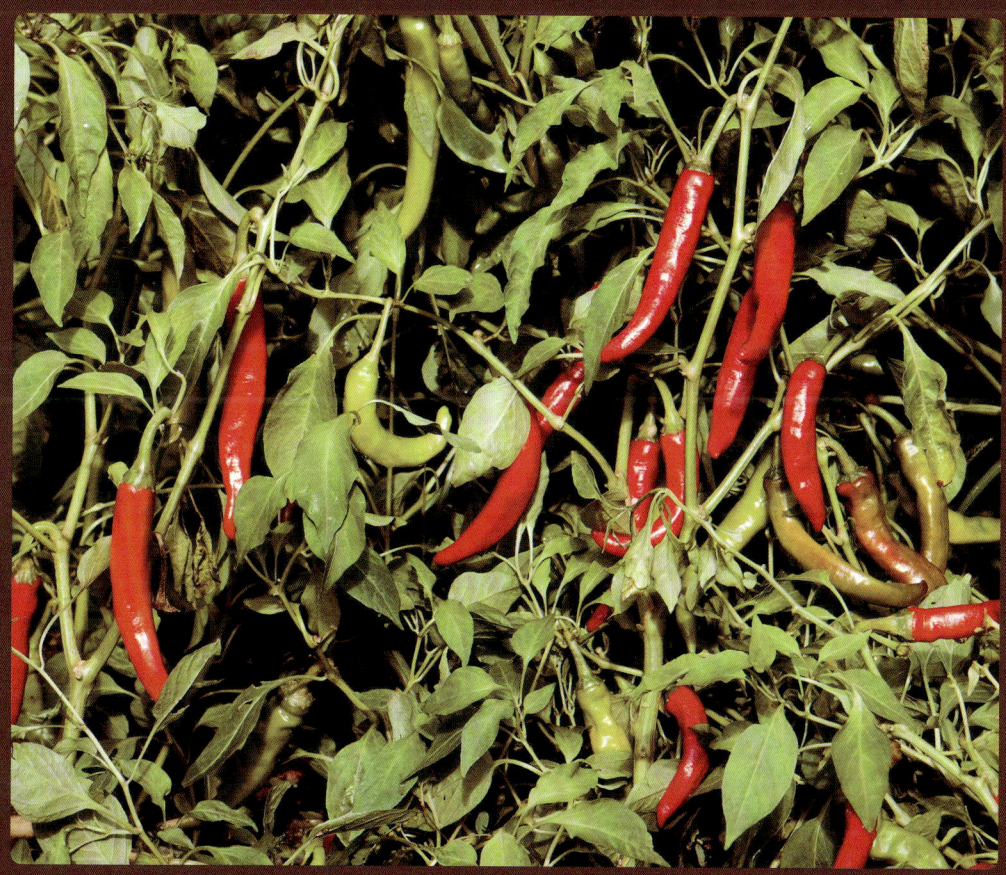

EL CULTIVO DE LA GUINDILLA

Las guindillas son relativamente fáciles de cultivar. Es una planta anual que prefiere las estaciones de crecimiento largas, el tiempo cálido, el suelo fértil y el sol directo. Sin embargo, es bastante tolerante. Prospera incluso en Vermont, el estado del norte de EE. UU. donde resido, que probablemente resulte menos apropiado para cultivarla que otros lugares. Cuando el verano ha sido bueno (más sol que lluvia), podemos cosechar un montón de pimientitos de color rojo brillante.

USOS MEDICINALES

La guindilla es un estimulante de la circulación que produce sensación de calor, un tónico seguro y eficaz para el corazón y una ayuda excelente para la digestión. Uno de sus ingredientes activos, la capsaicina, estimula la circulación sanguínea de todo el cuerpo y favorece la digestión al estimular la secreción de saliva y enzimas estomacales. Además, indica al cerebro que debe segregar endorfinas, las hormonas del bienestar. La aplicación tópica de capsaicina alivia el dolor de la artritis, bursitis y dolores musculares y articulares, hasta tal punto que se utiliza en varias cremas analgésicas que se venden sin receta. La guindilla es rica en vitaminas A y C y favorece y refuerza el sistema inmunitario. Por ello resulta tan eficaz en fórmulas para catarros y gripes. Tiene también un largo historial de uso como planta para el corazón. El doctor John Christopher, un herborista muy conocido y querido de mediados del siglo XX, la recomendaba como solución de primeros auxilios en caso de ataque cardíaco y como tónico para fortalecer el corazón. Estudios recientes llevados a cabo en Estados Unidos y en la India revelan que la guindilla baja el colesterol y ayuda a reducir la gravedad de las enfermedades cardíacas.

Partes utilizadas

El fruto es la única parte comestible y medicinal. Como sucede con otros miembros de la familia de las solanáceas, a la que pertenece la guindilla, las hojas, los tallos y las flores pueden ser tóxicos.

Componentes fundamentales

Capsaicina, carotenoides, vitamina C, flavonoides, saponinas esteroidales y aceites volátiles.

Factores de seguridad

La guindilla, aunque absolutamente segura, exige cautela: ¡es picante! Aunque no sea más que por eso, debes utilizarla con precaución. Cuando se maneja directamente, sus componentes pueden quemar la piel, sobre todo las pieles blancas y sensibles; si ese es tu caso, ponte guantes para trabajar con ella. No te toques los ojos después de haber estado manipulándola porque te provocarías un gran escozor. La guindilla es un estimulante muy fuerte y, tomada en grandes cantidades, puede provocar convulsiones estomacales. Lo más importante es utilizar la dosis adecuada. Con esta planta, una cantidad pequeña puede servir para mucho.

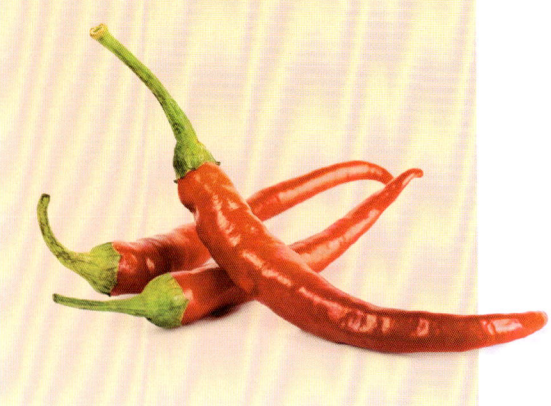

cápsulas para combatir el resfriado

Estas cápsulas son una de mis recetas favoritas para mantener a raya el resfriado o para recuperarme con rapidez después de haber sufrido uno. Son muy fáciles de hacer y con esta receta salen un montón. Dedica la media hora, más o menos, que se necesita para hacer una tanda y tenlas a mano para la época de frío. En la mayoría de los herbolarios y tiendas de alimentos naturales y en algunas farmacias venden cápsulas de gelatina o vegetales.

- » 1 parte de raíz de equinácea en polvo
- » 1 parte de raíz de sello de oro en polvo (procedente de cultivo ecológico)
- » ½ parte de raíz de malvavisco en polvo
- » ¼ - ½ parte de guindilla en polvo (dependiendo de tu tolerancia al picor)
- » cápsulas de gelatina o vegetales tamaño 00

Elaboración de las cápsulas

Junta todas las raíces pulverizadas en un cuenco pequeño. Rellena ambas mitades de una cápsula con esta mezcla, apretando bien, y ciérralas. Se tardan solo unos minutos en rellenar entre 50 y 70 cápsulas, la cantidad necesaria para un invierno en la mayoría de las familias. Guárdalas en un tarro de vidrio que cierre bien.

Uso:

A la primera señal de catarro o gripe, toma 2 cápsulas cada 2 o 3 horas hasta que cedan los síntomas o hasta un máximo de 9 cápsulas al día. Esta es una dosis muy alta y no debe tomarse durante más de 2 o 3 días. A partir de entonces, disminuye la dosis a 2 cápsulas 3 veces al día (la dosis normal para adultos de la mayor parte de las cápsulas herbales; en las páginas 46-47 encontrarás más información sobre las dosificaciones apropiadas).

MÁQUINAS PARA ENCAPSULAR

Si tienes intención de preparar muchas cápsulas, existen unos aparatitos muy útiles llamados máquinas de encapsular que abrevian la tarea y pueden suponer una buena inversión (cuestan alrededor de 20 €). Pueden adquirirse en algunos herbolarios y por Internet.

CALIENTAPIES CHISPEANTE

La guindilla es un estimulante muy eficaz del aparato circulatorio para todos aquellos que tienen mala circulación y un remedio muy popular para calentar las manos y los pies. Prueba a espolvorear los zapatos con un poquito de guindilla (no más de 1/8 de cucharadita) para mantener los dedos de los pies calientes. Si la guindilla sola te resulta demasiado picante o irritante, mézclala con una cantidad igual de jengibre seco en polvo.

Linimento de cayena para el crujido de huesos

Esta pomada es excelente para aliviar el dolor articular y el crujido de huesos. Ten cuidado de no tocarte los ojos ni otras «partes delicadas» después de usarla y lávate bien las manos.

- ½ taza de aceite de oliva o de cacahuete
- 1 cucharada sopera de cayena en polvo o en escamas
- 1/8 de taza de cera de abeja
- Unas gotas de aceite esencial de gaulteria (wintergreen)

Elaboración de la pomada:

Prepara un aceite herbal con el aceite y la cayena siguiendo las instrucciones de la página 35 (como te costará colar la cayena en polvo, déjala que se pose en el fondo y no la muevas). A continuación, utiliza el aceite herbal y la cera de abeja para preparar una pomada siguiendo las instrucciones de la página 38. Tras retirar la pomada del calor, añade una cantidad suficiente de aceite esencial de gaulteria para perfumarla. Debe tener un olor fuerte pero no asfixiante. Vierte en tarros.

Uso:

Coge un poco de pomada con el dedo y frótala sobre la zona dolorida para calmarla y aliviar el dolor.

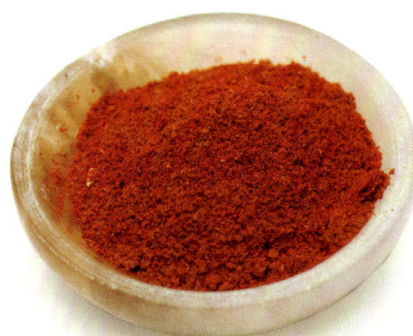

Jengibre / *Zingiber officinale*

Al jengibre, otro de los milagros medicinales que podemos encontrar en nuestras cocinas, solo le supera el ajo en versatilidad y popularidad, tanto culinaria como medicinal. Tiene un sabor muy agradable y por eso la gente suele estar más dispuesta a utilizarlo. Yo lo mezclo a menudo con otras plantas medicinales de peor sabor para que así resulten más apetecibles. Además, tiene una gran importancia medicinal. Es un remedio muy bueno para los espasmos, las náuseas, los vómitos matutinos y el mareo provocado por el movimiento. Cuando mis hijas gemelas eran adolescentes, les resultaba muy eficaz para los dolores menstruales que sufrían de vez en cuando y muy pronto todas sus amigas empezaron a utilizarlo. La infusión caliente de jengibre con miel era uno de los remedios favoritos del instituto Spalding High. Por lo general no me suele costar convencer a mi marido para que pruebe cualquiera de los remedios que hago y uno de sus preferidos son las Bolas picantes de jengibre (véase página 87), que utiliza con entusiasmo para calmar el mareo que a menudo le asalta cuando practica la pesca en aguas profundas. El jengibre posee también unos maravillosos efectos caloríficos y descongestivos; la infusión caliente de jengibre con limón y miel y un par de Cápsulas para combatir el resfriado (véase página 81) es a menudo lo único que se necesita para activar todo el sistema inmunitario.

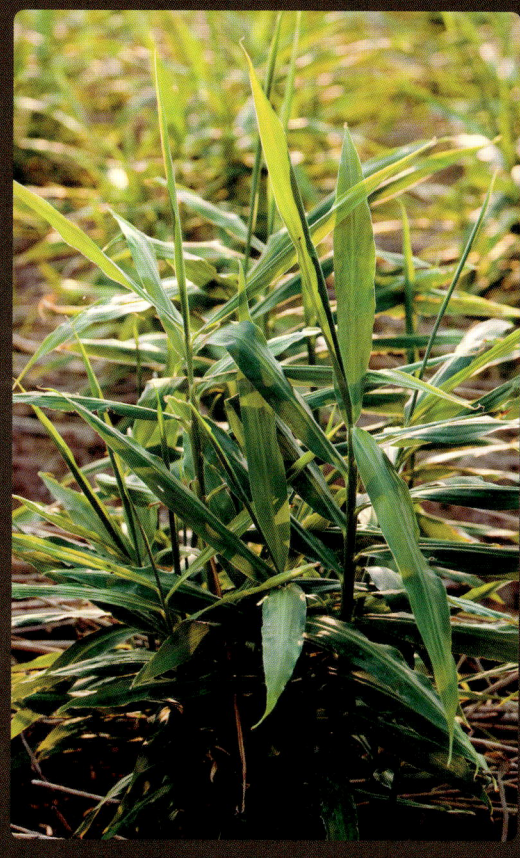

JENGIBRE

EL CULTIVO DEL JENGIBRE

El jengibre es una planta originaria de Asia a la que le van muy bien los entornos de humedad y calor y los suelos ricos y húmedos. Yo lo cultivo durante todo el año en mi invernadero, normalmente a partir de un trozo que germinó en mi cocina, aunque en invierno la planta se queda en estado latente.

Planta, justo debajo de la superficie del suelo, unos trozos de rizoma que tengan una o dos yemas. No los plantes demasiado hondos porque, de lo contrario, se pudrirían. Riégalos con frecuencia manteniendo el suelo húmedo, proporciónales sol abundante y prosperarán de maravilla para ser cosechados en 8 o 10 meses.

Ten en cuenta: Existe un «jengibre silvestre» oriundo de Norteamérica que recibe el nombre de *Asarum canadense*. Aunque también es medicinal, es mucho más fuerte y puede resultar tóxico si se utiliza en grandes cantidades. *No* es un sustituto del jengibre auténtico, *Zingiber officinale*. No los confundas.

USOS MEDICINALES

El jengibre contiene una enzima proteolítica que reduce la inflamación y ayuda a reparar las articulaciones y los cartílagos dañados; por ello es uno de los remedios favoritos para tratar la artritis y el dolor articular. Mejora la circulación de la pelvis y es uno de los ingredientes principales de los tónicos reproductores y de las fórmulas para los dolores menstruales y el síndrome premenstrual. Numerosos estudios confirman que disminuye el nivel de triglicéridos en la sangre, vinculados con la diabetes y las enfermedades del corazón. Y diversos estudios clínicos han descubierto que es más efectivo que las medicinas que se venden sin receta para las náuseas, el mareo por movimiento y el mal de mar. Algunos estudios clínicos revelan también que es tan efectivo como los fármacos antieméticos que se utilizan en la quimioterapia y sin los efectos secundarios de estos. Sus propiedades antisépticas hacen que resulte sumamente efectivo en el tratamiento de las infecciones gastrointestinales, por lo que se utiliza en las fórmulas para el envenenamiento alimentario. Es una popular planta calorífica y descongestiva que se utiliza para desequilibrios «fríos» como la mala circulación, los catarros y las gripes, la congestión respiratoria y el dolor de garganta. ¡Y por si todo esto fuera poco, está riquísimo!

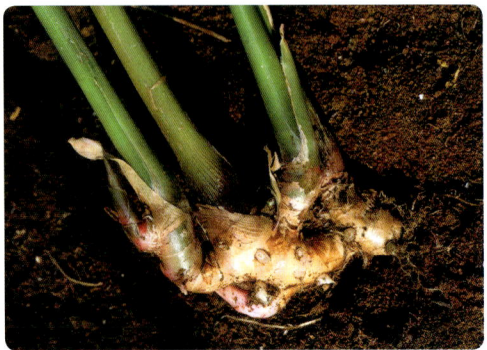

El gran rizoma carnoso del jengibre, versátil y sabroso, es tanto una delicia culinaria como una medicina muy eficaz para diversas enfermedades comunes.

Partes utilizadas

Rizoma.

Componentes fundamentales

Aceites esenciales, oleorresina y gingerol (un componente acre que aporta al jengibre su sabor picante y su acción estimulante).

Factor de seguridad

Es una popular planta culinaria utilizada por millones de personas y no se le conocen efectos secundarios negativos.

Remedio de jengibre y limón

Aquí tienes un fabuloso remedio herbal para espasmos, resfriados, congestión y fiebres. Puedes utilizar zumo de limón embotellado pero, como durante el proceso de envasado se somete el zumo a temperaturas elevadas, la mayor parte de las cosas buenas que contienen los limones desaparecen. En ocasiones, cuando tengo prisa o no dispongo de limones frescos, utilizo zumo de limón envasado para cocinar pero, cuando se trata de elaborar medicinas, no hay más remedio que emplear limones frescos.

- 4-6 cucharadas soperas de raíz de jengibre recién rallada
- 1-2 limones
- Miel (al gusto)

Elaboración del Remedio de Jengibre y Limón:

En una cazuela, mezcla el jengibre con 1 litro de agua fría. Tapa bien y pon a calentar justo hasta que rompa a hervir. Retira del fuego y deja en infusión entre 10 y 15 minutos. Mientras se está haciendo la infusión de jengibre, exprime 1 o 2 limones. Retira el jengibre de la infusión, si lo deseas, e incorpora el zumo de limón y miel al gusto para darle el toque final.

Uso:
Tómalo templado o caliente.

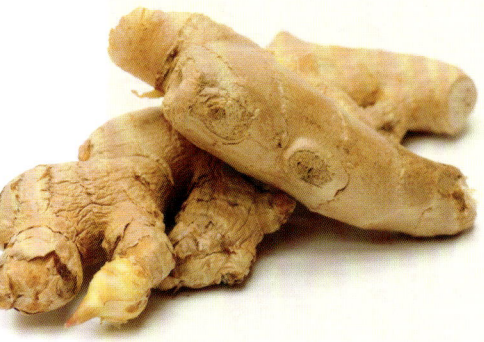

Variación:
Si lo vas a emplear con fines medicinales, es mejor beberlo caliente o templado, pero también puedes utilizar esta receta básica para elaborar un delicioso refresco efervescente. Prepara una infusión fuerte de jengibre siguiendo las instrucciones anteriores pero con solo 2 tazas de agua fría. Añade el zumo de limón y la miel y refrigera para enfriarlo. Justo antes de servir, añade una cantidad igual de agua con gas.

Jarabe de jengibre

Hace muchos años, cuando yo estaba empeñada en hacer todo a mano, en casa y más sano que lo que vendían en las tiendas, decidí hacer caramelos de jengibre utilizando miel en lugar de azúcar. Evidentemente, no funcionó, porque la miel no se solidifica como el azúcar, pero a cambio obtuve el más delicioso jarabe de jengibre que puedas imaginar y desde entonces no he dejado de prepararlo. Es un remedio muy sabroso para el mareo por movimiento y para el malestar estomacal, los resfriados, la tos, las comidas abundantes y otros problemas y, untado sobre una tostada, está muy rico.

Elaboración del jarabe:

Pela un rizoma grande de jengibre fresco, rállalo y ponlo en una cazuela. Añade miel solo hasta cubrir apenas el jengibre. Hierve lentamente a fuego bajo entre 10 y 15 minutos hasta que el jengibre esté blando y casi deshecho y la miel haya adquirido un fuerte sabor a jengibre. Si te atreves, puedes retirar el jengibre de la miel pero resulta bastante complicado porque la miel no se cuela fácilmente. Yo me limito a dejarlo porque es blandito y añade textura y sabor. Vierte el jarabe de jengibre en un tarro de vidrio. Si lo refrigeras, te durará varias semanas.

Uso:

Utiliza 1 cucharada sopera según necesidad para combatir el resfriado, los espasmos estomacales y las molestias menstruales. También puedes añadir 2 o 3 cucharadas soperas a 1 taza de agua caliente y elaborar una infusión caliente de jengibre.

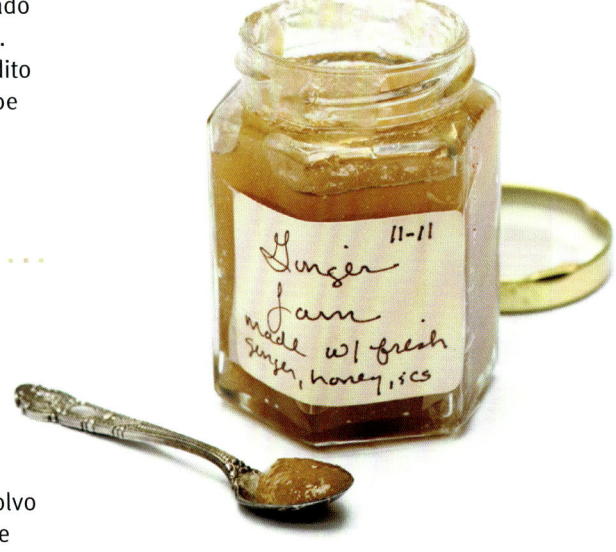

Variación

A partir de esta receta he creado una mermelada de jengibre muy sencilla. Mientras el jarabe está todavía templado, lo vierto en el vaso de la batidora. Añado 1 o 2 cucharadas soperas de arrurruz en polvo o de almidón de maíz por cada taza de jarabe para que actúen como espesante, y lo bato todo junto. De esta forma transformo la mezcla en una deliciosa mermelada de jengibre.

Bolas picantes de jengibre (también conocidas como Bolas Picantes)

- 2 cucharadas soperas de jengibre en polvo
- 1-2 cucharadas soperas de algarroba o cacao en polvo sin azúcar
- 1 cucharada sopera de canela en polvo
- Miel

Elaboración de las bolas:
Mezcla el jengibre, la algarroba o el cacao y la canela en un bol. Añade miel suficiente para obtener la textura de masa de pan. Añade ½ cucharadita de agua, mezcla bien y amasa durante unos minutos (en caso necesario puedes añadir más jengibre, algarroba o cacao en polvo para espesar). Forma unas bolitas del tamaño de un guisante. Deja secar a temperatura ambiente o en un deshidratador y guarda en un tarro de vidrio con tapa que ajuste bien. Si las mantienes en un lugar fresco y oscuro, te durarán entre 3 y 4 semanas; en el frigorífico se conservan más tiempo aún.

Uso:
Toma 2 o 3 bolitas para calmar el malestar de estómago. Para el mareo por movimiento o de mar, toma 2 o 3 bolitas una hora antes del viaje, para que puedan empezar a actuar, y luego tantas como necesites.

Cataplasma caliente de jengibre

Este es un remedio muy antiguo para aliviar los dolores menstruales y la tensión estomacal.

Elaboración de la cataplasma:
Pon agua a hervir. Prepara una cataplasma de jengibre mezclando ½ taza de jengibre fresco rallado o entre 4 y 6 cucharadas soperas de jengibre en polvo con agua suficiente para formar una pasta espesa. Empapa un paño en agua hirviendo, coloca el jengibre sobre él y dóblalo para envolverlo. Déjalo enfriar lo suficiente para que no queme la piel.

Uso:
Aplica la cataplasma directamente sobre la pelvis o el estómago. Para evitar que se enfríe, coloca una botella de agua caliente encima. Deja actuar entre 15 y 20 minutos o hasta que cedan los dolores. Este remedio resulta más efectivo si se combina con el Remedio de jengibre y limón (véase página 85).

Romero / *Rosmarinus officinalis*

Debo admitir mi predilección por esta planta. Después de todo, somos tocayas[1]. A mí me pusieron Rosemary por mis dos abuelas: Mary Egitkanoff, mi abuela materna, y Rose Karr, mi abuela paterna, y el nombre se me adaptó y creció conmigo, o yo con él. En cualquier caso, fue mi abuela Mary la que me fue guiando con gran atención por el sendero de las plantas.

El romero es originario de la zona mediterránea y crece en estado silvestre en gran parte de Europa meridional y como planta cultivada en todo el mundo. El nombre del género, *Rosmarinus*, significa «rocío del mar», en referencia a su hábitat natural en las laderas cálidas y soleadas que bordean la costa.

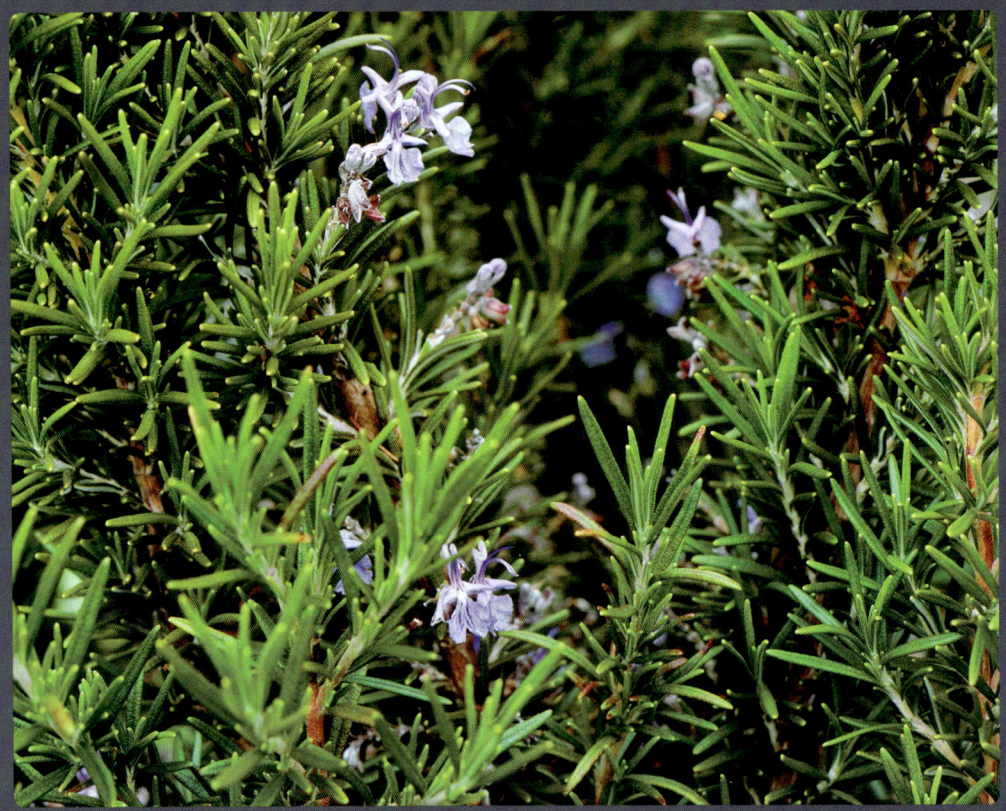

[1] Romero en inglés es *rosemary*, igual que el nombre de la autora. (N. de la T.)

EL CULTIVO DEL ROMERO

Yo crecí rodeada por grandes matas de romero que abundaban en la cálida y soleada granja californiana donde pasé mi infancia. Cuando nos mudamos a Vermont, me convertí en una asesina de romero. Esta planta no puede sobrevivir a las grandes heladas y por eso, en el lugar donde vivo ahora me veo obligada a tenerla en el interior durante gran parte del año. Detesta el calor seco (muchos de los que vivimos en Nueva Inglaterra nos calentamos con estufas de madera), le desagrada enormemente tener los pies mojados (no la riegues en exceso) pero tampoco le gusta secarse totalmente (no la riegues demasiado poco), necesita pleno sol (lo que quiere decir que exige la ventana más soleada de la casa) y le encanta la brisa (debes tener puesto un ventilador o, de lo contrario, se le desarrollará un moho pulverulento). Aparte de eso ¡es «fácil» de cultivar!

Al final he descubierto por fin cómo mantener mis plantas de romero sanas, pero solo después de haber asesinado a casi una docena de especímenes estupendos. Esto es lo que he aprendido. La mejor forma de reproducir el romero es a partir de un esqueje de raíz o por acodo. Le encanta el suelo fértil y el sol pero tolera algo de sombra. Riega con abundancia y no dejes que el suelo se seque totalmente entre riegos, pero tampoco lo mojes en exceso. Para que tu planta de romero sea realmente feliz, pulverízale las hojas con un abono foliar de algas todas las semanas. El romero plantado al aire libre puede alcanzar una edad bastante avanzada. Por eso, lo mejor es concederle un lugar en el jardín o en el huerto en el que pueda prosperar durante muchos años. Tolera algo de frío pero en general es necesario taparlo o llevarlo bajo techo si la temperatura desciende por debajo de -40 °C (-40 °F), aunque algunos ejemplares soportan temperaturas inferiores. Recorta las ramas secas. A menudo lo someto a una poda muy severa (que elimina un tercio de las ramas) a finales de otoño antes de meterlo bajo techo en invierno.

USOS MEDICINALES

El romero es un tónico cerebral legendario que mejora la capacidad de concentración y la memoria. Favorece la asimilación de oxígeno por parte de las células y produce un suave efecto estimulante. Desde hace muchísimo tiempo es muy apreciado por su capacidad para aliviar dolores de cabeza y migrañas y para aliviar la depresión leve o moderada. Es también un reconocido estimulante circulatorio, muy útil para combatir problemas asociados con el aparato cardiovascular, la mala circulación y la hipotensión arterial.

Su estudio ha revelado que contiene grandes cantidades de rosmaricina, una sustancia analgésica suave, y de antioxidantes; y ambas sustancias hacen que resulte muy útil para tratar la inflamación en trastornos como la artritis y el daño articular. Tanto fresco como seco, constituye un buen remedio digestivo y facilita la digestión de las grasas y los hidratos de carbono.

Partes utilizadas
Hojas y aceite esencial.

Componentes fundamentales
Flavonoides, ácido rosmarínico, aceite esencial, taninos, resina, amargos, alcanfores, beta-caroteno, vitamina C, calcio, hierro, magnesio y triterpenos.

Factor de seguridad
El romero tiene un largo historial registrado de uso y existen muy pocos informes de toxicidad o efectos secundarios.

Infusión de Romero y tomillo limonero

Aquí tienes una infusión deliciosamente refrescante y levemente estimulante. El tomillo limonero es uno de los tomillos más agradables para tomar en infusión pero, si no dispones de él, cualquier otro tipo de tomillo sirve. ¡Y también puedes probar a cultivar tomillo limonero tú mismo!

Elaboración de la infusión:
Prepara una infusión de romero y tomillo limonero siguiendo las instrucciones de la página 29. Añade una cucharadita de zumo de limón y un poco de miel, si lo deseas.

Uso:
Tómalo siempre que te apetezca.

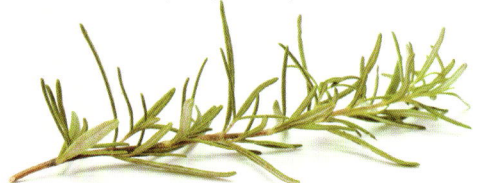

Tintura tónica para el cerebro

Esta receta está entre las más famosas de todas mis recetas de tinturas herbales. Muchos alumnos me han dicho que han notado mejoría en la memoria a las 3 o 4 semanas de empezar a tomarla.

- 1 parte de hojas de gingko
- 1 parte de hojas de centella asiática
- ½ parte de hojas de romero
- ¼ de parte de hojas de menta
- Brandy

Elaboración de la tintura:
Prepara una tintura con las plantas y el brandy siguiendo las instrucciones de la página 40.

Uso:
Toma entre media y 1 cucharadita 3 veces al día durante 3 o 4 semanas. Los resultados pueden ser sutiles pero, por regla general, tras 2 o 3 semanas de uso la gente suele notar que recuerda mejor los nombres o dónde dejaron una lista y que incluso empiezan a recordar lo que ponía en la lista.

Nota: *El gingko puede estar contraindicado para mujeres que sufren hemorragias importantes durante la menstruación o personas que sangran mucho cuando se cortan o se hacen una herida. No debe tomarse en las 2 semanas anteriores y posteriores a una operación quirúrgica.*

Salvia / *Salvia officinalis*

Existe un antiguo proverbio que afirma que, allí donde el romero prospera en el jardín, es la mujer quien gobierna la casa, mientras que allí donde la que prospera es la salvia, quien la gobierna es el hombre. Es posible que haya algo de verdad en él; mis matas de romero están maravillosas pero la salvia se marchita en mi jardín. ¡Ay del hombre que me quiera!

La salvia es otro remedio culinario muy notable, tan valioso en el botiquín como en la cocina. Yo llevo muchos años utilizándola para todo tipo de remedios caseros, desde mis afamadas «Gárgaras Buenas para una Garganta Mala» hasta remedios para los sofocos de la menopausia, para la sudoración nocturna incómoda de los hombres y para las madres lactantes que desean destetar a sus retoños. Es uno de esos remedios seguros, fáciles de utilizar y que se pueden conseguir sin problemas. La mayoría de la gente la tiene en el jardín o en el armario de la cocina esperando para esa gran comilona anual en la que echamos mano de ella para rellenar el ave. Qué pena que un remedio herbal tan estupendo suela ser tan ignorado.

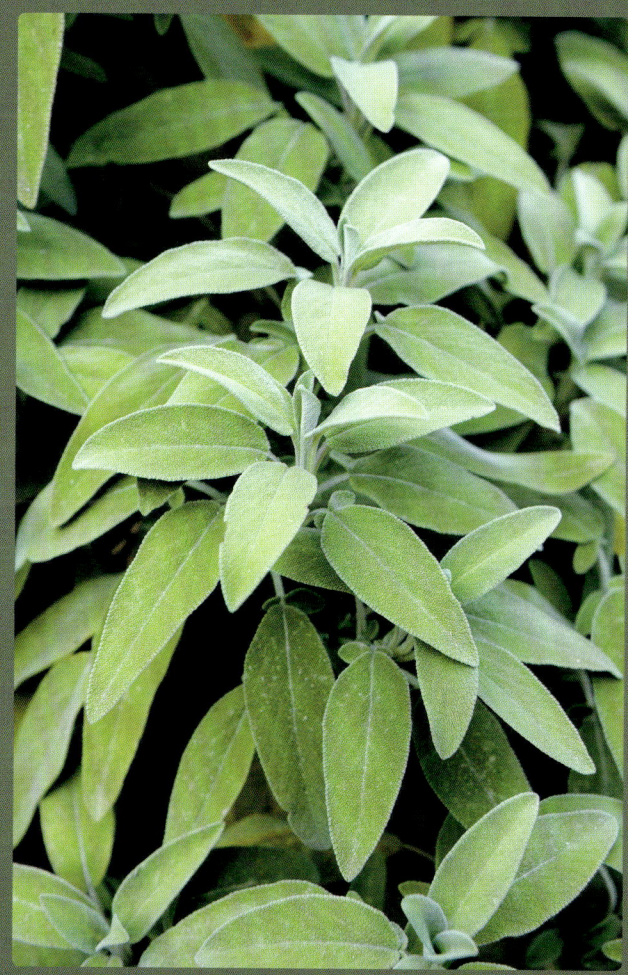

SALVIA

EL CULTIVO DE LA SALVIA

Existen más de 750 variedades de salvia repartidas por todo el mundo y, aunque muchas de ellas son medicinales, la que vamos a estudiar en este libro es la salvia común (*Salvia officinalis*). Es una planta perenne fácil de cultivar, siempre y cuando se cumplan las condiciones adecuadas. Le encanta estar a pleno sol, en climas templados o cálidos y en un suelo bien drenado. No le van bien los suelos húmedos ni encharcados y se cansa en seguida de los climas fríos y húmedos. Es difícil de propagar por semilla, así que lo mejor es que adquieras las plantitas en un vivero o que las propagues a partir de esquejes de raíz. Con la edad, las plantas tienden a ponerse larguiruchas y leñosas, por lo que resulta muy conveniente podar todas las ramas viejas a principios de primavera, antes de que empiece a rebrotar.

USOS MEDICINALES

La salvia es una ayuda fabulosa para la digestión de las carnes fuertes y grasientas. También disminuye los niveles de colesterol y es un tónico amargo para el hígado. Es una planta excelente para recobrar la vitalidad y la fuerza durante las enfermedades prolongadas. La infusión es una bebida calorífica y tonificante, muy agradable si la mezclamos con menta o romero y melisa, en cuyo caso sirve para aliviar el estrés.

Es un estimulante hormonal suave y puede resultar efectivo para regular la menstruación. También ofrece alivio para los sofocos y los sudores nocturnos. Además, resulta útil para los hombres que padecen eyaculación precoz o «poluciones nocturnas», un término divertido para un tema bastante problemático. Es un remedio eficaz para la leucorrea, una infección vaginal muy común. Parece ser que actúa, en parte, «secando» y regulando los fluidos del organismo. Ayuda a reducir la sudoración y a menudo forma parte de los ingredientes de los desodorantes. Es un remedio antiguo pero notablemente eficaz para «secar» la leche materna; de hecho, es tan eficaz que se aconseja a las madres lactantes que no tomen mucha. Se ha utilizado para mitigar la producción salivar excesiva en las personas que padecen párkinson.

Es un remedio muy conocido contra los resfriados y la gripe. Gracias a su acción astringente, antiséptica y relajante sobre las membranas mucosas, es un remedio clásico para la inflamación de la boca, la garganta y las amígdalas. En aerosol o en gárgaras, es uno de los mejores remedios para la laringitis, la amigdalitis y el dolor de garganta y puede utilizarse como colutorio o aplicado con un algodón para tratar encías infectadas o doloridas y aftas.

Partes utilizadas
Hojas.

Componentes fundamentales
Alcanfor, tujona, eucaliptol, flavonoides, ácidos fenólicos (incluido el ácido rosmarínico), taninos y amargos.

Factores de seguridad
La salvia puede afectar a la cantidad de leche de las madres lactantes; si se toma a diario (1 taza de infusión al día o más), disminuye notablemente el flujo de leche. Por eso las madres lactantes deben evitarla a menos que quieran dejar de amamantar. Aunque contiene una cantidad de eucaliptol muy pequeña (que, supuestamente, es el ingrediente activo de la absenta), esta sustancia puede ser tóxica. Por eso David Hoffman, autor de *Medical Herbalism*, recomienda no tomar más de 15 gramos de hoja de salvia por dosis. Además, en determinados individuos, la salvia puede provocar indigestión.

Gárgaras buenas para una garganta mala

Aquí tienes un gargarismo muy eficaz para combatir el dolor de garganta. No tiene un sabor especialmente agradable pero funciona tan rematadamente bien que es muy fácil engancharse a él.

- 1 cucharada sopera de hojas de salvia secas
- 1-2 cucharadas soperas de sal
- 1 cucharadita de raíz de sello de oro en polvo (procedente de cultivo ecológico)
- Una pizca de cayena en polvo (opcional)
- ½ taza de vinagre de sidra (a ser posible, sin pasteurizar)

Elaboración del gargarismo:
Vierte media taza de agua hirviendo sobre la salvia seca. Tapa y deja en infusión entre 30 y 45 minutos. Una vez transcurrido ese tiempo, cuela. Añade la sal, el sello de oro en polvo y la cayena (si has decidido utilizarla) a la infusión todavía templada y remueve para que se disuelvan bien. Incorpora el vinagre de sidra y remueve.

Uso:
Haz gárgaras con 1 o 2 cucharaditas cada media hora o cada hora. Cuanto más tiempo puedas estar haciendo gárgaras, mejor. No lo tragues; no es que te vaya a hacer daño pero te aseguro que no sabe nada bien.

Aerosol de salvia para la boca y la garganta

Este aerosol de salvia, de mejor sabor que el gargarismo, puede resultar más agradable para los amigos menos aficionados a las hierbas aunque no es tan eficaz como el anterior. Para aumentar su poder de curación, sustituye el brandy por 1-2 cucharadas soperas de tintura de equinácea.

- 2-3 cucharadas soperas de hojas de salvia secas o frescas
- ¼ de taza de brandy o vodka
- 1-2 gotas de aceite esencial de menta
- 1 cucharada sopera de miel (opcional) por sus propiedades calmantes y endulzantes

Elaboración del aerosol:
Vierte 1 taza de agua hirviendo sobre la salvia. Tapa y deja en infusión durante 30 minutos. Una vez transcurrido ese tiempo, cuela. Bebe un cuarto de taza. Mezcla los tres cuartos de taza restantes con el brandy o el vodka, el aceite esencial de menta y la miel, si has decidido utilizarla. Guárdalo en una botella con pulverizador.

Uso:
Pulverízalo directamente en la boca todas las veces que lo necesites.

SALVIA

Hierbas antioxidantes para espolvorear

Espolvorea esta mezcla de hierbas sobre cualquiera de tus platos favoritos: cereales, pasta, ensaladas, huevos o bebidas vegetales. ¡Yo la he utilizado prácticamente con todo excepto postres!

- Dulse (alga) en copos
- Hojas secas de romero
- Hojas secas de perejil
- Hojas secas de salvia
- Hojas secas de tomillo
- Semillas de sésamo tostadas

Elaboración de la mezcla de hierbas:
Mezcla las hierbas en cantidades iguales o en la proporción que más se adapte a tu gusto personal.

Uso:
¡Espolvorea sin miedo! Si quieres añadirle sal, utiliza una sal celta gruesa, sal negra hawaiana o sal rosa del Himalaya. Una pizca de cayena en polvo o un poco de pimienta negra molida gruesa le aportarán un puntito picante. Las ortigas secas, las hojas de diente de león y las hojas de llantén son también otros posibles añadidos muy sabrosos.

Pesto de salvia

Esta es una receta estupenda para preparar una pasta de hierbas sana y curativa. La salvia domina el sabor de este pesto picante y fuerte. Si te resulta excesivo, puedes disminuir la cantidad de salvia. Y, evidentemente, si dispones de hierbas silvestres frescas –hojas de diente de león, pamplina o llantén–, añádelas también para que le aporten sus nutrientes curativos.

- ½ taza de hojas frescas de cilantro
- ½ taza de hojas frescas de perejil
- ¼-½ taza de hojas frescas de salvia
- 2-3 dientes de ajo
- ¾-1 taza de aceite de oliva
- ¼-½ taza de pipas de girasol
- ¼ de taza de queso parmesano rallado (opcional)
- Pimienta negra recién molida y sal o copos de dulse

Elaboración del pesto:
Mezcla las hierbas, el ajo y el aceite de oliva en la batidora o en el robot de cocina y tritura hasta obtener una pasta cremosa. Incorpora las pipas, el queso (si has decidido utilizarlo) y sal y pimienta al gusto.

Uso:
Sírvelo con tostadas o galletas saladas, pasta, cereales al vapor, tortilla o verduras.

Tomillo / *Thymus vulgaris*

Curiosamente, esta hierba diminuta y perfumada es adorada por jardineros y abejas y cuenta con un pasado medicinal largo y respetado y, sin embargo, muchos herboristas contemporáneos la desdeñan. Yo la considero una de las mejores medicinas que existen. Es mi preferida para elaborar remedios contra el resfriado y la tos. A menudo la he empleado para preparar un jarabe contra la tos delicioso y efectivo. El doctor Paul Lee, catedrático de la Universidad de California en Santa Cruz, realizó diversos estudios sobre el tomillo y descubrió que ejerce un importante efecto fortalecedor sobre el timo, con lo que realza la función inmunitaria. Lee se ha hecho muy famoso en todo el mundo gracias a su pomada de tomillo y a su famoso «golpeteo del timo»: se aplica una cantidad generosa de su pomada casera sobre el timo y luego, al estilo Tarzán, se da golpes en la parte superior del pecho donde se encuentra esta glándula. Por muy extraño que parezca, se ha comprobado que este «golpeteo del timo» estimula la actividad de la glándula, quizá de una forma muy parecida a lo que hacen los jardineros conocedores de su oficio cuando sacuden las macetas o agitan la parte superior de las plantas para simular estrés y, con ello, favorecer el crecimiento de la planta.

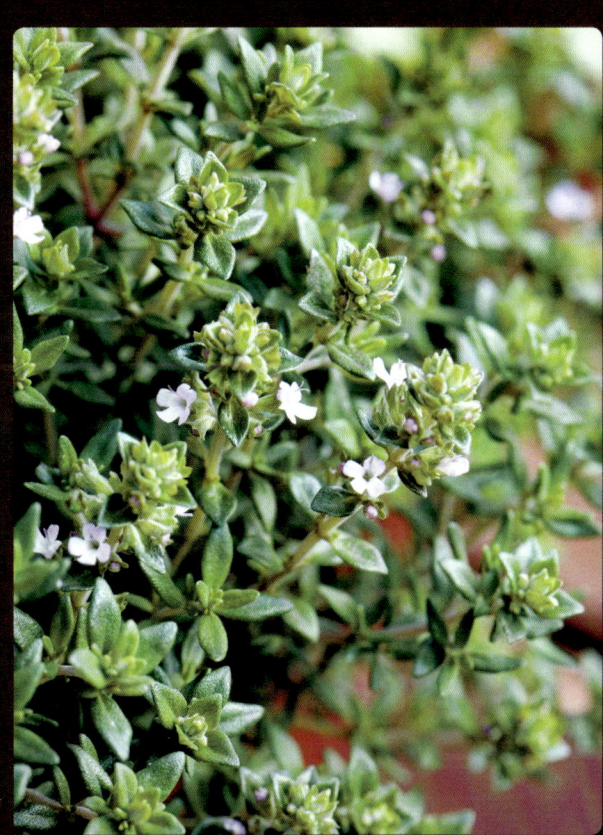

TOMILLO

EL CULTIVO DEL TOMILLO

El tomillo es una planta perenne y muy rústica que se da bien en la mayoría de los climas aunque prefiere los suelos alcalinos y bien drenados y los emplazamientos a pleno sol. Puede sembrarse directamente en el suelo a finales de primavera o en semillero en el interior para que germine antes. Existen muchas variedades, unas erguidas y otras tapizantes. Si vas a utilizarlo con fines medicinales, elige el tomillo común (*Thymus vulgaris*) o el tomillo limonero (*T. citriodorus*), mi preferido para infusiones. Con el tiempo, la planta se vuelve leñosa; por eso es muy conveniente someterla a una buena poda a principios de primavera antes de que empiece a brotar. Las podas hacen que tu tomillo esté contento. Y el simple hecho de hablar del tomillo me pone contenta a mí.

USOS MEDICINALES

El tomillo es un desinfectante muy potente y eficaz que puede utilizarse externamente (para lavados) e internamente para combatir las infecciones. A menudo se emplea para prevenir los resfriados y, en enjuagues, para tratar el dolor de garganta y las infecciones bucales. En infusión es fantástico para tratar la tos y los problemas del pecho y se utiliza en muchos remedios antifúngicos. Un estudio reciente reveló que posee gran riqueza en antioxidantes (como la mayoría de las plantas) y un marcado efecto tonificante que favorece el funcionamiento normal del organismo. Parece ser que ejerce un efecto positivo sobre el sistema glandular en su conjunto y, en especial, sobre el timo.

Partes utilizadas
Hojas y flores.

Componentes fundamentales
Aceite esencial con componentes variables (timol, cineol, borneol), flavonoides y taninos.

Factor de seguridad
El tomillo es totalmente seguro y no tóxico.

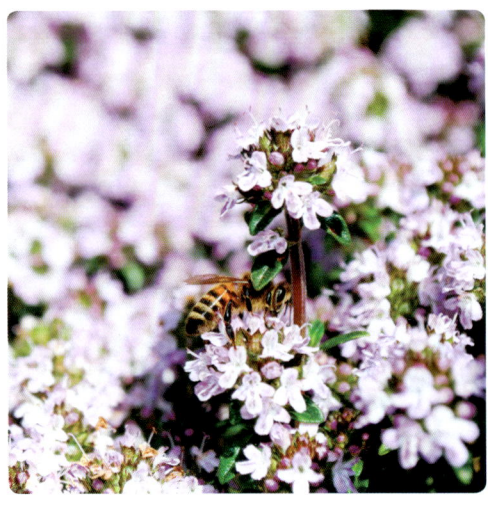

Si podamos el tomillo a principios de primavera, estimularemos la floración y haremos felices a las abejas.

Jarabe de tomillo

Este es uno de mis jarabes favoritos para la tos, el resfriado y los problemas del pecho. Compré la primera botella en un mercadillo del sur de Francia y, desde entonces, estoy enganchada a él. Es una medicina muy efectiva y, además, tiene un sabor tan delicioso que puedes añadirle agua con gas y servirlo como tisana efervescente.

- 60-120 g (2-4 oz) de hojas y flores de tomillo (preferiblemente frescas pero también pueden servir secas)
- 1 litro de agua
- 1 taza de miel

Elaboración del jarabe:

Introduce el tomillo y el agua en una cazuela y ponla a fuego muy lento. Deja que hiervan despacio, con la tapa ligeramente abierta para que pueda salir el vapor, hasta que el líquido se haya reducido a la mitad, con lo que habrás obtenido unas 2 tazas de infusión de tomillo fuerte. Cuela y utiliza las plantas para hacer compost. Añade la miel al líquido caliente y remueve solo hasta que la miel se haya fundido. Guárdalo en un tarro de vidrio y en el frigorífico donde se conservará entre 3 y 4 semanas.

Uso:

Toma entre media y 1 cucharadita cada 2 horas hasta que ceda el resfriado o la tos.

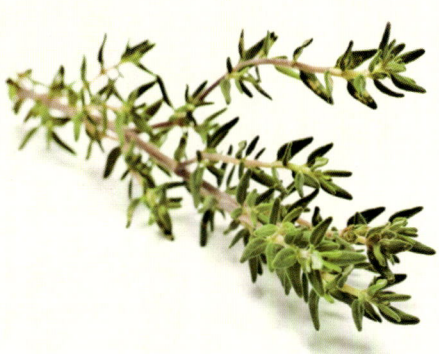

Variación:

Para que se conserve durante más tiempo, puedes añadir ¼ de taza de brandy por cada taza de jarabe. El brandy no solo es un buen conservante sino que actúa como espasmódico y te ayudará a relajar los músculos de la garganta, algo muy útil para combatir la tos.

Miel de tomillo

Es probable que no podamos considerar la miel de tomillo como el remedio más potente contra la tos y el resfriado pero sin duda es uno de los que tienen mejor sabor.

Elaboración de la miel:

Llena la mitad de un tarro de vidrio de boca ancha con flores y hojas frescas de tomillo. Calienta ligeramente un poco de miel cruda y no pasteurizada para que extraiga mejor las propiedades del tomillo. No la calientes en exceso ni la hiervas; las temperaturas superiores a 43 ºC (110 ºF) matan las enzimas y destruyen los beneficios medicinales. Vierte la miel en el tarro hasta cubrir las plantas y coloca el tarro en un lugar templado (una ventana soleada puede servir). Déjalo reposar durante 2 semanas, más o menos. También puedes utilizar una olla de cocción lenta programada a 38 ºC (100 ºF). Con este sistema solo necesitarás unas horas de calor constante para obtener una miel medicinal potente.

Cuando la miel sepa y huela mucho a tomillo, ya estará lista. Puedes dejar las diminutas hojas de tomillo en la miel, que es lo que yo hago. Claro que también las puedes colar para darle un aspecto más profesional, pero resulta bastante engorroso. Embotella la miel y guárdala en una despensa fresca o en el frigorífico, donde se conservará durante varios meses.

Uso:

Tómala a cucharaditas. Disfrútala sola o utilízala para endulzar infusiones y aportarles unos beneficios medicinales añadidos.

Variación:

Para que tenga más sabor puedes añadir entre 4 y 6 gotas de aceite esencial de limón puro por cada taza de miel de tomillo. ¡Delicioso!

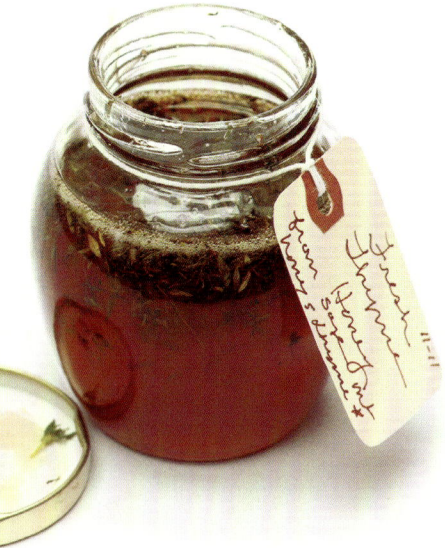

OTRAS HIERBAS Y ESPECIAS CULINARIAS ÚTILES

Las hierbas y especias culinarias comunes que presentamos a continuación no son necesariamente menos importantes que las que ya hemos descrito con mayor detalle pero, quizá, puede que no se utilicen con tanta diversidad y frecuencia.

CARDAMOMO. El cardamomo, con su sabor divinamente sensual, pertenece a la familia del jengibre y la cúrcuma, una familia muy apreciada. Estimula la mente y despierta los sentidos. En la medicina ayurvédica se considera una de las ayudas más seguras y mejores para el aparato digestivo.

CLAVO. El clavo se ha utilizado desde hace mucho tiempo para aliviar el dolor de muelas y las infecciones bucales. Su aceite esencial contiene grandes cantidades de acetileugenol, un potente antiséptico y antiespasmódico. También posee propiedades antifúngicas y a menudo forma parte de este tipo de remedios.

ENELDO. El eneldo, un remedio eficaz y muy conocido contra los trastornos digestivos, los gases y el hipo, es un potente antiespasmódico. En un tiempo fue muy conocido por su efecto calmante para los cólicos de los bebés.

MEJORANA/ORÉGANO. Tanto la mejorana como el orégano se utilizan para aliviar el nerviosismo, la irritabilidad y el insomnio provocado por la tensión y la ansiedad. Ambas son potentes antisépticos y desinfectantes que combaten las infecciones bacterianas y virales.

MENTA. La mayoría de las mentas son ricas en aceites esenciales, vitamina C, beta-caroteno y clorofila. En general son excelentes antiespasmódicos, muy útiles para aliviar los calambres y los espasmos musculares.

PEREJIL. El perejil es rico en hierro, beta-caroteno, clorofila y muchos minerales y vitaminas. Se utiliza para combatir la deficiencia de hierro, la anemia y la fatiga. Es una hierba fundamental para los problemas de vesícula y de riñón y un diurético seguro y efectivo. Puede ayudar a «secar» la leche materna durante el proceso de destete y, como cataplasma, es eficaz para tratar las mamas inflamadas o hinchadas y la mastitis (evidentemente, si una madre lactante no desea disminuir su producción de leche, no debe consumir grandes cantidades de perejil).

PIMIENTA NEGRA. La pimienta negra, uno de los grandes tónicos de la medicina tradicional china, es calorífica, energética y estimulante. Está indicada para trastornos de «tipo frío» como la gripe, la tos, el resfriado, la mala circulación y la mala digestión.

RÁBANO PICANTE. Este es mi remedio favorito para la sinusitis y los resfriados de cabeza. ¡No hay nada que funcione mejor! La raíz es rica en minerales, incluido el silicio, y en vitaminas, incluida la vitamina C. Sus propiedades caloríficas y antisépticas la convierten en la mejor planta para tratar el asma, el catarro, las infecciones pulmonares y otros trastornos congestivos.

RÚCULA. Está considerada un estimulante sexual y tónico reproductivo. Tiene una gran densidad nutricional y contiene niveles elevados de hierro, calcio, magnesio y oligoelementos. Tiene un sabor picante y sofisticado, casi amargo, al que a algunas personas quizá les cueste acostumbrarse pero es una hortaliza que merece la pena conocer.

CAPÍTULO 4

24 plantas seguras y efectivas para conocer, cultivar y usar

¿Alguna vez has entrado en un herbolario o en la sección de hierbas de una tienda de alimentos naturales y te has maravillado ante tanto tarro de plantas, cada una de un color? ¿Te has preguntado para qué se utilizan? ¿De dónde proceden? La medicina herbal tiene un algo seductor, quizá incluso misterioso y mágico, que nos impulsa con frecuencia a querer saber más… pero ¿por dónde se empieza?

No hay mejor forma de aprender la medicina herbal que crear nuestro pequeño botiquín, ya sea en un estante de la despensa, en un armarito, en una habitación que tengamos vacía o en un rincón del sótano, y llenarlo de remedios herbales caseros, a ser posible elaborados con las plantas que hayas cultivado tú mismo para así haber podido observarlas a lo largo de las distintas estaciones. Ahora ya estás preparado para empezar a practicar el herbalismo familiar. Si la idea te asusta, recuerda que se llama practicar precisamente porque eso es lo que vas a hacer: practicar con el uso de las plantas para obtener una salud vibrante y un enorme bienestar.

Todas las plantas medicinales que se describen en este capítulo son efectivas y activas sin dejar por eso de ser seguras y no tóxicas, con muy pocos efectos secundarios negativos o ninguno, por lo que puedes utilizarlas con confianza e irlas conociendo a medida que vayas trabajando con ellas. Y descubrirás que la mayoría de ellas se dan bien tanto si vives en una gran ciudad y tienes que cultivarlas en maceta como si estás en el desierto, «en medio de la nada». Son plantas supervivientes y con solo unos cuidados mínimos que reciban, prosperarán de maravilla. Así que, empecemos.

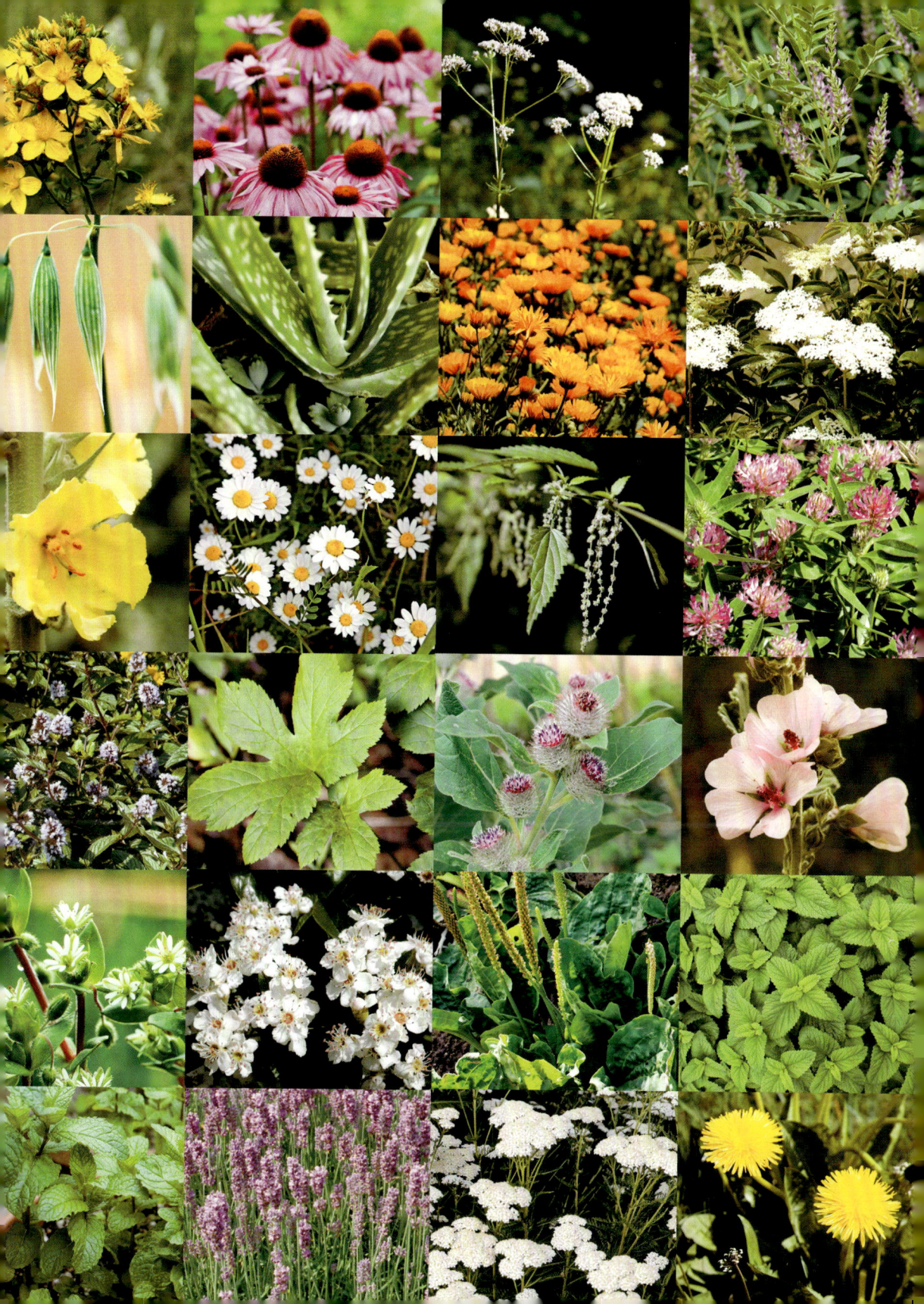

Aloe vera / *Aloe barbadensis*

Esta elegante planta originaria de África oriental se ha abierto camino en todo el mundo y ahora es muy popular –y aparentemente feliz– tanto en el jardín como en una maceta en el alféizar de la ventana de la cocina. De hecho, se ha vuelto tan popular que puedes encontrar esta planta suculenta y jugosa a la venta incluso en supermercados e hipermercados. Sin embargo, yo me pregunto cuántas personas habrán aprovechado sus maravillosas propiedades curativas.

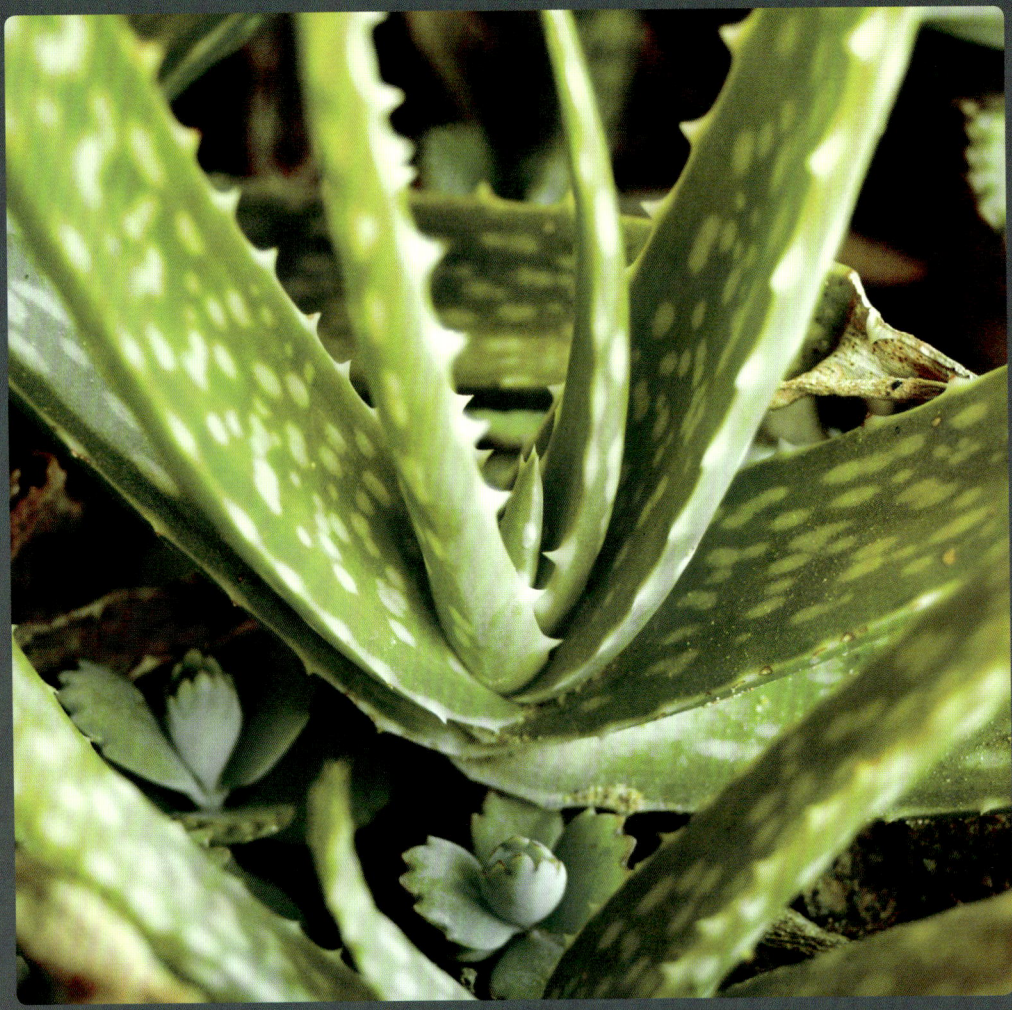

EL CULTIVO DEL ALOE VERA

Todos los hogares deberían tener obligatoriamente una planta de aloe. Sus hojas grandes, suculentas, lanceoladas, resultan muy bonitas en una maceta. Si la colocamos en una ventana soleada que dé al sur y le concedemos unos cuidados mínimos, podrá vivir muchos años. Aunque, al proceder de las regiones cálidas y secas del planeta, le encanta el sol, es bastante rústica y puede sobrevivir al aire libre siempre y cuando esté bien protegida de las grandes heladas. Prefiere estar a pleno sol, en terrenos arenosos y bien drenados y con riegos moderados, pero es bastante tolerante y puede sobrevivir en condiciones mucho menos favorables. A mí me ha pasado que he sacado macetas de aloe a finales de primavera y las he colocado en una parte umbría del jardín (para evitar que el sol las «queme») y, vergüenza me da admitirlo, me he olvidado por completo de ellas. Meses más tarde las he redescubierto, abandonadas en la sombra, excesivamente regadas por las interminables lluvias del verano pero todavía vivas aunque, eso sí, necesitadas de mimos y cuidados.

El aloe es una de las plantas más fáciles de cultivar en casa. Mi amiga y colega herborista Brigitte Mars escribe: «Si no eres capaz de cultivar aloe, mejor es que pruebes con plantas de plástico». Es un comentario un poco duro pero estoy de acuerdo en que casi, casi es cierto. Dale sol, un suelo bien drenado y riegos moderados y tu aloe prosperará y te recompensará con una interminable abundancia de hojas sanadoras.

USOS MEDICINALES

El aloe es un agente curativo notable para las quemaduras, tanto superficiales (de primer grado) como graves (de segundo y tercer grado). La aplicación tópica del denso gel que rezuma de las hojas cortadas alivia el dolor y, gracias a su concentración tan elevada de antraquinonas, favorece la curación rápida y la reparación de los tejidos. La aplicación de una gruesa capa de gel de aloe vera no solo calma y refresca una quemadura que nos hayamos podido hacer en la cocina o una quemadura solar realmente grave sino que también revierte las ampollas y previene las cicatrices y el daño de los tejidos. Además, resulta útil para las picaduras y mordeduras de insectos, las erupciones, el eccema, el acné, las úlceras cutáneas y la inflamación provocada por el roble venenoso y la hiedra venenosa[1].

Se dice que fue una de las plantas favoritas de Cleopatra, quizá la primera «reina de la belleza» y empresaria de cosmética, que popularizó muchos productos, como los baños de leche y de avena y el cuidado de la piel con aloe, que se han hecho muy famosos. ¿Era consciente de que el gel de aloe contiene un protector solar natural que bloquea entre el 20 y el 30 por 100 de los rayos ultravioletas o que su pH es exactamente igual al de la piel, lo que lo convierte en un tónico cutáneo prácticamente perfecto? Se dice que era el «ingrediente secreto» de la crema para la cara que utilizaba la reina. Indudablemente, es el ingrediente no tan secreto de La famosa crema para la cara de Rosemary (véase página 123).

Si se utiliza por vía interna, el aloe vera es uno de los laxantes más seguros y utilizados. Su acción laxante deriva de la aloína, o componente amargo, que se encuentra en la cubierta exterior de las hojas. Esta

---

[1] *Toxicodendron diversilobum* y *Toxicodendron radicans*, dos plantas muy comunes en Norteamérica pero sin ninguna relación con el roble ni con la hiedra. (N. de la T.).

aloína suele secarse, pulverizarse y añadirse a los laxantes comerciales. Eso sí, cuando lo utilices con este fin, ten cuidado porque es bastante potente y puede producir efectos purgantes; a dosis excesivas puede provocar espasmos y dolor intestinal.

El jugo o gel de la pulpa de las hojas es uno de los remedios más curativos y calmantes que existen para la irritación e inflamación digestiva provocadas por enfermedades como las úlceras y la colitis. Tanto por vía interna como aplicado tópicamente en forma de linimento, constituye también un remedio muy conocido para el dolor artrítico y la bursitis. Refresca con gran eficacia el calor y calma la inflamación, con lo que no solo alivia el dolor sino que ayuda a curar la causa subyacente.

Para uso interno puedes extraer directamente el gel de las hojas frescas pero ten mucho cuidado de evitar la piel y la capa más superficial para evitar las propiedades laxantes. Aunque tengo muchas macetas con aloe y constantemente estoy utilizando las hojas para tratar irritaciones de la piel, quemaduras y heridas, guardo siempre en el frigorífico un tarro de gel comercial de aloe vera

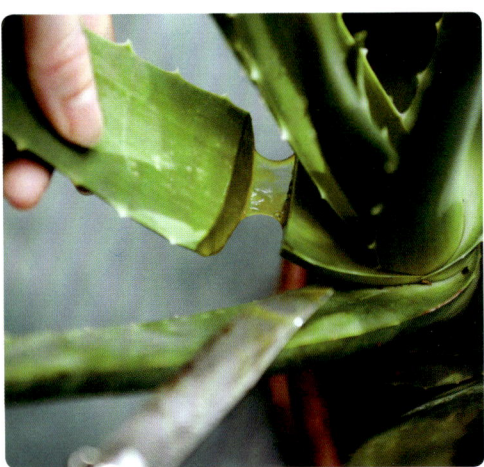

La sustancia gelatinosa que surca el interior de las hojas de aloe vera resulta maravillosamente calmante y actúa como un eficaz remedio para las heridas.

para usos internos. Viene muy bien para calmar problemas intestinales, dolor artrítico e inflamaciones y no me tengo que preocupar por los efectos laxantes. El aloe tiene un sabor bastante sosito, quizá un poco amargo, pero si le añades un poco de zumo de limón o lo disuelves en un vaso de zumo de frutas o de verduras, apenas lo notas.

El gel comercial de aloe vera es también el más apropiado para elaborar cremas y lociones porque el gel fresco se estropea muy rápido. El gel comercial suele llevar ácido ascórbico como conservante natural. Y esto amplia su duración

Partes utilizadas
Hojas y jugo (o gel).

Componentes fundamentales
Fibra, vitaminas del complejo B, vitamina E, selenio, silicio, enzimas, aloína, antraquinonas, polisacáridos y taninos.

Factores de seguridad
El polvo seco y la cubierta exterior de la hoja pueden ser unos laxantes y purgantes muy fuertes; cuando lo utilices con este fin, sigue siempre las instrucciones de dosificación. Debido a sus fuertes propiedades laxantes, las mujeres embarazadas y lactantes deben evitar el uso interno y debe administrarse con mucha precaución a los ancianos y niños. Si aparecen espasmos o dolor estomacal, suspende el tratamiento.

El aloe no está recomendado como tratamiento tópico para infecciones producidas por estafilococos o relacionadas con estos, como el impétigo, porque envuelve a las bacterias y crea una placa de Petri perfecta en la que proliferan a placer. Si sospechas que pudieras tener una infección de este tipo, no utilices una crema o ungüento de aloe.

Gel de aloe vera

Para aliviar quemaduras, heridas e irritaciones de la piel, no hay nada como el gel fresco de aloe vera.

Elaboración del gel:

Corta una hoja grande y firme. Ábrela; es mejor hacerlo sobre un plato porque, en cuanto le das el primer corte, empieza a rezumar el gel. Utiliza una cuchara para extraer el gel interno. Si quieres que esté más suave (opcional), bátelo con la batidora. Guárdalo en una botella pequeña en el frigorífico; se conservará durante unas cuantas semanas (según *The Illustrated Herb Encyclopedia*, de Kathi Keville, para prolongar la vida útil del gel de aloe, añade 500 UI de vitamina C por cada taza de gel).

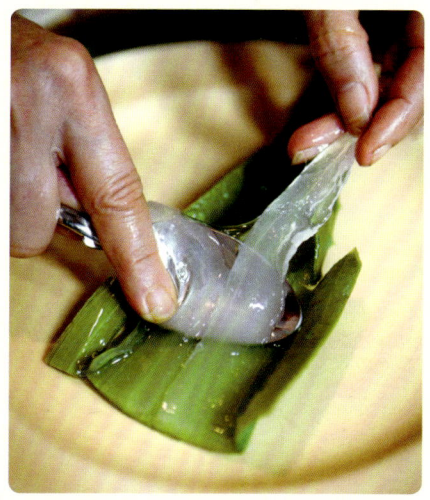

Uso:

Aplica el gel directamente sobre las quemaduras, las heridas o las irritaciones de la piel. Notarás frescor y alivio y al instante empezará a reparar y curar los tejidos dañados. Al secarse, la piel se pondrá tirante. Es parte del proceso de curación pero, si llegara a resultar desagradable, aclara con suavidad el gel. Repite la aplicación varias veces al día.

Variaciones:

* También puedes dejar el gel en la hoja y cortar solo el trozo que necesites para cada aplicación. Envuelve la hoja en papel encerado o en film plástico para mantenerla fresca y para evitar la salida del gel. De esta forma, la hoja de aloe permanecerá fresca y activa durante varios días o incluso semanas.
* Prepara un zumo curativo y calmante de aloe y hierbabuena mezclando 1 taza de gel de aloe vera (de la parte interior de la hoja; no utilices la parte exterior) con el zumo de 1 limón y unas ramitas frescas de hierbabuena y triturándolo muy bien con la batidora. Si lo deseas, puedes endulzarlo con una cucharada de miel, aunque a mí me gusta el sabor ácido y refrescante. Toma entre ¼ y ½ taza en cualquier momento a lo largo del día (para que tenga más sabor y aumentar las enzimas digestivas, añádele ½ taza de zumo de piña sin endulzar).

Loción curativa de aloe contra el roble venenoso y la hiedra venenosa

Puedes utilizar gel de aloe comercial o hecho en casa (véase la receta en la página 105). Si utilizas gel hecho en casa, asegúrate de añadirle 500 UI de vitamina C por taza para que se conserve. Como terapia complementaria para aliviar el estrés y el dolor que provocan el roble venenoso y la hiedra venenosa, toma 1 cucharadita de tintura de valeriana tantas veces como sea necesario a lo largo del día.

- 1 parte de hojas de bardana
- 1 parte de hojas de llantén
- 1 parte de hojas y flores de milenrama
- Vinagre de sidra (a ser posible, no pasteurizado)
- Gel de aloe vera
- Aceite esencial de menta

Elaboración de la loción:
Llena un tarro de medio litro (1 pinta) con bardana, llantén y milenrama a partes iguales y luego termina de rellenarlo con vinagre de sidra. Déjalo reposar en una ventana soleada entre 2 y 3 semanas. Transcurrido ese tiempo, cuélalo y reserva el líquido. Por cada taza de vinagre herbal, añade ½ taza de gel de aloe vera y 4 o 5 gotas de aceite esencial de menta.

Uso:
Agita bien antes de usar. Aplícalo tópicamente para calmar, refrescar y curar la erupción y el picor.

Gel de aloe y consuelda para la artritis

- Raíces y hojas de consuelda
- ¼ de taza de gel de aloe vera
- 1-2 gotas de aceite esencial de hierbabuena, menta o gaulteria (wintergreen)

Elaboración del gel:
Prepara ¼ de taza de infusión fuerte de consuelda siguiendo las instrucciones de la página 29. Mézclala bien con el gel de aloe vera y el aceite esencial. Guárdala en un tarro de vidrio en el frigorífico. Se conserva entre 5 y 7 días.

Uso:
Agita bien antes de usar. Aplícalo tópicamente sobre los músculos doloridos y las articulaciones artríticas masajeando con suavidad para que penetre.

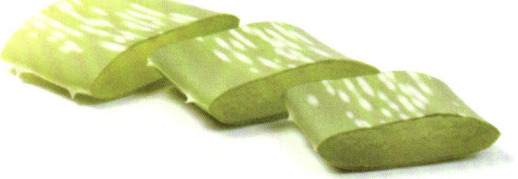

Álsine o pamplina / *Stellaria media*

Stellaria, el nombre del género al que pertenece el álsine, significa «estrella» y hace referencia a las florecillas blancas de la planta, que parecen estrellitas. Además, el álsine es una estrella en el mundo de las hierbas. Puede encontrarse prácticamente en cualquier parte en la que haya suelo húmedo y cultivado… lo que, efectivamente, significa que es una «mala hierba» muy común en jardines y praderas. Tienes dos posibilidades: o permitir su libre crecimiento, sin entorpecerlo, o arrancarla toda de raíz. Es una de las mejores plantas para el jardín. Sus raíces superficiales aportan un acolchado vivo a otras plantas y, cuando llega el momento de recolectar verduras para la ensalada y hierbas para elaborar medicinas, la tenemos siempre a nuestra disposición.

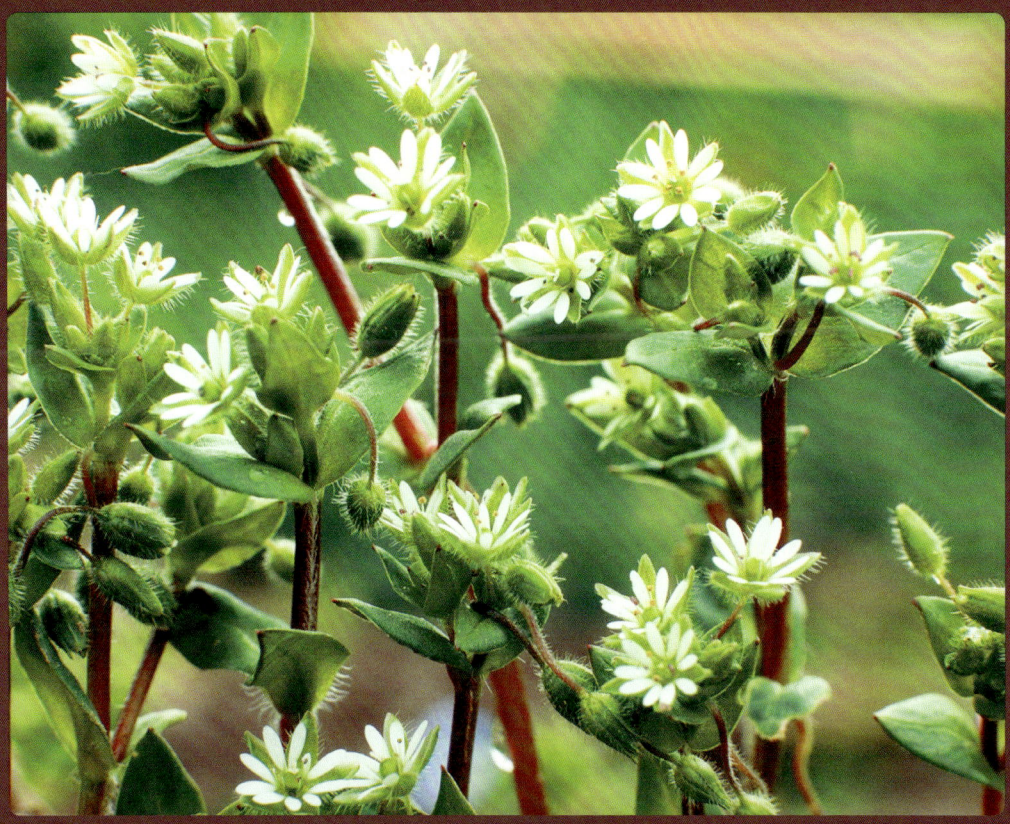

ÁLSINE O PAMPLINA

EL CULTIVO DEL ÁLSINE

Debemos decir que lo más normal es que la gente se esfuerce por encontrar la forma de librarse del álsine, no por plantarlo. Es una de esas hierbas que aparecen en el jardín y en el patio tanto si las invitas como si no. Es una planta anual pequeña y aparentemente delicada, aunque es mucho más rústica de lo que parece. Prospera en los suelos ricos, se resiembra con mucha facilidad y prefiere los emplazamientos soleados pero frescos, aunque también crece con abundancia en media sombra. Si no la has encontrado en tu jardín y deseas incluirla en la «parcela de hierbas medicinales silvestres», siembra directamente las semillas a pleno sol o a media sombra, riega bien y disfruta viendo cómo van apareciendo los diminutos brotes en masa. Puede llegar a ser un poco invasora, así que ten cuidado. Cómela con regularidad, utilízala para hacer zumos y empléala abundantemente en tus remedios herbales.

USOS MEDICINALES

No dejes que la aparente fragilidad de la pamplina te engañe. Es una de esas plantas de sabor suave que disfrazan su potencia con dulzura. Es sumamente apreciada por sus propiedades emolientes y calmantes, lo que hace que sea una de las plantas más importantes para calmar la irritación de la piel, la inflamación de los ojos y los trastornos hepáticos y renales. Con ella se prepara una cataplasma excelente para tratar las erupciones y las afecciones de la piel que cursan con calor e irritación. En pomada, produce un efecto calmante y curativo sobre la piel y es uno de los remedios más eficaces para aliviar los picores. Se utiliza a menudo para tratar erupciones, eccemas y picaduras de ortiga y, como es muy suave, puede utilizarse para la dermatitis del pañal y otras irritaciones de la piel de bebés y niños.

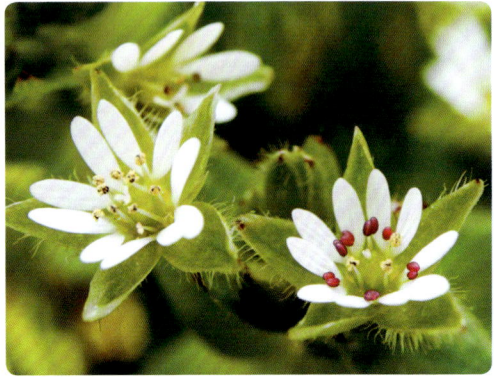

Stellaria media, el nombre botánico del álsine, significa «estrellita» en referencia a sus florecillas blancas.

Partes utilizadas
Parte aérea.

Componentes fundamentales
Vitamina C, calcio, potasio, fósforo, hierro, zinc, cumarinas y saponinas.

Factor de seguridad
Absolutamente segura, sin toxicidad conocida.

Como es suave y calmante, es un remedio muy conocido para la irritación y el picor de ojos. En cataplasma o en bolsitas, refresca y calma las delicadas membranas oculares.

Las hojas frescas y tiernas son un tesoro de nutrientes. Están deliciosas en ensalada y también batidas con zumo de piña. Gracias a su elevado valor nutricional, a su suave acción diurética y a sus propiedades como estimulante metabólico, las encontramos con frecuencia en las fórmulas para reducir peso.

No se seca bien y no es fácil almacenarla así que, para conservar las hojas frescas para usos futuros, lo mejor es preparar tinturas, congelarlas o hacer pomadas.

Cataplasma de pamplina

Una cataplasma de pamplina es otro remedio calmante para la piel irritada y con picores.

Elaboración de la cataplasma:
Machaca un puñado de puntas frescas de pamplina hasta convertirlas en pulpa o bátelas con la batidora con una cantidad pequeña de agua (solo 1 o 2 cucharadas por cada taza de planta fresca) hasta obtener un puré espeso.

Uso:
Envuelve las plantas machacadas en un paño y aplícalas sobre la piel o aplica directamente el puré de pamplina. Deja actuar durante 30 minutos. Repite con plantas frescas tantas veces como sea necesario hasta que cesen el picor y la irritación.

Pomada supercalmante de Álsine

Esta pomada es útil para aliviar la piel irritada y seca y las erupciones. Si está disponible, utiliza álsine fresco pero marchítalo después de recolectarlo (véase página 37) para eliminar el exceso de humedad.

» Puntas de Álsine
» Aceite
» Cera de abeja

Elaboración de la pomada:
Haz una infusión en aceite de álsine siguiendo las instrucciones de la página 35. Con el aceite herbal obtenido y la cera de abeja, prepara una pomada siguiendo las instrucciones de la página 38.

Uso:
Aplícala según necesidad.

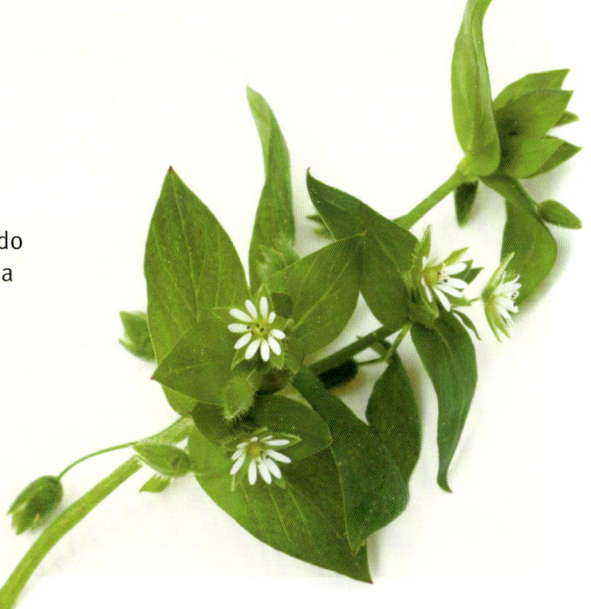

ÁLSINA O PAMPLINA

24 PLANTAS SEGURAS Y EFECTIVAS PARA CONOCER, CULTIVAR Y USAR | 109

Avena / Avena sativa, A. fatua

Como me crié en la zona rural del norte de California, ya desde niña estuve familiarizada con las propiedades nutritivas de la avena. Cada otoño llegaban a nuestra pequeña granja lechera grandes camiones cargados con balas de paja de avena que nuestro rebaño de bovinos transformaba con entusiasmo en deliciosa y cremosa leche. Más tarde, cuando abrí mi primer herbolario y empecé a vender avena con fines medicinales, mi padre solía tomarme el pelo diciendo que se había equivocado de negocio. Y puede que tuviera razón; compraba avena a seis dólares la bala para alimentar a las vacas, ¡y yo la vendía a cincuenta céntimos la onza (30 g) para ayudar a las personas!

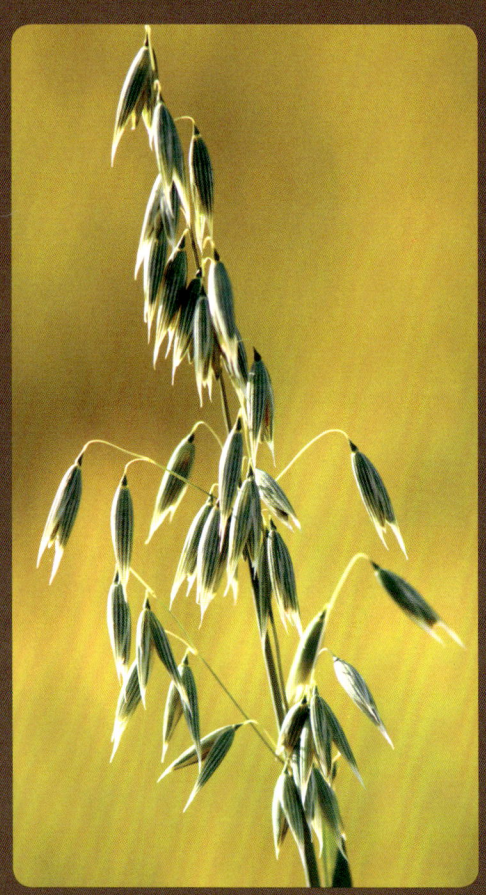

La avena, uno de los primeros cereales que el hombre cultivó, se valora desde tiempos inmemoriales como un alimento muy nutritivo tanto para las personas como para los animales de granja y es muy estimada por sus efectos tónicos. Cuando se utiliza con fines medicinales, la mayoría de los herboristas prefieren las puntas verdes lechosas, pero la paja (los tallos) contiene silicio y otros minerales necesarios para fortalecer los huesos, el pelo, los dientes y las uñas. Las puntas verdes lechosas son especialmente reconocidas por su efecto demulcente (calmante) y nutritivo sobre el sistema nervioso. La avena totalmente madura a menudo se sirve en forma de gachas o se muele para obtener harina.

EL CULTIVO DE LA AVENA

La verdad es que la idea de cultivar avena en el jardín no es algo que se nos ocurra de buenas a primeras pero, ¿por qué no vamos a hacerlo? Este cereal tan bonito, con sus tallos inclinados hacia el suelo, es bastante lucido cuando las espigas doradas se doblan y agitan en el viento.

La avena es una planta anual rústica a la que le gusta estar a pleno sol y en campo abierto. En lo referente a la temperatura, es una planta muy adaptable. Las semillas germinan con facilidad. Déjalas en remojo durante toda la noche y al otro día siémbralas directamente sobre el terreno. Mantén el suelo húmedo hasta que las semillas hayan germinado y luego riega moderadamente.

Si la vas a utilizar con fines medicinales, la avena está lista para ser recolectada cuando los granos están totalmente maduros pero aún «verdes»; al presionarlos, deben soltar una gotita de «leche de avena». Si, por el contrario, deseas emplearla en la cocina (harina de avena), espera a recolectarla hasta que los granos estén dorados y completamente maduros. Coséchala en una mañana soleada. Sostén la cesta con una mano y utiliza la otra como si fuese un rastrillo, estirando hacia arriba y dejando que los granos vayan cayendo en la cesta. Este trabajo tan apacible y reflexivo es en sí mismo una «medicina para los nervios» y uno de mis pasatiempos favoritos.

USOS MEDICINALES

Hoy en día todo el mundo está familiarizado con las propiedades cardiosaludables y nutritivas de la harina de avena. Sin embargo, a pesar de lo saludable que es la avena, lo que los herboristas preferimos son las puntas verdes lechosas. ¿Y por qué razón? Estas puntas verdes, llenas de leche, son uno de los mejores tónicos nutritivos para el sistema nervioso, alivian con gran efectividad todo tipo de tensiones nerviosas, agotamiento, irritación y ansiedad. Resultan especialmente útiles para las enfermedades en las que la mielina, la funda que recubre las terminaciones nerviosas, está dañada o gastada. Es lo que sucede, por ejemplo, en la esclerosis múltiple. Aunque la avena verde no va a curar la esclerosis múltiple, normalmente consigue amainar los síntomas de la enfermedad reduciendo la fatiga, fortaleciendo los músculos y mejorando la función nerviosa.

La avena verde puede utilizarse también (sobre todo combinada con melisa) para contrarrestar la hiperactividad de niños y adultos. Mezclada con raíz de damiana y raíz de ortiga, se utiliza como tónico sexual para hombres con problemas de impotencia. Mezclada con paja de avena (los tallos) se emplea a menudo en fórmulas para fortalecer y curar los huesos y como fuente de calcio alimentario, sobre todo durante el embarazo y la menopausia.

La harina de avena, que se obtiene a partir de los granos maduros, también es muy curativa y una de esas «medicinas de cocina» de confianza y fáciles de conseguir en épocas de necesidad. Para las personas convalecientes (sobre todo después de una operación quirúrgica o durante los

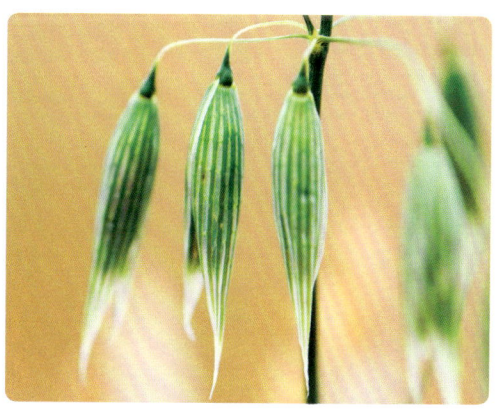

Esta avena está lista para ser recolectada, verde y soltando «leche de avena» cuando se aprieta con suavidad.

AVENA

tratamientos de quimioterapia), cuando el estómago no admite nada, un cuenco de gachas de avena calentitas no solo alimenta sino que también calma y cura gracias a sus propiedades antiinflamatorias. Además, se le pueden añadir otras plantas tónicas para aumentar sus beneficios (véase la receta en la página 113).

La avena es también un fantástico remedio tópico para calmar la irritación y los picores de la piel. Un baño caliente con harina de avena es un remedio muy conocido para la piel irritada, cuarteada y reseca. Las gachas de avena pueden utilizarse también como loción calmante y como mascarilla facial curativa. Aplica y deja actuar 20-30 minutos

Partes utilizadas
Fundamentalmente las puntas verdes lechosas aunque el tallo (paja) y la avena seca (harina) también son beneficiosos.

Componentes fundamentales
Silicio, esteroles, flavonoides, almidón, proteínas, calcio, sílice y vitaminas del complejo B.

Factor de seguridad
La avena es absoluta y maravillosamente segura (a menos que seas alérgico a ella).

Baño de avena para la piel reseca y cuarteada

Los baños de avena son una solución de larga tradición para la piel reseca y cuarteada. Producen efectos calmantes y relajantes en los bebés y también en los ancianos.

Elaboración del baño:
Prepara una olla grande de gachas de avena muy sueltas, o «infusión de gachas de avena», utilizando entre 4 y 6 veces más agua que avena. Deja cocer durante 15 minutos, cuela y reserva tanto el líquido como la avena. Llena la bañera con agua templada y añade el líquido de la cocción directamente al agua. Introduce la avena cocida en una bolsa de muselina, en una media de nailon o en un paño grande de algodón y átalo bien. Para incrementar los beneficios del baño, añade 1 o 2 gotas de aceite esencial de lavanda para realzar los efectos relajantes.

Uso:
Métete en el baño y disfruta de sus efectos relajantes y tranquilizadores. Utiliza la bolsa con la avena cocida para frotarte suavemente y masajear la piel.

Gachas de avena cardiosaludables

Deja volar tu creatividad con las gachas de avena: ¡son un medio estupendo para mezclar muchas plantas!

Elaboración de las gachas:
Prepara un cuenco de gachas de avena siguiendo las instrucciones del envase. Por cada taza de gachas cocidas, añade 2 cucharaditas de majuelas pulverizadas. Incorpora bayas de saúco secas, bayas de goji frescas o secas o arándanos frescos o secos para aumentar los beneficios antioxidantes. Aromatízalas con un poco de miel o de sirope de arce y un poco de canela en polvo por encima.

Uso:
Disfrútalas para empezar el día de forma saludable.

Gachas de avena Reconstituyentes

Las gachas de avena son un alimento fácil de digerir y muy nutritivo y, si les añades plantas medicinales, se convierten en una comida curativa. Tienes plena libertad para añadir las plantas que consideres más apropiadas para cualquier enfermedad.

- 1 cucharadita de puntas verdes de avena (la punta lechosa de la avena a punto de madurar)
- 1 cucharadita de majuelas picadas
- 1 cucharadita de raíz de ginseng siberiano picado
- ½ taza de harina de avena
- ½ cucharadita de majuelas en polvo
- ½ cucharadita de raíz de Rhodiola en polvo
- ½ cucharadita de raíz de ginseng siberiano en polvo
- Sirope de arce, miel, canela o miso (opcional)

Elaboración de las gachas:
Mezcla en una cazuela las puntas verdes de avena, las majuelas picadas y el ginseng siberiano picado con 2 tazas de agua. Lleva al hervor y luego retira del fuego, tapa y deja reposar entre 30 y 45 minutos. Cuela y echa las plantas a la pila del compost. Añade la harina de avena. Pon de nuevo a calentar y, cuando rompa a hervir, reduce el fuego y deja que hierva lentamente hasta que la avena esté cocida (entre 10 y 15 minutos). Este tipo de gachas quedan bastante líquidas. Añade las majuelas, la rhodiola y el ginseng siberiano en polvo y mézclalos bien. Condimenta con sirope de arce, miel o canela o, si deseas un sabor más fuerte a sopa, añádele miso.

Bardana / Arctium lappa

Esta planta silvestre tan tenaz es una maldición para los agricultores pero una bendición para los herboristas porque, sencillamente, es una de las plantas depurativas más seguras, sabrosas y efectivas de la medicina occidental y de la medicina tradicional china. ¡Y lo mejor de todo es que crece en muchísimas condiciones y hábitats y cualquiera puede cogerla gratis!

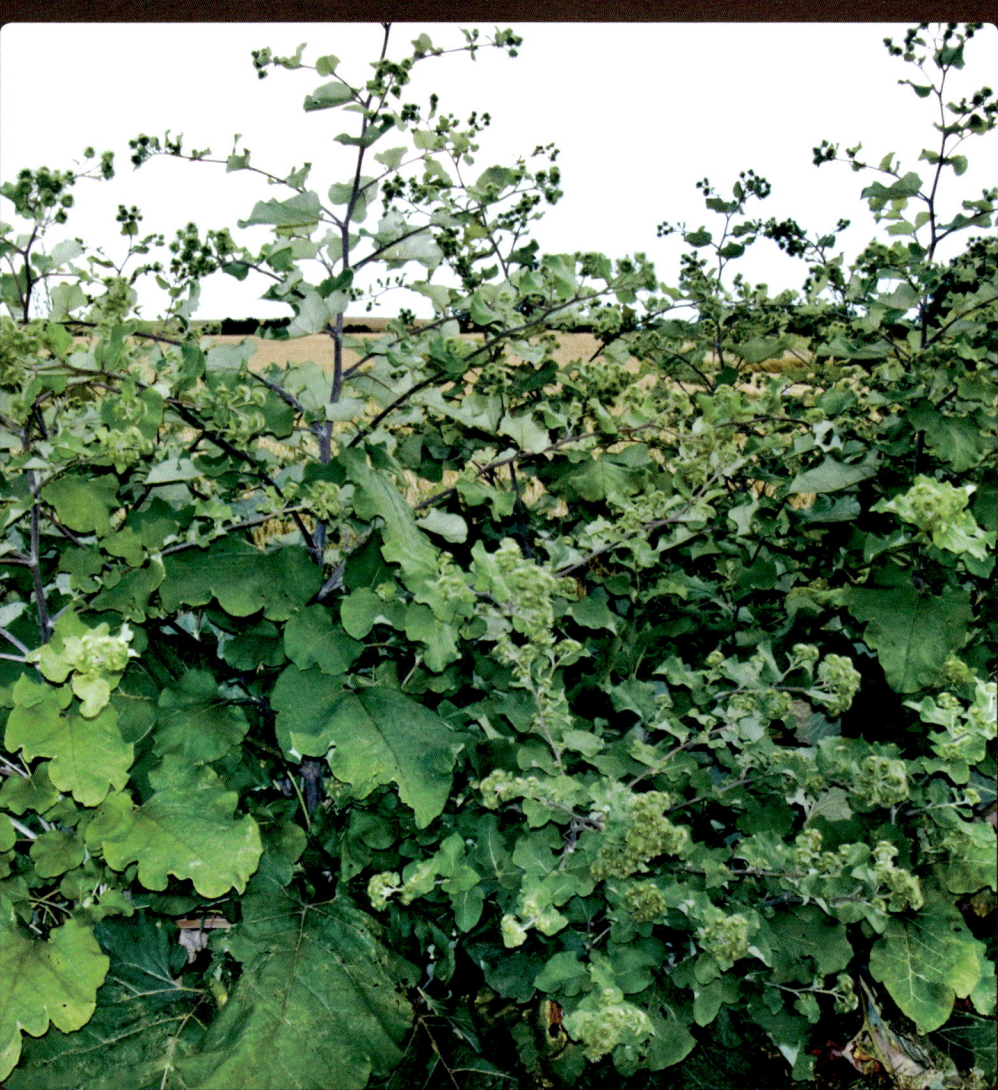

EL CULTIVO DE LA BARDANA

Para la mayor parte de la gente, la cuestión es cómo podemos *no* cultivar bardana. Es una mala hierba alegremente belicosa y tenaz que prospera en casi todo el mundo. Su fruto redondo y cubierto de pinchos, hábilmente diseñado para que se pegue a todo aquel que pase junto a ella –ya sea animal, pájaro o persona, no tiene manías al respecto– constituye un mecanismo sumamente eficaz para dispersar las semillas y fue lo que sirvió de inspiración para el diseño del velcro. Crece con gran facilidad y se da bien en suelos pobres, fértiles, rocosos o de cualquier tipo. Sobrevive a temperaturas gélidas y va igual de bien en climas templados. Resiste a las sequías pero aprecia un poco de lluvia de vez en cuando. Es una planta grande y vigorosa, con inmensas hojas anchas y unas flores parecidas a las del cardo, y queda muy bonita en el jardín. Sin embargo, cada fruto contiene cientos de semillas así que, si no quieres tener un jardín lleno de bardana, pínzalos en otoño antes de que maduren. Y si tienes mascotas, sobre todo con pelo largo, no tendrás más remedio que pinzar los frutos o afeitar a tu animalito. Yo he regado calcetines cubiertos de bardana ¡y me han brotado!

USOS MEDICINALES

La bardana es una de las mejores plantas para los problemas cutáneos y puede utilizarse por vía interna y externa para tratar el eccema, la psoriasis y otros desequilibrios de la piel. Es mi preferida para los adolescentes con problemas como acné, forúnculos y otros problemas «calientes» provocados por el cambio hormonal de esos años y en ocasiones producto de una dieta demasiado rica (exceso de azúcar y comida rápida). Es posible que, para corregir totalmente el problema, tengamos que recurrir a algún otro tratamiento, pero la

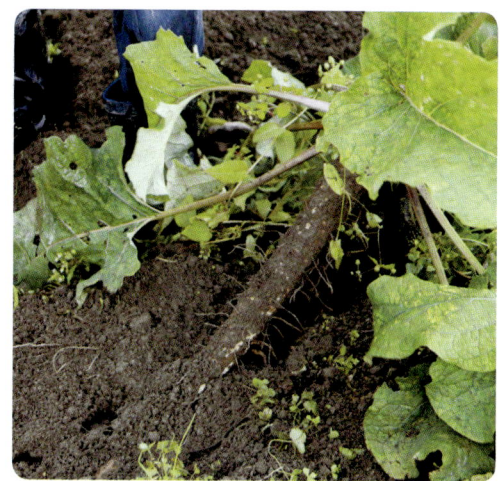

La raíz de bardana es un agente curativo versátil y potente.

bardana lo aliviará notablemente... siempre y cuando seas capaz de convencer a tu adolescente para que la pruebe. Intenta que tome Cerveza de Raíz mezclada con agua con gas (véase página 117); está aromatizada con jengibre, canela y estevia (para endulzarla) y sabe como las antiguas cervezas de raíz. También puedes darle tintura de bardana, si te resulta más fácil. El mejor remedio del mundo no servirá para nada si no sale de la estantería.

Con la bardana se elabora también una solución eficaz con la que limpiar la piel seca, irritada y que provoca comezón. Haz una decocción de raíz y aplica un paño empapado en el líquido directamente sobre la piel. También puedes utilizarla en el agua del baño.

La bardana es un remedio específico para el hígado y, además, es refrescante, por lo que resulta muy útil para los problemas que provocan calor y agitación. ¿Tienes un marido que se enfada, se pone a menudo rojo y acalorado y muestra señales de «estrés hepático» (malas digestiones, gases y quizá algo de sobrepeso)? Entonces, dale barda-

BARDANA

Partes utilizadas

Fundamentalmente la raíz, aunque las semillas y las hojas se utilizan por vía externa en cataplasmas y pomadas.

Componentes fundamentales

Calcio, magnesio, fósforo, hierro y cromo, inulina, sesquiterpenos, glucósidos amargos, flavonoides y aceites volátiles.

Factor de seguridad

Ninguno; la bardana está entre las plantas más seguras y utilizadas.

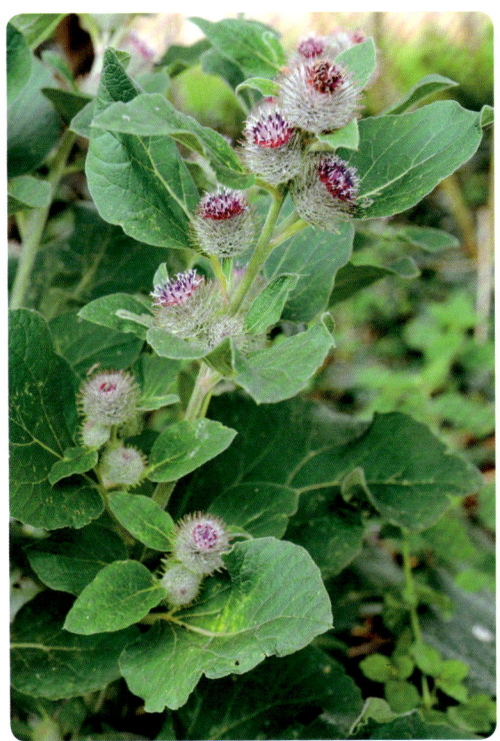

Las semillas de bardana se utilizan en pomadas y cataplasmas para aliviar las erupciones cutáneas.

na. Prepara una tintura con raíz de bardana y de diente de león a partes iguales y anímale a que tome una cucharadita dos o tres veces al día entre tres y cuatro semanas. Evidentemente, también ayudaría que recortase el consumo de fritos, carne roja y queso, pero la mezcla de bardana y diente de león por sí sola puede ayudar a nutrir y tonificar el hígado y reducir los síntomas de «calor» (expresados en el rostro sonrojado, el mal genio y la piel enrojecida).

Los científicos están estudiando el potencial anticancerígeno y antitumoral de la raíz de bardana, que forma parte de una fórmula anticancerígena muy conocida de los indígenas americanos, el *Essiac*, que hoy en día se sigue utilizando. Además, se sabe que la raíz de bardana tiene un efecto beneficioso sobre el sistema linfático, que constituye una parte importante del sistema inmunitario. Se recomienda en todos los casos en los que exista estancamiento o congestión linfática, indicada por la aparición de nódulos linfáticos inflamados en todo el cuerpo. ¿Tienes glándulas linfáticas inflamadas? Toma 3 o 4 tazas de infusión de bardana al día para que depure tu organismo de una forma muy eficaz. Parece mucha infusión, ¿no? Y lo es, pero te ayuda a disminuir el consumo de otras bebidas no tan saludables. Prepara un litro de infusión al día y tenlo siempre a mano. Al final del día, debes haberlo terminado. Y, al cabo de uno o dos días, también habrán desaparecido las glándulas linfáticas inflamadas.

Cerveza de Raíz

Esta receta puede elaborarse con raíces frescas o deshidratadas. Se endulza con estevia, un pequeño arbusto cuyas hojas verdes son sumamente dulces, 50 veces más que el azúcar. La estevia no tiene calorías, no daña los dientes ni las encías y no resulta perjudicial para las personas con diabetes o problemas de glucemia. En muchas partes del mundo se emplea como alternativa saludable al azúcar. ¿Por qué en algunos países no es más frecuente? Debemos tener en cuenta que la industria azucarera es muy potente y ejerce mucha presión comercial.

- 1 parte de raíz de bardana picada
- 1 parte de trocitos de canela
- 1 parte de raíz de zarzaparrilla
- ½ parte de raíz de diente de león (cuanta más, mejor; el problema es que da un sabor amargo a la infusión)
- ¼ de parte de jengibre picado (no en polvo) o recién rallado
- Una pizca de estevia (1/2 cucharadita por litro es suficiente)
- Agua con gas (opcional)

Elaboración de la cerveza:

Prepara una decocción con la bardana, la canela, la zarzaparrilla, el diente de león y el jengibre siguiendo las instrucciones de la página 30 y adapta los sabores a tu gusto. Cuélala. Tómala caliente o fresca. Está deliciosa mezclada con agua con gas: ¼ de taza de agua con gas y ¾ de taza de decocción y unos cubitos de hielo.

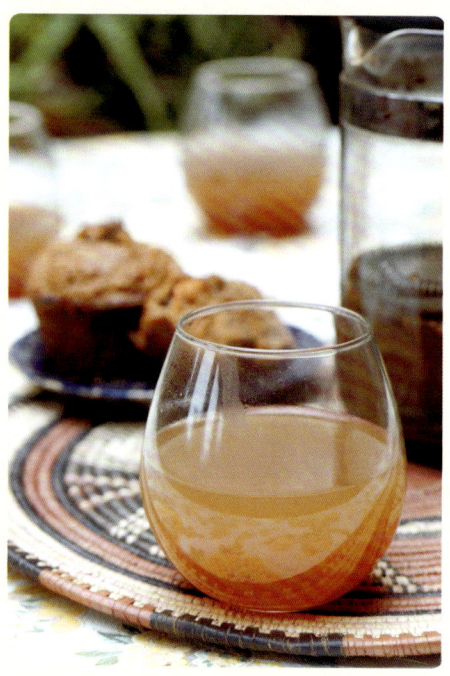

Uso:

Esta cerveza está tan rica que puedes tomarla por placer pero, si la vas a utilizar con fines medicinales para tratar el acné o el eccema, toma 2 o 3 tazas al día durante 2 semanas, descansa durante una semana y repite las veces que sea necesario.

Gobo (Raíz de bardana) al vapor

Este plato es muy popular en Japón y puede encontrarse en restaurantes japoneses elegantes.

Elaboración del plato:
Limpia unas raíces frescas de bardana y pélalas si la capa exterior está especialmente dura. Rállalas. Cuécelas ligeramente al vapor (entre 3 y 5 minutos solo), riégalas con un poco de aceite de sésamo tostado y remueve bien. Si lo deseas, puedes adornarlas con unas semillas de sésamo tostado.

Uso:
¡Cómetelo! Es una «medicina» de lo más elegante.

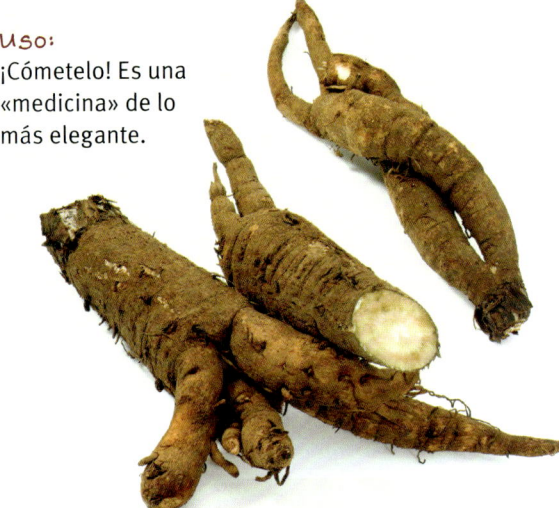

Tintura refrescante para el hígado

¿Demasiado calor en el organismo? Un estado excesivamente caliente se expresa a través de un rostro enrojecido o arrebolado, agitación, mal genio y, a menudo, una personalidad «acalorada». El calor es bueno para el organismo pero su exceso puede provocar hipertensión, problemas de corazón y trastornos hepáticos.

- 1 parte de raíz de bardana
- 1 parte de raíz de diente de león
- ¼ de parte de canela en rama
- Alcohol de 40°, vinagre de sidra o glicerina

Elaboración de la tintura:
Prepara una tintura con las plantas siguiendo las instrucciones indicadas en la página 40.

Uso:
Toma entre media y 1 cucharadita 3 o 4 veces al día durante 4 a 6 semanas. En caso necesario, puedes seguir tomándola más tiempo. La bardana, el diente de león y la canela se consideran «alimentos medicinales» sin ningún tipo de efectos secundarios, ni siquiera cuando se toman durante periodos muy prolongados.

Caléndula / *Calendula officinalis*

Esta brillante florecilla anaranjada puede alegrar cualquier jardín. No solo es sumamente rústica y bonita sino que posee unas sorprendentes propiedades curativas. Y, además, es comestible. En un tiempo, las flores de caléndula fueron un ingrediente muy habitual en los estofados y las sopas invernales; como la temporada de floración de esta planta es muy larga (en las regiones templadas dura todo el año), se creía que las flores favorecían la disposición alegre y la salud durante los meses más fríos. Si tienes caléndula en flor en tu jardín, no sirvas ninguna ensalada sin adornarla con sus rayos dorados. Alegrarán cualquier comida y harán que hasta los más reacios a tomar ensalada se animen a probarla. Y, para un capricho especial de *gourmet*, prepara una tortilla con ortiga al vapor, queso feta y flores de caléndula.

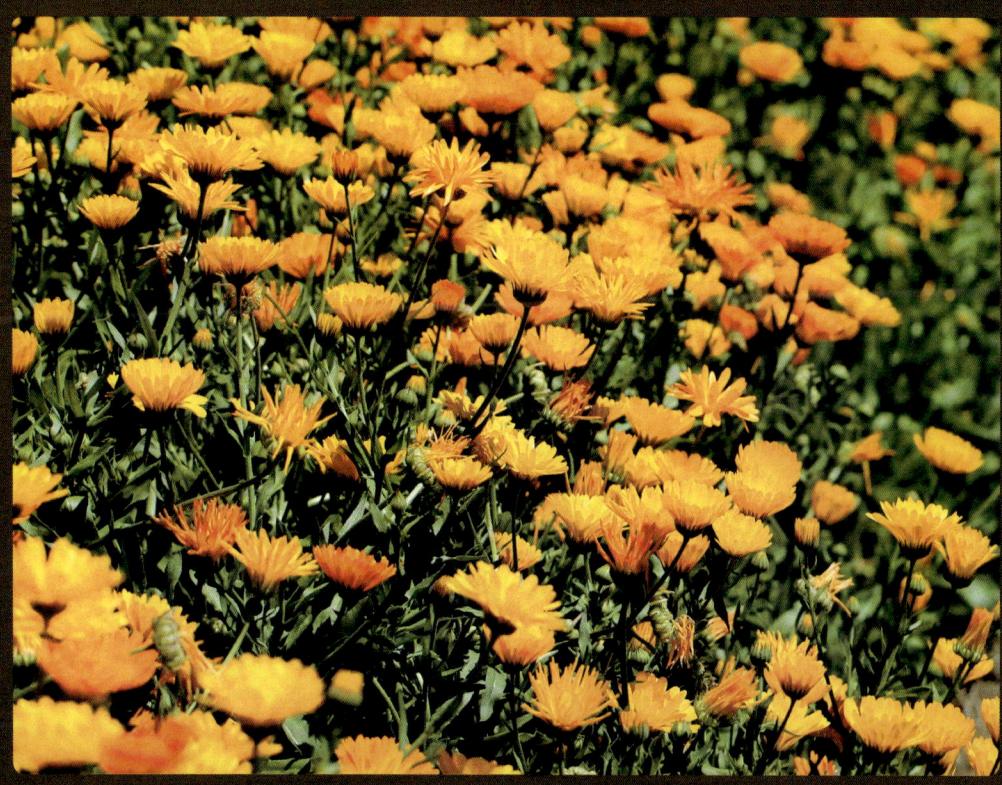

CALÉNDULA

CULTIVO DE LA CALÉNDULA

La caléndula es quizá la flor más agradecida de cultivar. Empieza a florecer muy temprano y a menudo sigue haciéndolo con valentía cuando caen las primeras nieves en nuestro jardín de Vermont[1]. Siémbrala directamente sobre el terreno. En climas más templados, puedes hacerlo en otoño para que empiece a florecer a principios de primavera. En Vermont, aunque algunas de mis caléndulas se resiembran y vuelven a brotar en primavera, yo suelo recoger las semillas en otoño y las siembro en primavera. Cuanto más cortas estén estas brillantes estrellas doradas y amarillas, más flores dará la planta. A diferencia de muchas otras flores, no es caprichosa. Le gusta el pleno sol, el suelo fértil (aunque también se da en suelos pobres) y los riegos ocasionales. Se da bien si la mimas y prácticamente igual si la ignoras. Cuando las flores están listas para ser cortadas, comprobarás que resultan pegajosas a causa de la resina que contienen (esta resina tiene muchas propiedades antifúngicas, así que las flores pegajosas son muy buenas).

USOS MEDICINALES

La flor de la caléndula es un potente vulnerario y cura las heridas favoreciendo la reparación y el crecimiento celular. Es también un notable antiséptico y antiinflamatorio. Aplicada de forma tópica o utilizada externamente mantiene a raya las infecciones y es un ingrediente común de cremas, pomadas y ungüentos para tratar hematomas, quemaduras, llagas, úlceras de la piel, infecciones cutáneas y erupciones. Es estupenda para los bebés porque es potente y, al mismo tiempo, calmante y suave. Es una de las más populares para tratar la costra láctea, la dermatitis del pañal y otras irritaciones de la piel. La infusión de caléndula es un remedio muy eficaz para el muguet, un tipo de proliferación excesiva de levaduras bastante común en los bebés.

La infusión de caléndula es útil, tanto por vía interna como externa (como solución de lavado o en cataplasma) para moderar la fiebre y evitar que suba demasiado. Sus suaves propiedades astringentes y antisépticas sirven para tratar problemas gastrointestinales como las úlceras (mezclada con raíz de malvavisco) y los espasmos (mezclada con valeriana o *Viburnum opulus*), la indigestión (mezclada con menta) y la diarrea (sola o mezclada con raíz de zarzamora).

La caléndula es una de las plantas más adecuadas para nutrir y depurar el sistema linfático. Es la primera a la que recurro para tratar las glándulas inflamadas. Sola o mezclada con otros depurativos linfáticos como la bardana, el trébol rojo, el amor de hortelano y la pamplina, estimula el drenaje linfático y elimina la congestión del organismo. El sistema linfático es una parte importan-

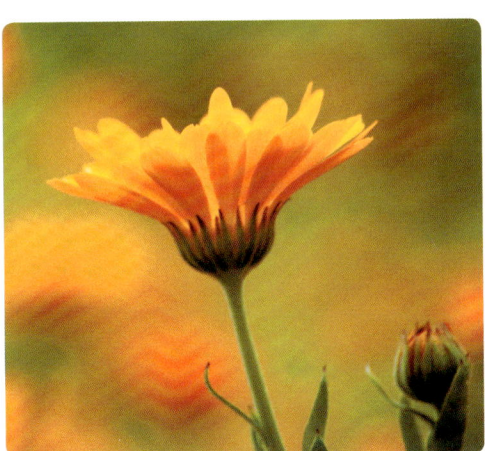

La caléndula es una de las plantas más rústicas del jardín y a menudo sigue floreciendo tras las primeras nevadas.

---

[1] Estado muy septentrional de EE. UU., fronterizo con Canadá. (*N. de la T.*)

te del sistema inmunitario pero carece de mecanismo de bombeo, por lo que depende del movimiento del cuerpo para que la linfa pueda fluir con facilidad y rapidez. ¿Haces estiramientos, bailas, saltas o practicas algún tipo de ejercicio? En caso contrario, es muy fácil que los nódulos linfáticos se congestionen y actúen con lentitud. ¡Toma infusiones de caléndula, trébol rojo y bardana y ponte en movimiento para que la linfa pueda fluir de una forma sana!

Partes utilizadas
Flor.

Componentes fundamentales
Carotenoides, flavonoides, mucílago, saponinas, amargos, aceite volátil y resinas.

Factor de seguridad
La caléndula es una planta absolutamente segura y no existen informes sobre su posible toxicidad. Utilízala alegremente y sin miedo.

Aceite de caléndula

Recoge los capullos de caléndula cuando empiecen a abrir, a ser posible en un día seco y soleado en el que la resina es más fuerte. Al cogerlos comprobarás que los dedos se te quedan pegajosos. Es una buena señal.

Elaboración del aceite:
Llena tres cuartas partes de un tarro de vidrio de litro con capullos de caléndula. Acaba de rellenarlo hasta unos 2 centímetros (1 pulgada) del borde con aceite de oliva (para preparados medicinales) o de semilla de uva, almendra o hueso de albaricoque (para preparados cosméticos). Colócalo en un lugar cálido y soleado y deja las hierbas en infusión en el aceite durante 3 o 4 semanas. Una vez transcurrido ese tiempo, cuela y vuelve a embotellar (si quieres un aceite con el doble de fuerza, añade otra tanda de capullos de caléndula al aceite colado y déjalos en infusión otras 3 o 4 semanas). Guárdalo en un lugar fresco, alejado del sol directo (el frigorífico es un buen sitio) y se conservará hasta un año.

Uso:
Aplícalo tópicamente sobre la piel para tratar erupciones, eccemas y glándulas linfáticas inflamadas. Es un estupendo aceite de masaje y una gran opción para cualquier receta cosmética en la que se utilice aceite.

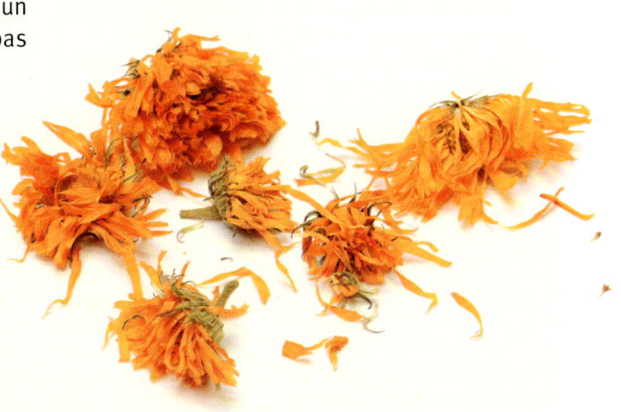

Pomada de caléndula

Esta es la pomada favorita de la mayoría de los herboristas y se utiliza para tratar problemas de piel de todo tipo como heridas, cortes y erupciones. Es también estupenda para tratar la costra láctea y la dermatitis del pañal en bebés y niños pequeños. El aceite esencial de lavanda lo perfuma y además le aporta propiedades antibacterianas, antifúngicas y antimicrobianas.

» 1 taza de Aceite de Caléndula (véase la receta en la página 121)

» ¼ de taza de cera de abeja rallada

» 4-6 gotas de aceite esencial de lavanda

» Una pizca de cúrcuma en polvo (para darle color)

Elaboración de la pomada:

Calienta el aceite a fuego muy bajo e incorpora la mayor parte de la cera de abeja reservando solo una cucharada sopera. En cuanto se haya derretido la cera, introduce en el congelador una cucharada de la mezcla durante 1 o 2 minutos hasta que se haya enfriado. Comprueba la consistencia. Si consideras que la quieres más firme, añade el resto de la cera de abeja. Si la quieres más suave, añade un poco más de aceite.

Cuando haya adquirido la consistencia deseada, añade el aceite esencial utilizando más o menos cantidad según lo fuerte que quieras que sea el olor. Incorpora la cúrcuma para realzar el color naranja. Vierte en tarros o latas pequeñas. Deja enfriar, tapa los envases y guárdalos en un lugar fresco y oscuro donde se conservará al menos un año.

Uso:

Aplica una pequeña cantidad en erupciones cutáneas, heridas, cortes, dermatitis del pañal o costra láctea y masajea con suavidad.

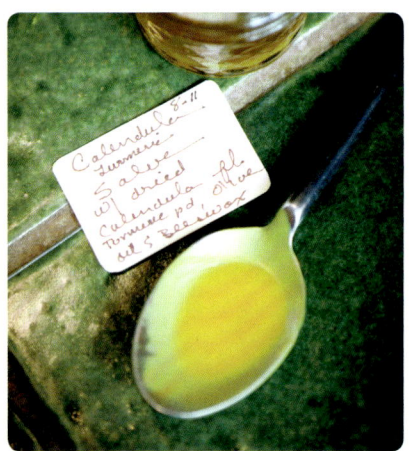

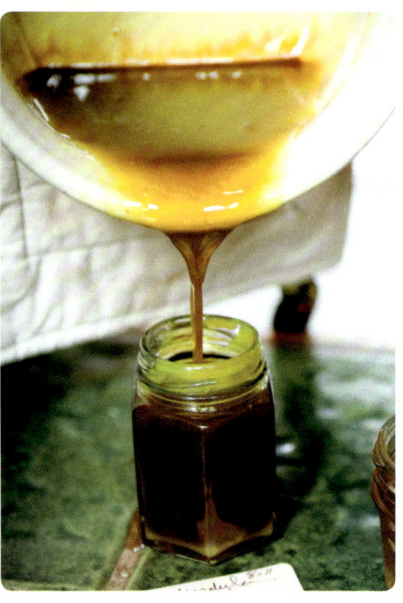

La famosa crema para la cara de Rosemary

Esta crema densa y consistente resulta maravillosamente hidratante y es probablemente una de mis fórmulas más famosas. Es la perfecta crema para la cara y, dependiendo de las plantas que se le añadan, puede ser muy curativa para diversos problemas de la piel. Si la elaboras con aceite de caléndula y aceite esencial de lavanda, por ejemplo, puedes utilizarla como crema curativa para los bebés, como remedio calmante para la piel áspera o irritada o sencillamente como un cosmético divino para la piel madura y venerable.

CALÉNDULA

- ¾ de taza de Aceite de Caléndula elaborado con aceite de semilla de uva y aceite de hueso de albaricoque a partes iguales (véase la receta en la página 121)
- ⅛ de taza de manteca de cacao
- ⅛ de taza de aceite de coco
- 1 cucharada sopera colmada de cera de abeja rallada
- ¼ de taza de gel de aloe vera comercial
- ¾ de taza de agua destilada
- Unas gotas de aceite esencial de lavanda

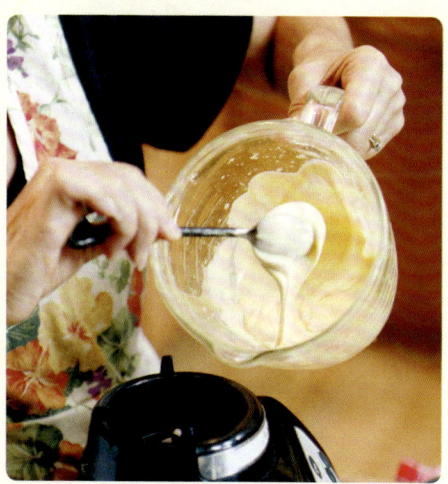

Elaboración de la crema:

Mezcla el aceite de caléndula, la manteca de cacao, el aceite de coco y la cera de abeja en una cazuela a fuego muy lento y caliéntalos hasta que se hayan fundido. Vierte el líquido en una taza medidora o en un cuenco y deja enfriar durante varias horas o toda la noche hasta que haya adquirido una textura firme, densa y cremosa.

Introduce esta mezcla en el vaso de la batidora. En un bol aparte mezcla el gel de aloe vera, el agua destilada y el aceite esencial. Conecta la batidora a velocidad alta y ve añadiendo poco a poco la mezcla acuosa al aceite hasta que esté totalmente emulsionada. La batidora debe «ahogarse» cuando la mezcla haya espesado y se haya vuelto blanca y cremosa.

Apaga la batidora y transfiere la crema a tarros pequeños. Tápalos y guárdalos en un lugar fresco y oscuro donde la crema se conservará hasta un año.

Uso:

Aplica esta crema tan rica y densa siempre que te apetezca. ¡Como resulta bastante barata de hacer, puedes utilizar tu «crema para la cara» en todo el cuerpo! Hace maravillas en la piel seca y sensible.

Diente de león / *Taraxacum officinale*

La mitad del mundo lo adora, lo utiliza como medicamento y lo añade a sus comidas con regularidad; la otra mitad le tiene declarada la guerra y lo combate con un ingente arsenal de pesticidas, fungicidas y herbicidas.

¿Quién gana? El diente de león, sin duda alguna. Su tenacidad es parte de su belleza y, quizá, es posible que tenga algo que ver con sus propiedades medicinales; tiene la capacidad de prosperar pase lo que pase. Por mucho que te esfuerces en erradicar de cultivos y jardines esta planta benigna, el valeroso diente de león regresa año tras año, aparentemente impertérrito, elevando al sol sus doradas flores cada primavera.

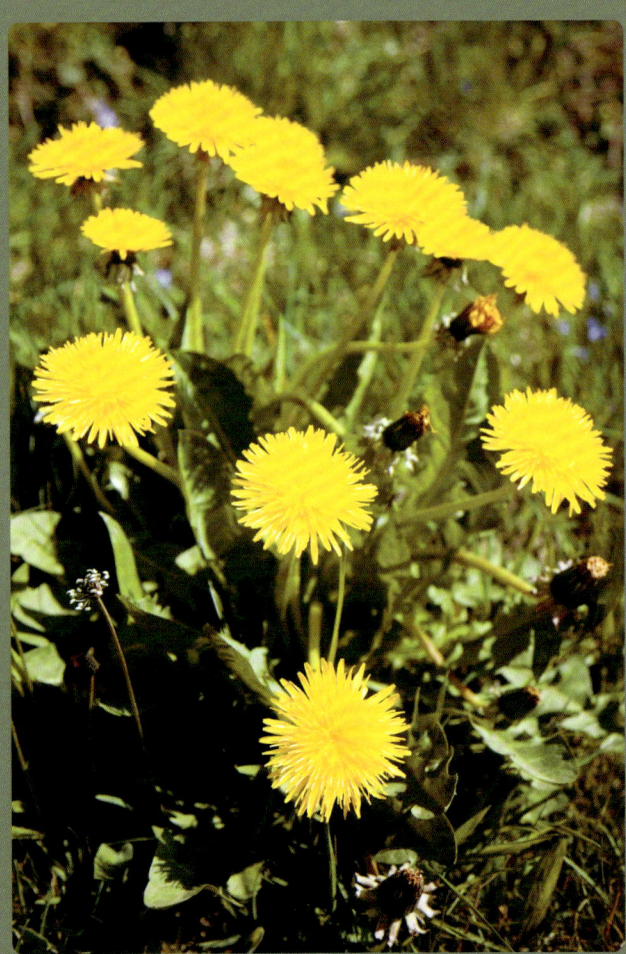

EL CULTIVO DEL DIENTE DE LEÓN

El diente de león es tan rústico, está tan extendido y abunda tanto que casi no existen motivos para plantarlo. No tienes más que caminar en primavera por el sendero más cercano y encontrarás campos enteros llenos de alegres flores. Deja el césped sin segar y, al cabo de unas pocas semanas, dispondrás de una buena cosecha de hojas de diente de león. De todas formas, si por la razón que sea no dispones de una provisión constante de hojas y raíces frescas, no desesperes. No existe otra hierba tan fácil de plantar y cultivar. ¡No es nada caprichoso! Aunque puede crecer en cualquier parte, prefiere los suelos ricos y ligeramente húmedos y las exposiciones a pleno sol. Siembra directamente las semillas en otoño para que las hojas salgan a principios de primavera. Puedes recolectarlas durante toda la temporada, tanto si la planta está en flor como si no lo está. De todas formas, las hojas más jóvenes resultan más frescas, menos amargas y más tiernas. Las raíces pueden recolectarse a finales de otoño. Eso sí, no esperes demasiado porque, cuando son más viejas, están más amargas y leñosas. Y aunque no tengas ninguna otra razón para cultivarlo, hazlo por las abejas y otros polinizadores, a los que les encanta.

USOS MEDICINALES

Toda la planta es útil como medicina y como alimento. La raíz es un clásico tónico hepático, o «purificador de la sangre», que produce un efecto estimulante y descongestivo sobre el hígado. Estimula también la digestión gracias a sus compuestos amargos que, al entrar en contacto con los receptores situados en la lengua, envían un mensaje al tracto digestivo diciéndole: ¡prepárate, que llega la comida! (las hojas tienen un efecto similar). La raíz estimula la producción de bilis, que a su vez ayuda a descomponer el colesterol y la grasa.

Partes utilizadas
Raíz, hojas y flores.

Componentes fundamentales
Vitaminas A, B, C y D, hierro, potasio, calcio, inulina, sesquiterpenos y carotenoides.

Factor de seguridad
Algunas personas son alérgicas al látex lechoso de las flores y los tallos del diente de león. Si al utilizarlo observas que te provoca erupción, sencillamente deja de utilizarlo.

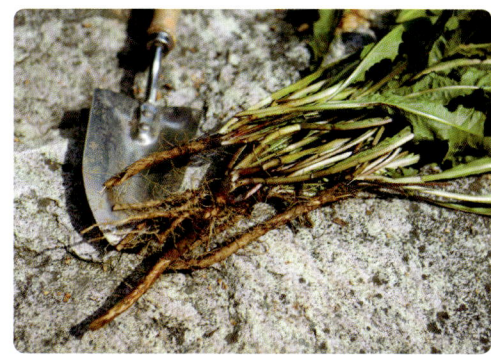

Estas raíces de diente de león están en el momento perfecto para ser recolectadas.

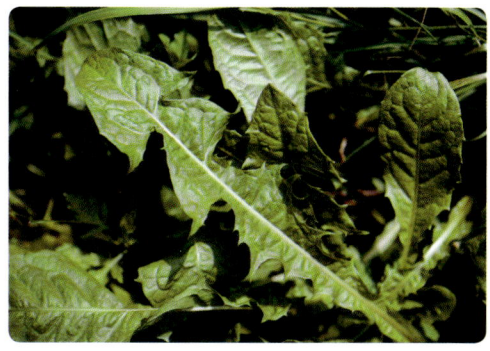

Las hojas de diente de león están más ricas cuando son jóvenes pero pueden consumirse en cualquier momento de la temporada de crecimiento.

DIENTE DE LEÓN

La raíz de diente de león tiene un gusto ligeramente amargo. Cuando está tierna, puede picarse como si fuese una zanahoria y añadirse a las sopas y los salteados. También está deliciosa cortada en rodajas y encurtida. Utiliza cualquier receta de encurtidos y te sorprenderá su sabor tan exquisito.

La hoja de diente de león se lleva utilizando desde hace muchísimo tiempo como diurético leve en casos de retención de líquidos. Sin embargo, a diferencia de los diuréticos sintéticos, es una buena fuente de potasio y nos aporta este nutriente tan importante en lugar de agotarlo. Las hojas son también una buena fuente de hierro, calcio, vitaminas y un rico surtido de oligoelementos. De hecho, son un alimento muy valorado en todo el mundo. En Europa y la zona mediterránea se cocinan al vapor, a menudo acompañando a otras verduras silvestres, y se sirven regadas con aceite de oliva y zumo de limón. ¡Exquisitas!

Añádeles unos daditos de queso feta y tendrás un festín de diente de león.

Las hojas tienen un puntito amargo; tanto cocidas como en infusión, están mejor cuando se combinan con otras plantas más suaves. Mi forma favorita de tomarlas es cocidas al vapor y luego dejadas durante toda la noche en un adobo italiano con montañas de miel. ¡Mmmm, buenísimas! El adobo suaviza las hojas y elimina gran parte del amargor.

Incluso las flores son alimento y medicina. Puedes convertirlas en delicioso vino de diente de león o rehogarlas suavemente con mantequilla para que adquieran un maravilloso sabor y una textura crujiente que recuerdan a los de los champiñones fritos. Las flores y los tallos contienen un líquido lechoso que sirve para eliminar las verrugas. Funciona pero tienes que ser constante; aplica el líquido fresco directamente sobre la verruga varias veces al día durante dos o tres semanas y verás cómo desaparece.

Tintura de diente de león y bardana para la salud del hígado

Las raíces de diente de león y de bardana son una combinación excelente y muy popular para depurar y activar el hígado. Esta tintura es útil en casos de digestión mala o lenta, en trastornos de la piel como acné y eccema, y en cualquier problema general de salud en el que pueda estar implicado el hígado.

- 1 parte de raíz de bardana
- 1 parte de raíz de diente de león
- Alcohol de 40°, vinagre de sidra no pasteurizado o glicerina

Elaboración de la tintura:
Prepara una tintura con las raíces siguiendo las instrucciones indicadas en la página 40.

Uso:
Toma entre media y 1 cucharadita 3 veces al día.

Horta para la salud del hígado y del Riñón

La horta, un plato clásico de verduras silvestres, es originario de Grecia y se consume en gran parte de la región mediterránea. Suele estar compuesto de hojas de diente de león, ortigas, verdolaga y otras hierbas silvestres comunes. Aunque, evidentemente, se puede disfrutar como acompañamiento sabroso de cualquier plato, también puede utilizarla con fines medicinales todo aquel que padezca trastornos hepáticos, problemas digestivos o congestión hepática. Es fácil de digerir y muy nutritiva, una buena comida para esos momentos en que te sientes agotado o sin fuerzas.

Elaboración de la horta:

Recoge hojas frescas de diente de león, ortiga, verdolaga y cualquier otra verdura silvestre que tengas a mano. Cuécelas al vapor entre 5 y 8 minutos o hasta que se hayan agachado bien. Escurre reservando el caldo. Coloca las plantas en un cuenco y riégalas con aceite de oliva y zumo de limón recién exprimido. Si te apetece, puedes desmigar un poco de queso feta por encima.

Uso:

Aunque puedes tomarla siempre que te apetezca, con fines medicinales debes tomar entre un cuarto y media taza 2 o 3 veces al día.

Infusión de diente de león y achicoria tostados

¿Estás intentando reducir el consumo de café? ¿Estás empezando a notar que tanta cafeína por las mañanas te agota? Esta sabrosa infusión de diente de león tostado y achicoria no produce los efectos estimulantes del café pero puede ayudarte a evitar el consumo diario. Tiene un sabor amargo, fuerte y denso, muy parecido al del café. Prueba a añadirle un poco de nata o de leche y a endulzarla con miel.

Elaboración de la mezcla para la infusión:

Precalienta el horno a 175 ºC (350 ºF). Corta en rodajas o pica raíz fresca de diente de león y de achicoria a partes iguales. Extiende los trozos uniformemente sobre una bandeja de horno. Hornea entre 30 y 40 minutos o hasta que los trozos de raíz hayan adquirido un color marrón oscuro. Deja enfriar y muele en un molinillo eléctrico de café o en una batidora. Para que el beneficio sea mayor, añade entre ¼ y ½ parte de raíz cruda de achicoria y diente de león.

Uso:

Prepara una decocción de las raíces siguiendo las instrucciones de la página 30. Toma entre media y 1 taza 2 o 3 veces al día o tantas veces como te apetezca.

Nota: *También puedes disfrutar de un café al estilo Nueva Orleans mezclando ½ parte de Infusión de Diente de León y Achicoria Tostados con ½ parte de café.*

DIENTE DE LEÓN

Moca de diente de león

Kami McBride, una herborista del norte de California, ha utilizado su deliciosa mezcla de moca de diente de león tostado para ayudar con éxito a cientos de personas a reducir su consumo de café. Es deliciosa y carece de todas las propiedades irritantes de la cafeína.

- 3 cucharadas soperas de raíz de diente de león tostada (véanse las instrucciones de tostado en la página 127)
- 1 cucharada sopera de granos de cacao crudos (o de chocolate crudo)
- ½ taza de leche o de leche de almendras
- 1 cucharada sopera de sirope de arce o de miel
- ½ cucharadita de canela en polvo
- ½ cucharadita de extracto de vainilla
- Una pizca de nuez moscada o clavo en polvo

Elaboración de la moca:

Haz una decocción con la raíz tostada de diente de león y los granos de cacao en 3 tazas de agua dejando que hierva a fuego lento durante 30 minutos. Cuela y añade el resto de los ingredientes, remueve para que se mezclen bien y recalienta si fuese necesario.

Uso:

Tómalo a tu gusto. Si deseas reducir el consumo de café, prueba a sustituirlo por Moca de Diente de León. Puedes añadirle una pequeña cantidad de café para que te aporte el estímulo que da este.

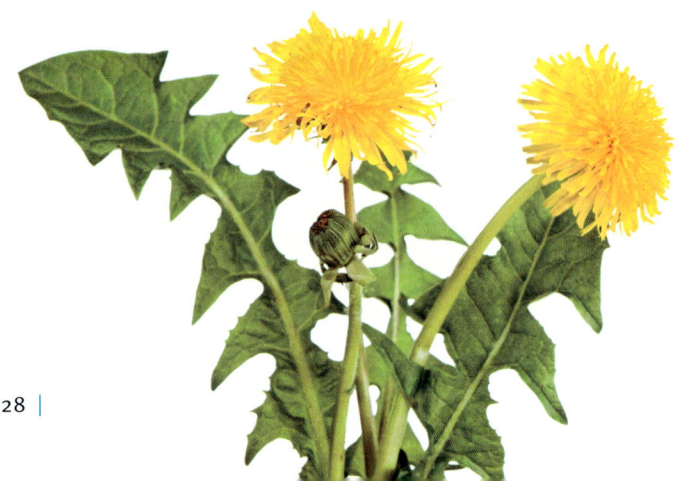

Equinácea / *Echinacea angustifolia, E. purpurea*

La equinácea es, sin lugar a dudas, una de las plantas medicinales más populares de nuestros tiempos, y con motivo. Es una de las plantas que más refuerzan la inmunidad del organismo, fortalece el sistema inmunitario y combate las enfermedades y las infecciones. Muchos herboristas y practicantes de medicina natural consideran que es la planta inmunoestimulante más destacada de la medicina occidental. Es bastante bonita, fácil de cultivar y resistente y, aunque sus efectos son increíblemente eficaces, tiene muy pocos efectos secundarios, o ninguno, y no se acumula en el organismo. ¿Hay algo que pueda no gustar de esta planta? Se la ha denominado la «gran diplomática herbal» porque, quizá más que ninguna otra planta medicinal, ha sido la que ha conseguido rescatar al herbalismo del oscurantismo al que había sido sometido en el siglo xx.

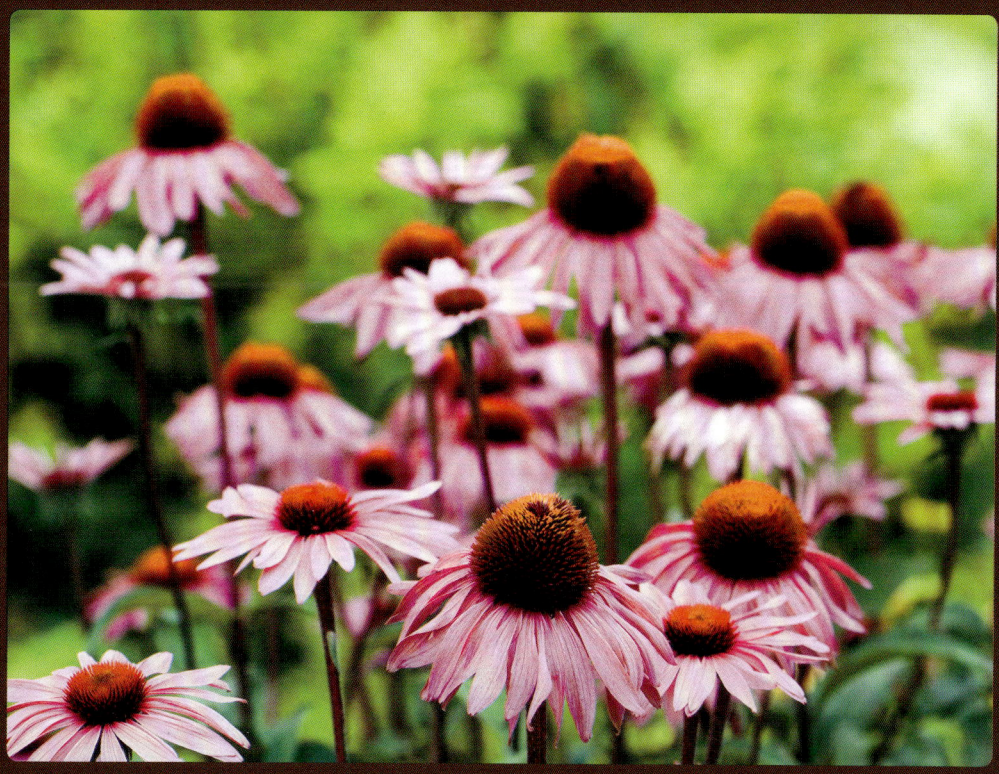

EL CULTIVO DE LA EQUINÁCEA

La equinácea destaca en cualquier jardín. Es fácil de cultivar, no tiene manías y es fuerte y vigorosa, quizá un reflejo de sus propiedades inmunoestimulantes. Le encanta estar situada a pleno sol y en climas cálidos aunque, en regiones muy cálidas, puede necesitar sombra parcial. Es originaria de los Apalaches, las grandes praderas norteamericanas, y el Medio Oeste. Puede crecer en suelos pobres y, como la mayoría de las plantas, se adapta y prospera siempre y cuando se satisfagan sus necesidades más básicas. Soporta las sequías pero también se da bien en las montañas, donde es más frecuente que esté «encharcada en lugar de seca».

Partes utilizadas

Raíz, hojas, flores y semillas.

Componentes fundamentales

Polisacáridos, ácido cafeico, equinacósido, sesquiterpenos, taninos, ácido linoleico, beta-caroteno y vitamina C.

Factor de seguridad

En ocasiones provoca reacciones alérgicas en algunas personas. Si te pican los ojos o los oídos, te destila la nariz, te rasca la garganta o muestras algún otro síntoma de alergia, deja de utilizarla.

USOS MEDICINALES

Investigaciones muy amplias, muchas de ellas realizadas en Alemania y otros países europeos, revelan que la equinácea aumenta la resistencia natural del organismo ante las infecciones estimulando y favoreciendo la función inmunitaria. Actúa, en parte, aumentando la actividad de los macrófagos y los linfocitos T, la primera línea de defensa del cuerpo frente a los antígenos extraños. Es también rica en polisacáridos que ayudan a proteger las células contra la invasión de virus y bacterias. Además, posee propiedades antifúngicas y antibacterianas que la convierten en una medicina muy eficaz contra determinados tipos de infecciones fúngicas y bacterianas. Aunque potente, es segura y tiene pocos efectos secundarios; hasta los niños y los ancianos pueden utilizarla sin problemas.

Siempre es más eficaz si se toma a la primera señal de enfermedad, antes de que esta haya tenido oportunidad de «asentarse». Resulta especialmente efectiva contra las infecciones bronquiales y respiratorias, el dolor de garganta y las infecciones bucales así como en cualquier situación que exija el fortalecimiento del sistema inmunitario. En infusión o tintura puede tomarse a la primera señal de catarro o de gripe para estimular la función del sistema inmunitario. Tómala en dosis pequeñas y frecuentes (en la página 46 encontrarás instrucciones de dosificación) para aprovechar toda su efectividad a la hora de mantener a raya las enfermedades.

Aerosol de equinácea para el dolor de garganta

Este aerosol es refrescante y curativo para el dolor y la infección de garganta.

- ¼ de taza de tintura de equinácea
- ⅛ de taza de glicerina vegetal o miel
- ⅛ de taza de agua
- 1-2 gotas de aceite esencial de menta

Elaboración del aerosol:
Mezcla la tintura de equinácea, la glicerina y el agua. Ve añadiendo el aceite esencial de menta gota a gota hasta que adquiera el sabor que deseas. Viértelo en una botella con pulverizador.

Uso:
Pulverízalo directamente sobre la parte posterior de la boca, hacia la garganta, una vez cada media hora o tantas veces como sea necesario.

CÓMO ELEGIR UNA EQUINÁCEA

Evita la equinácea recolectada en el campo a menos que conozcas la fuente de la que procede y tengas la seguridad de que es responsable y cuida de forma ética de las plantas silvestres. Debido a la enorme demanda de los últimos cuarenta años, provocada por la preocupación creciente por los temas relacionados con la inmunidad en todo el mundo, ha sido sometida a una recolección inmisericorde en sus hábitats silvestres. Varias especies están amenazadas o en peligro de extinción. Afortunadamente, la mayor parte de la equinácea que podemos adquirir hoy en día procede de fuentes cultivadas con métodos ecológicos. En la actualidad están disponibles diversas variedades medicinales; yo sugiero *Echinacea purpurea* porque tiene un cultivo muy fácil, es efectiva y más común que las otras especies.

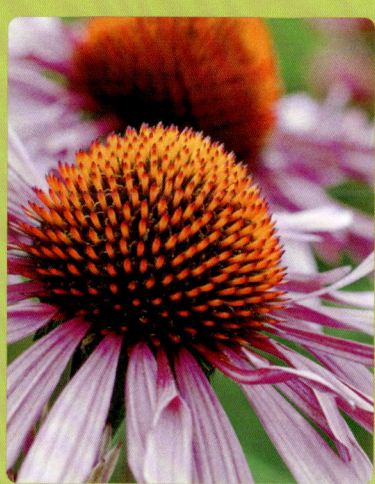

Las hermosas flores de Equinácea purpurea no son solo medicinales sino que además constituyen un festín para el espíritu.

Tintura de equinácea con la planta entera

Si solo vas a hacer una tintura para el invierno, haz esta.

Elaboración de la tintura:

» A finales de primavera, recoge hojas frescas de equinácea, introdúcelas sin apelmazar en un tarro de vidrio de boca ancha con capacidad para un litro y añade una bebida alcohólica de 40º (brandy, vodka o ginebra) hasta que cubra las hojas unos 5 u 8 cm (2-3 pulgadas). Colócalo en un lugar templado y agítalo a diario.

» Cuando los capullos empiecen a abrir en las plantas, recoge varios capullos jóvenes y añádelos al tarro donde habías puesto las hojas de equinácea.

» Más tarde, cuando las flores estén ya abiertas (pero antes de que empiecen a pasarse), recoge varias flores y añádelas al tarro. En caso necesario puedes rellenarlo con más bebida alcohólica para que siga cubriendo las plantas unos 5 u 8 cm (2-3 pulgadas). Si el tarro está demasiado lleno, puedes pasar el contenido a un tarro de boca ancha de 2 litros (½ galón). Sigue agitándolo a diario.

» En otoño, cuando las plantas empiezan a marchitarse, su energía regresa a las raíces. Una tarde de finales de otoño excava una planta de equinácea y recolecta las raíces. Debe ser una planta de unos 2 o 3 años para que la raíz esté madura y tenga una buena potencia medicinal pero aún no sea leñosa.

Limpia bien las raíces frotándolas, pelándolas y partiéndolas lo que sea necesario. A continuación, pícalas en trozos pequeños y añádelos al tarro de la tintura. Rellena con la bebida alcohólica lo que sea necesario.

Deja reposar la tintura entre 3 y 4 semanas. Una vez transcurrido ese tiempo, cuela y embotella. Un litro o más de tintura debe ser suficiente para todo el largo invierno.

Uso:

Para una situación aguda (para combatir una infección, un catarro o una gripe), toma media cucharadita cada hora. Si consideras que esta dosis no es suficiente y tienes la sensación de que tu sistema inmunitario necesita un empujón adicional, aumenta la dosificación a media cucharadita cada media hora. Disminuye la dosificación cuando vayas recuperando el bienestar.

Para tratar una infección crónica con equinácea debes tomar entre un cuarto y media cucharadita 2 o 3 veces al día durante 2 semanas. Una vez transcurrido ese tiempo, descansa durante 1 o 2 semanas y luego repite el ciclo tantas veces como sea necesario. Aunque yo prefiero hacer la tintura con plantas frescas, también puedes elaborarla con equinácea seca.

POR FAVOR, TEN EN CUENTA: *No es recomendable tomar grandes cantidades de equinácea durante un periodo de tiempo prolongado, no porque la planta sea tóxica sino porque no es necesario y puede llegar a ser contraproducente. Las dosis elevadas solo se emplean para movilizar el sistema inmunitario y ayudarlo a que combata las fases agudas iniciales de la infección. Estas dosis deben disminuirse al cabo de 24 horas.*

Linimento del doctor Kloss

Este linimento, sin lugar a dudas mi preferido, es una fórmula que fue transmitida por un famoso médico herborista, Jethro Kloss, en un libro clásico publicado en 1939, Regreso al Edén. Es útil como desinfectante y para combatir la inflamación de los músculos. Yo llevo utilizándolo desde hace más de treinta años y he comprobado que es, sin ninguna duda, el mejor desinfectante. Debo confesar que no podría pasar sin él.

- 30 g (1 oz) de raíz de equinácea en polvo
- 30 g (1 oz) de raíz de sello de oro (cultivado con métodos ecológicos) en polvo
- 30 g (1 oz) de resina de mirra en polvo
- 7,5 g (1/4 oz) de cayena en polvo
- Medio litro (1 pinta) de alcohol para friegas

Elaboración del linimento:
Sigue las instrucciones de elaboración de las tinturas. Como este linimento contiene alcohol para friegas, asegúrate de indicar en la etiqueta SOLO PARA USO EXTERNO.

Uso:
Puedes aplicarlo directamente sobre las heridas o humedecer con él un algodón y limpiar la zona infectada. Repite tantas veces como sea necesario hasta que desaparezca la infección.

Tintura de equinácea «normal»

Si no dispones de huerto o de tiempo para elaborar la tintura con la planta entera, puedes elaborar una sencilla tintura de raíz de equinácea que también es muy eficaz... aunque quizá no tanto como la de la planta entera, sencillamente porque las distintas partes de la planta tienen unas propiedades similares pero con diferente potencia.

Elaboración de la tintura:
Prepárala según las instrucciones de la página 40 utilizando raíz de equinácea fresca o seca.

Uso:
Para una situación aguda, toma entre un cuarto y media cucharadita cada hora o tantas veces como sea necesario.

Para las inflamaciones e infecciones crónicas, toma media cucharadita 3 veces al día durante 2 semanas. Una vez transcurrido ese tiempo, descansa durante 2 semanas y repite el ciclo tantas veces como sea necesario.

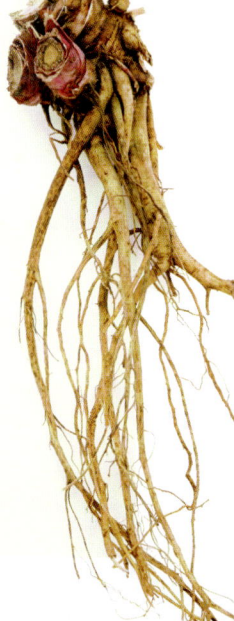

Espino albar o majuelo
/ Crataegus laevigata

El espino albar, o majuelo, alegra el paisaje de muchas regiones del mundo. Cuando mi abuela salió de Armenia para irse a vivir a Estados Unidos, plantó un espino en el patio de todas las casas en las que vivió. Yo tengo un descendiente de uno de aquellos árboles, un renuevo que cogí en la granja en la que pasé mi infancia allá en el norte de California y me lo traje a Vermont. Aunque al principio no le sentó demasiado bien pasar de una región de temperaturas agradables donde el termómetro no bajaba de -10 °C (15 °F) a otra mucho más fría donde las temperaturas pueden alcanzar los -34 °C (-30 °F), consiguió sobrevivir y ahora adorna mi patio.

Los espinos son plantas muy resistentes y pueden vivir más de doscientos años. Algunos ejemplares son pequeños y con ramas abiertas y, en sitios como Irlanda e Inglaterra, se utiliza para crear setos impenetrables. En Italia existen algunos ejemplares ancianos y venerables. En Estados Unidos, muchos de los espinos son descendientes de los que llevaron los europeos que se asentaron allí. Las bayas son sabrosas y a menudo se utilizan para elaborar siropes, mermeladas y jaleas. También son muy medicinales, al igual que las flores y las hojas.

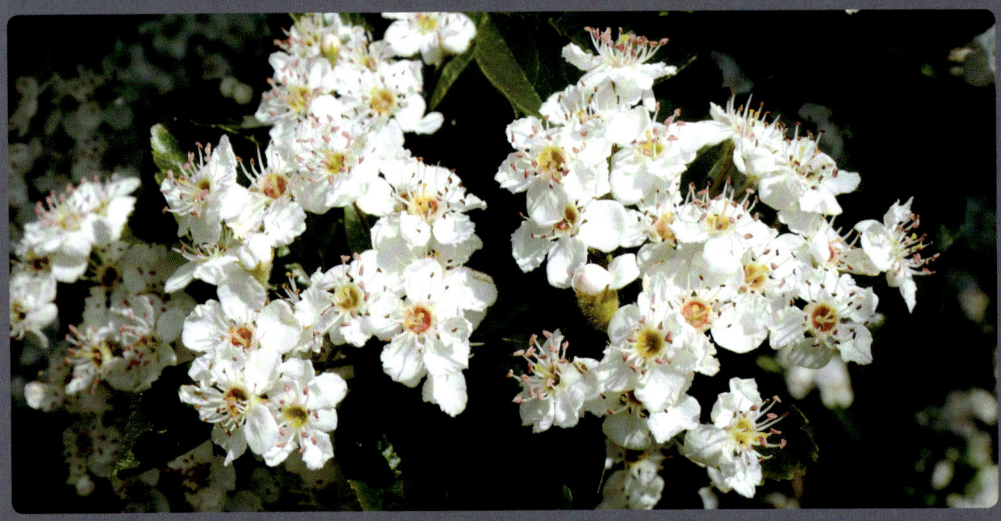

EL CULTIVO DEL ESPINO ALBAR

El espino albar tolera un abanico amplio de condiciones climáticas y es bastante fácil de cultivar pero debes elegir una especie que se ajuste a las que se den en tu región concreta. Y no olvides que es de crecimiento lento pero que puede vivir más de cien años. Dependiendo de la especie, puede ser un arbustillo pequeño o un árbol grande y elegante. Cuando es árbol, es muy hermoso, con racimos de flores blancas en primavera y relucientes bayas rojas (un festín para las aves) en otoño.

En general le van bien las situaciones a pleno sol o media sombra en el borde de un bosque o zona boscosa. No es excesivamente caprichoso en lo que respecta al pH del suelo aunque, si le dan a elegir, prefiere los suelos ricos y alcalinos. Aunque en los viveros suelen tener distintas variedades, es muy fácil de resembrar o de reproducir mediante renuevos que suelen abundar debajo de los árboles y que se pueden trasplantar sin problemas.

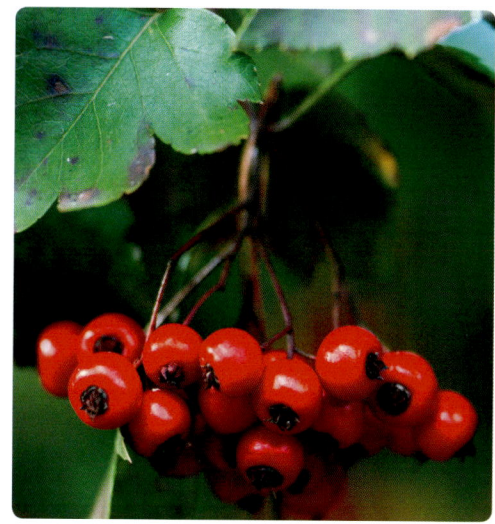

Existen muchas variedades de espino y todas ellas se adornan con racimos de brillantes bayas rojas a finales de verano.

USOS MEDICINALES

El espino albar está considerado la planta más medicinal para el corazón. Las bayas, las hojas y las flores son ricas en bioflavonoides, antioxidantes y procianidinas, que alimentan y tonifican el corazón. Actúa en parte dilatando las arterias y las venas, con lo que la sangre puede fluir más libremente y se liberan las constricciones y bloqueos cardiovasculares. Fortalece el músculo cardíaco y ayuda a normalizar y regular la presión sanguínea. También ayuda a mantener un nivel sano de colesterol. Es fantástico para prevenir los problemas cardíacos y para tratar la hipertensión y la hipotensión, las enfermedades del corazón, el edema, la angina de pecho y las arritmias (como el organismo no es capaz de almacenarlo y no tiene una acción acumulativa, es importante tomar-

Partes utilizadas
Fruto, flor, hoja y ramitas jóvenes.

Componentes fundamentales
Flavonoides, vitamina B, vitamina C, colina, acetilcolina, quercetina, triterpenoides, cratetegina, rutina y procianidina.

Factor de seguridad
La mayoría de los naturópatas y herboristas consideran que los preparados a base de espino albar se pueden tomar sin peligro junto con medicaciones alópatas para el corazón, porque esta planta actúa a través de un mecanismo de nutrición y apoyo en lugar de provocar cambios similares a los de los fármacos químicos. De todas formas, si estás tomando medicación para el corazón, habla con tu médico (esperemos que sea de mente abierta) antes de tomar espino albar o cualquier otro tipo de remedio, ya sea alópata o herbal.

ESPINO ALBAR O MAJUELO

lo de forma regular cuando se utiliza como tónico cardíaco).

El espino albar ayuda a estabilizar el colágeno y favorece la salud y reparación de ligamentos, tendones y músculos. Es fabuloso para fortalecer los capilares sanguíneos, por lo que resulta muy útil para las personas a las que les salen hematomas con facilidad. Prueba la tintura, la infusión o las cápsulas de espino albar durante tres o cuatro semanas y comprueba si te ayuda a reducirlos.

Es la planta medicinal del corazón y también uno de mis remedios favoritos para la pena y la tristeza. Mezclado con melisa, puntas lechosas de avena e hipérico da una infusión maravillosa que alivia los profundos sentimientos de dolor que a menudo acompañan a las pérdidas.

Infusión para aliviar el corazón

Aquí tienes un remedio eficaz para aliviar la pena muy arraigada y la sensación de pérdida. Es también un remedio efectivo para el trastorno afectivo estacional provocado por la falta de luz solar durante los largos meses de invierno, que da lugar a depresión y letargo.

- 2 partes de hojas, flores y bayas de espino albar
- 1 parte de puntas de avena verde (las puntas lechosas de la avena a punto de madurar)
- 1 parte de hojas de melisa
- 1 parte de flores y hojas de hipérico
- Miel o estevia (opcional)

Elaboración de la infusión:
Prepara una infusión con las plantas siguiendo las instrucciones de la página 29. Si quieres, puedes endulzarla con miel o estevia.

Uso:
Toma 3 o 4 tazas al día hasta que tu corazón vuelva a estar lleno de alegría y esperanza.

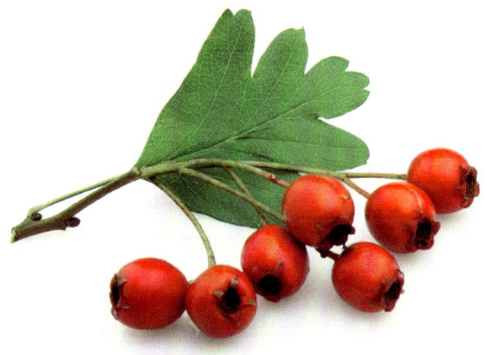

Sazonador para el corazón

Este delicioso «sazonador» es cardiosaludable y lo puedes utilizar en todo tipo de comidas dulces, ya sean cereales calientes o fríos, torrijas, macedonias de frutas o batidos. Guárdalo en un especiero y déjalo sobre la mesa.

- 2 partes de majuelas (bayas de espino albar) en polvo
- 1 parte de canela en polvo
- ½ parte de raíz de jengibre en polvo
- 1/8 de parte de cardamomo en polvo

Elaboración del sazonador:
Mezcla todas las plantas en polvo y tenlas en un especiero sobre la mesa.

Uso:
Espolvorea sobre cualquier comida sosa a la que le venga bien un poco más de sabor.

Bolitas de espino albar para el corazón

Un delicioso tónico cardiosaludable.

- 2 partes de majuelas (bayas de espino albar) en polvo
- 1 parte de canela en polvo
- 1 parte de tila en polvo
- ¼ de parte de raíz de jengibre en polvo
- 1/8 de parte de cardamomo en polvo
- Miel o jarabe de arce (como endulzante)
- Algarroba o cacao en polvo (como espesante)

Elaboración de las bolitas:
Sigue las instrucciones para la elaboración de píldoras herbales de la página 43.

Uso:
Toma 1 o 2 píldoras al día.

Tintura de espino albar con la planta entera

Para aquellos que estén demasiado ocupados para hacer un descansito y tomarse una infusión, la tintura de espino albar es un remedio excelente porque les permite tomar esta planta tan nutritiva y cardiosaludable a diario y con unas molestias mínimas.

Elaboración de la tintura:

» En primavera recoge hojitas jóvenes de espino albar, introdúcelas sin apelmazar en un tarro de vidrio de 1 litro de boca ancha y cúbrelas entre 5 y 8 cm (2-3 pulgadas) con una bebida alcohólica de 40° (brandy, vodka o ginebra). Coloca el tarro en un lugar templado y agítalo a diario.

» Más avanzada la estación, en cuanto empiecen a abrir las flores, recoge un puñado y añádelo al tarro. En caso necesario, puedes añadir más bebida alcohólica para que en todo momento las plantas estén cubiertas entre 5 y 8 cm (2-3 pulgadas).

» En otoño recoge un puñado de majuelas maduras, de color rojo brillante, y añádelas al tarro. Si fuese necesario, añade también más bebida alcohólica. Deja macerar en el alcohol entre 4 y 6 semanas agitando el tarro a diario. Una vez transcurrido ese tiempo, cuela y embotella el líquido.

Uso:

Como tónico para el corazón, toma 1 cucharadita de tintura 1 o 2 veces al día durante 3 o 4 semanas. Descansa durante 1 semana y repite el ciclo.

Variación:

Aunque para elaborar tinturas yo prefiero utilizar espino albar fresco, puedes hacerla muy fácilmente con hojas, flores y bayas secas. No tienes más que adquirirlas de un suministrador de confianza, introducirlas en un tarro de boca ancha y cubrirlas con una bebida alcohólica de 40°.

Deja reposar en un lugar cálido y soleado entre 4 y 6 semanas agitando a diario para potenciarlo y darle energía. Una vez transcurrido ese tiempo, cuela y embotella el líquido.

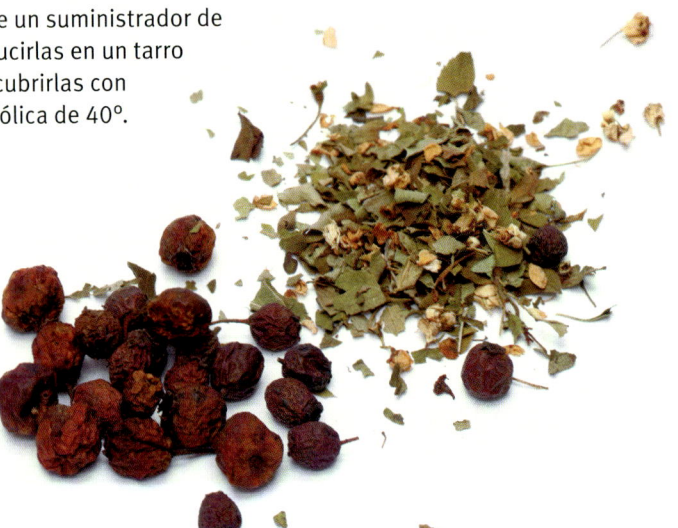

Gordolobo o verbasco
/ Verbascum thapsus

El gordolobo es, sin duda, una de las hierbas más conspicuas de las cunetas, con sus tallos floridos que se elevan majestuosamente hasta los dos metros de altura. De hecho, tiene más aspecto de planta exótica que de mala hierba. Como sucede con muchas de las hierbas de las cunetas, el gordolobo se ha utilizado en medicina con gran éxito durante muchísimos años. A mí me encanta y siempre me da alegría encontrármelo en mis paseos por el campo, en mi jardín y en mis viajes por todo el mundo.

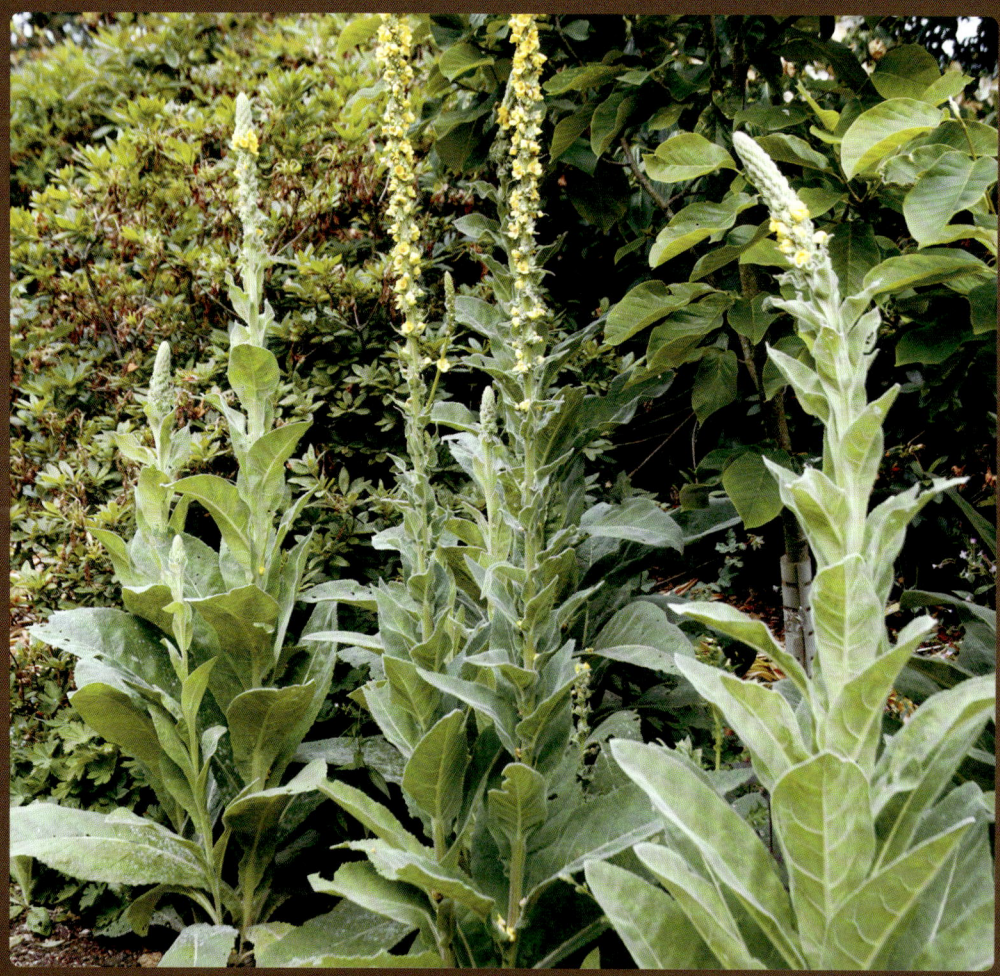

GORDOLOBO O VERBASCO

EL CULIVO DEL GORDOLOBO

El gordolobo es una planta bienal; el primer año forma una roseta lanosa y el segundo lanza su largo tallo florido (puede alcanzar más de dos metros de altura), echa semilla, marchita y muere (deja unos cuantos tallos de gordolobo en pie en tu jardín; servirán de vivienda para los insectos, con los que podrán alimentarse los pájaros durante los largos meses de invierno). El gordolobo crece en cualquier tipo de suelo y en cualquier condición. Yo lo he visto en bosques, junto a las vías del tren, en la mediana de autopistas de muchísimo tráfico e incluso en campos de lava. De todas formas, no desprecia la comodidad y el lujo de un jardín bien atendido y se dará estupendamente si lo plantas a pleno sol en un suelo bien drenado y rico en nutrientes con un pH de entre 5 y 7,5. Es fácil de propagar por semilla y, una vez establecido en el jardín, se resiembra con gran facilidad. Concédele un espacio amplio donde pueda crecer a gusto y plántalo en la parte posterior del jardín o como motivo central, pues tiene una presencia imponente. Es muy adaptable y prospera igual en cualquier clima, soportando temperaturas mínimas de -35 °C (-31 °F).

USOS MEDICINALES

La hoja de gordolobo es antiespasmódica (relaja los espasmos) y expectorante (ayuda a expulsar la mucosidad) y, gracias a estas dos propiedades, es un remedio muy conocido para las toses muy arraigadas o espásticas, la congestión bronquial, los catarros, las alergias y otras enfermedades que implican estrés respiratorio. Se puede enrollar y fumar junto con otras plantas curativas como tratamiento para el asma. Es también uno de los re-

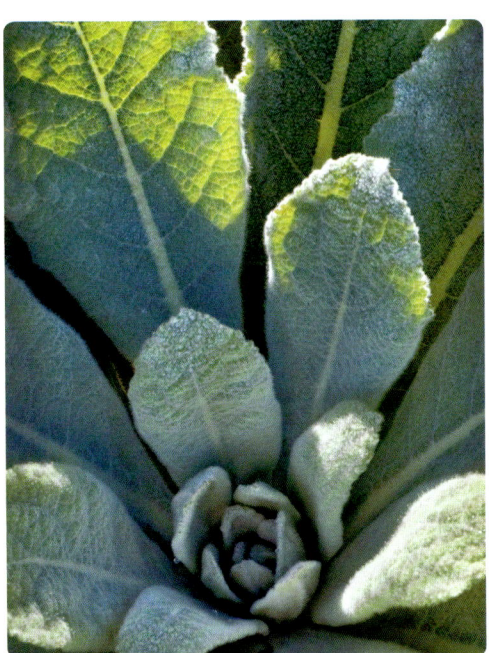

Las hojas grandes, suaves y tomentosas del gordolobo crecen a partir de una roseta central.

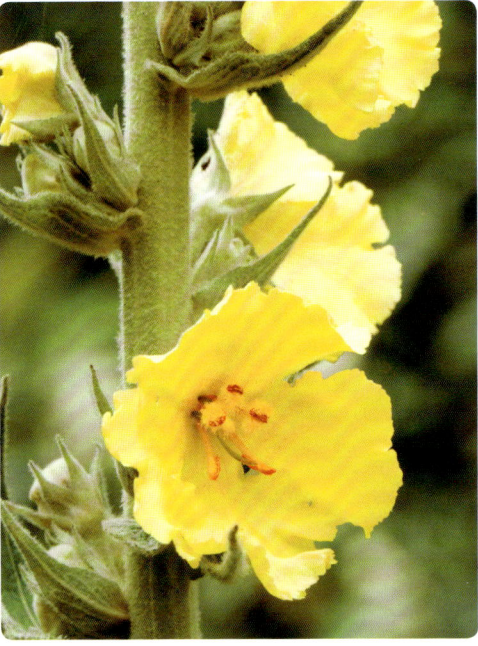

Estas flores de gordolobo están listas para la recolección.

medios favoritos para los desequilibrios glandulares y a menudo se combina con raíz de equinácea y amor de hortelano en tónicos para la salud de las glándulas endocrinas. Con ella se elabora también una cataplasma muy eficaz para los forúnculos, la inflamación de las glándulas, los hematomas y las picaduras de insectos y puede añadirse al agua del baño para aliviar el dolor reumático.

Las pequeñas flores amarillas que trepan por el tallo y se abren lentamente al sol constituyen un analgésico eficaz, poseen propiedades antisépticas y combaten las infecciones. El aceite de flor de gordolobo es muy famoso como tratamiento eficaz para las infecciones de oído provocadas por la congestión de las vías respiratorias superiores. Unas gotas de aceite templado en cada oído alivian el dolor en cuestión de minutos y acaban con la infección en unos pocos días.

Partes utilizadas
Hojas, flores y raíz.

Componentes fundamentales
Polisacáridos, flavonoides, esteroles, mucílago y saponinas.

Factor de seguridad
Cuando se utiliza por vía externa, las diminutas vellosidades de la cara inferior de las hojas pueden irritar la piel delicada. En ese caso, envuelve las hojas en una gasa o en una muselina antes de aplicarlas.

GORDOLOBO O VERBASCO

Pomada de gordolobo y trébol rojo

Aplica esta pomada tópicamente para tratar la congestión y la inflamación de las glándulas.

- 1 parte de flores de caléndula
- 1 parte de hojas de gordolobo
- 1 parte de flores y hojas de trébol rojo
- ½ parte de flores de gordolobo
- Aceite de oliva
- Cera de abeja rallada

Elaboración de la pomada:
Haz una infusión en aceite con las plantas siguiendo las instrucciones de la página 35. Añade la cera de abeja al aceite resultante, siguiendo las instrucciones de la página 38, para convertirlo en una pomada.

Uso:
Aplica una pequeña cantidad directamente sobre las glándulas inflamadas y masajea la zona con suavidad.

GORDOLOBO O VERBASCO

Aceite de flor de gordolobo para los oídos

Para una infección «moderada» de oídos provocada por un catarro, una gripe o cualquier otro tipo de congestión de las vías respiratorias superiores, el aceite de flor de gordolobo es el mejor remedio y resulta asombrosamente eficaz no solo para combatir la infección sino también para reducir el dolor. Evidentemente, si la infección no mejora con el tratamiento de aceite de flor de gordolobo en un plazo de 24 horas o si empeora, se impone una visita al profesional sanitario.

Elaboración del aceite:

Recoge aproximadamente un cuarto de taza de flores de gordolobo justo cuando estén abriendo. Se tardan en recoger unos días una cantidad de flores suficiente para elaborar el aceite, porque las flores de gordolobo se van abriendo poco a poco durante varios días. Introdúcelas en un tarro de medio litro (1 pinta) y cúbrelas con aceite de oliva.

Coloca el tarro en un lugar cálido y soleado y deja las flores en infusión en el aceite durante 2 semanas. Una vez transcurrido ese tiempo, cuela y embotella el aceite. También puedes hacer un aceite el doble de potente. Para ello, sustituye las flores gastadas por flores frescas y déjalas en infusión otras 2 semanas. De este modo obtendrás un remedio aún más efectivo.

Uso:

Calienta el aceite de flores de gordolobo a fuego muy lento hasta que adquiera la temperatura de la leche materna. Asegúrate de que está templado, no caliente. Si tienes dudas, haz una prueba en tu propio oído. Aplica 2 o 3 cuentagotas de aceite templado en cada oído. Los canales auditivos están conectados y la infección puede trasladarse de uno a otro, por lo que siempre se deben tratar ambos oídos. Repite 2 o 3 veces al día o todas las veces que sea necesario.

Nota: *Este aceite no es efectivo para el «oído de nadador» y otras infecciones provocadas por la entrada de agua en el oído; lo que hace es empeorarlas. Y tampoco se recomienda para infecciones graves en las que exista posibilidad de perforación del tímpano.*

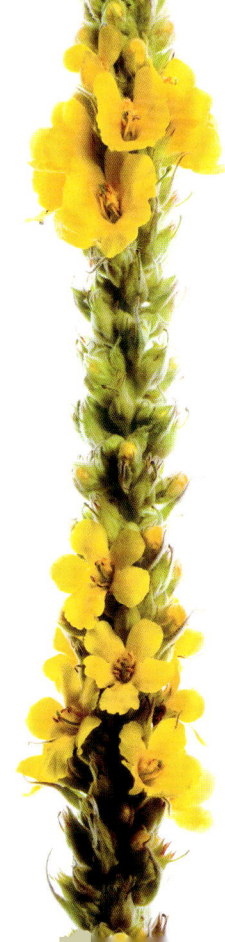

Infusión para decir adiós a la tos

Un gran remedio para la tos y demás irritaciones del aparato respiratorio.

- 1 parte de hojas de tusilago
- 1 parte de hojas y flores de malvavisco
- 1 parte de hojas de gordolobo

Elaboración de la infusión:
Prepara una infusión con las plantas siguiendo las instrucciones que encontrarás en la página 29.

Uso:
Toma media taza tan a menudo como lo necesites hasta que ceda la tos.

Tónico glandular

Las plantas de esta fórmula resultan especialmente beneficiosas para todo el sistema de glándulas endocrinas.

- 2 partes de hojas y flores de gordolobo
- 2 pares de hojas de menta o de hierbabuena
- 1 parte de flores de caléndula
- 1 parte de puntas de amor de hortelano
- 1 parte de flores de trébol rojo

Elaboración del tónico:
Prepara esta fórmula como infusión (véase página 29) o como tintura (véase página 40).

Uso:
Toma media taza de infusión al día o entre un cuarto y media cucharadita de tintura 2 o 3 veces al día. Continúa el tratamiento durante 5 días, descansa 2 días y repite el ciclo tantas veces como sea necesario.

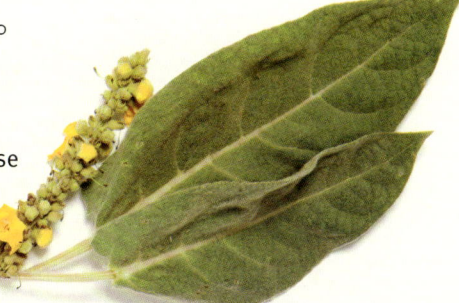

GORDOLOBO O VERBASCO

Hierbabuena / Mentha spicata

La hierbabuena es una planta refrescante, estimulante y revitalizante y ocupa el segundo lugar en la lista de popularidad de las mentas, justo detrás de la menta piperita. También se considera la más antigua de todas; la mayoría de las mentas, incluida la piperita, proceden de la hierbabuena, su prolífica progenitora. Aunque a menudo se esconde detrás de otras plantas más coloridas, y aunque en ocasiones se pasa por alto en la despensa herbal, no por eso deja de ser una aportación valiosa y muy rica para la botica doméstica.

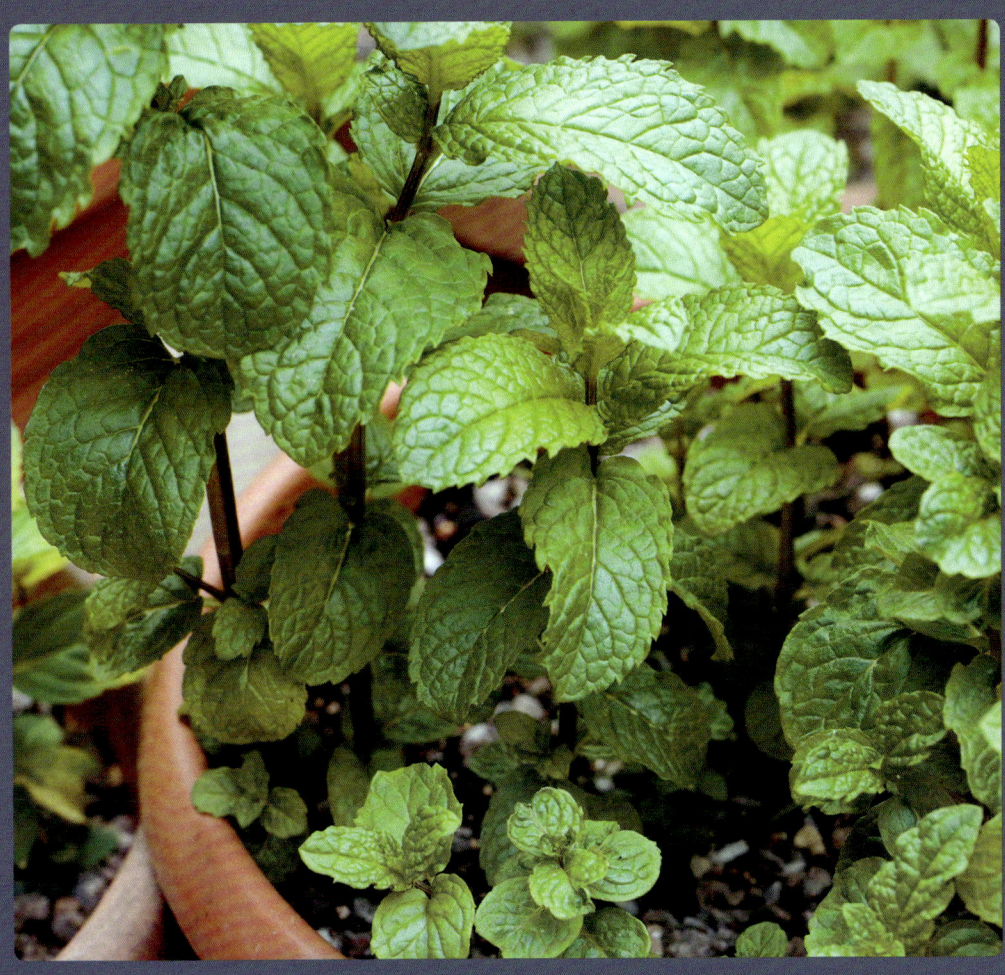

EL CULTIVO DE LA HIERBABUENA

La hierbabuena es una planta perenne de crecimiento rápido. Como la mayoría de las mentas, se propaga mediante las raíces. Es fácil multiplicarla con divisiones o esquejes de raíz, pero no lo intentes con semillas. Como sucede con la mayoría de las mentas, al germinar las semillas no producen la misma planta y muchas veces las que se obtienen por este método son mucho menos potentes que la planta madre. La hierbabuena se da especialmente bien en zonas cercanas al agua. Queda preciosa junto a un estanque; si no dispones de estanque, prueba a plantarla en un suelo rico cerca de un grifo o de un canalón para que pueda aprovecharse del agua que caiga. No es especialmente caprichosa en relación al tipo de suelo aunque prefiere los ricos y húmedos y la sombra parcial. Y si cultivas hierbabuena junto con otras mentas, mantenlas separadas (véase el recuadro de la página 181).

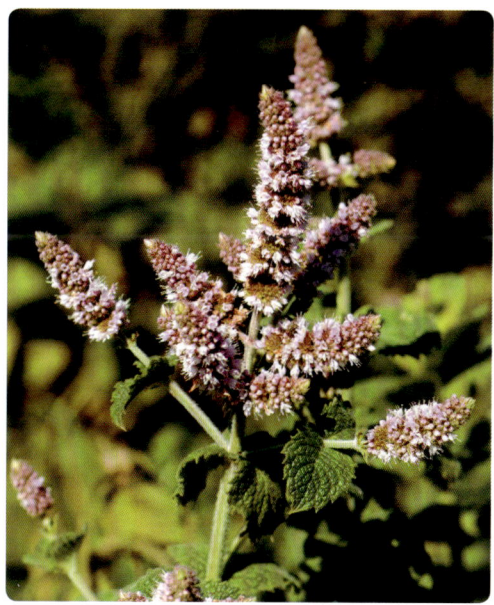

La hierbabuena está considerada la madre de las mentas y se cree que es la más antigua de todas.

USOS MEDICINALES

Aunque es frecuente que la hierbabuena sea infravalorada en favor de su prima, la menta piperita, por el sabor más pronunciado de esta, hay ocasiones en que prefiero sin ninguna duda utilizar la primera para mis preparados herbales. Es más dulce, más suave y menos picante que la menta y tiende a ser mejor para los niños. Mezclada con menta gatuna, es una planta excelente para tratar la fiebre infantil. Asimismo, también se puede mezclar con melisa en cantidades iguales para calmar la hiperactividad y la ansiedad de los niños.

La hierbabuena es un remedio digestivo suave y es maravillosa como aperitivo antes de cenar o como digestivo después de las comidas. No tienes más que preparar una infusión fuerte y mezclarla con agua con gas y quizá un puñado de frambuesas o arándanos frescos.

La hierbabuena es una planta con propiedades anfóteras, es decir, que parece que actúa en la dirección que el organismo necesita. Es un estimulante suave pero también posee propiedades relajantes. Por eso resulta perfecta para reforzar el sistema nervioso, calmando y dando energía al mismo tiempo. Posee también propiedades caloríficas y refrescantes: cuando el mentol se evapora, produce una sensación refrescante en la piel y en el aparato digestivo pero, cuando la planta penetra en el organismo, estimula el flujo sanguíneo provocando sensación de calor.

Su sabor refrescante tan conocido se utiliza en todo tipo de artículos, desde pasta de dientes y enjuagues bucales hasta refrescos y tés. Está deliciosa en ensaladas, platos de cereales, sopas frías, macedonias de fruta y con fruta en rodajas. Puedes utilizar su maravilloso sabor en preparados herbales para que camufle el sabor de otras plantas menos agradables al paladar. También se

HIERBABUENA

puede emplear para «endulzar» la boca después de haber vomitado; viene muy bien para eliminar el sabor tan desagradable que queda. No tienes más que poner una gota de aceite esencial en un vaso de agua o preparar una taza de infusión de hierbabuena fresca y aclararte la boca unas cuantas veces. Además, ayuda a asentar el estómago revuelto y es frecuente combinarla con jengibre para este fin. Es una aportación fantástica para cualquier preparado herbal revitalizante, ligeramente estimulante, y está deliciosa infundida en miel, una preparación ideal para esos momentos en que necesitamos un «empujoncito» rápido.

Partes utilizadas
Principalmente las hojas aunque también las flores.

Componentes fundamentales
Aceites esenciales, vitaminas del complejo B, vitamina C, potasio, flavonoides y taninos.

Factor de seguridad
En líneas generales se considera segura.

Infusión helada de hierbabuena

No estoy muy segura de que podamos considerar la infusión helada de hierbabuena como una bebida «medicinal» a no ser en su sentido más puro; es una bebida deliciosa, que te hace sentirte bien y que tiene mucho alimento. Las mentas contienen un abanico muy amplio de vitaminas y minerales entre los que se incluyen el beta-caroteno, la vitamina C, el potasio, los flavonoides, el mentol y los aceites esenciales.

Elaboración de la infusión:
Prepara una infusión el doble de fuerte con hojas de hierbabuena siguiendo las instrucciones de la página 29 y duplicando la cantidad de planta. Añádele cubitos de hielo o enfríala en el frigorífico. Endúlzala con estevia o con miel, añade unas ramitas de hierbabuena fresca y unas rajas de limón y sirve (también está muy buena con un puñado de bayas frescas o mezclada con agua con gas).

Uso:
Disfrútala. No hay nada más agradable en un caluroso día de verano.

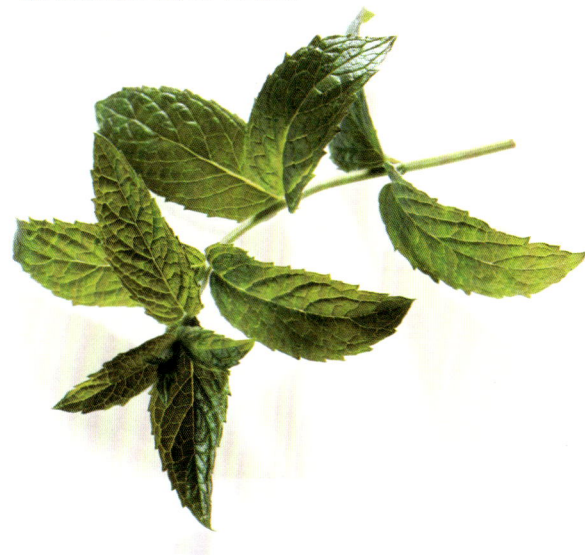

Fórmula pediátrica para reducir la fiebre

Esta es una fórmula de eficacia comprobada y muy conocida para reducir la fiebre suave en los niños. Evidentemente, en casos de fiebre persistente o muy elevada, consulta con un profesional sanitario.

- 1 parte de hojas de menta gatuna
- 1 parte de flores de saúco
- 1 parte de hojas de hierbabuena
- Estevia (opcional)
- Sirope de arce (opcional)

Elaboración de la infusión:
Prepara una infusión con las plantas (incluida la estevia, si has decidido utilizarla) siguiendo las instrucciones de la página 29. Endulza al gusto con sirope de arce, si vas a utilizarlo.

Uso:
Para niños de entre 3 y 6 años, administra un cuarto de taza cada 2 horas hasta que ceda la fiebre. Para niños menores de 3 años, administra 1 cucharadita por cada año de edad.

Extracto glicerinado para calmar el estrés infantil

Un remedio suave y calmante para niños (y también para adultos).

- 1 parte de flores de manzanilla
- 1 parte de hojas de melisa
- 1 parte de hojas de hierbabuena
- Solución de glicerina al 75% (3 partes de glicerina por 1 parte de agua)

Elaboración del extracto glicerinado:
Prepara una tintura de las plantas en la solución de glicerina siguiendo las instrucciones de la página 40 y dejando las plantas en infusión durante 3 o 4 semanas.

Uso:
Para niños de entre 3 y 6 años, administra media cucharadita 2 o 3 veces al día. Para niños de entre 6 y 10 años, administra entre tres cuartos y una cucharada sopera 2 o 3 veces al día. Para niños menores de 3 años, ajusta la dosis según su peso y tamaño (véase tabla en la página 48).

Reposo vespertino

Una infusión tranquilizante y revitalizadora, perfecta para tomar después del trabajo o de un día largo y estresante.

- 2 partes de hojas de hierbabuena
- 1 parte de flores de manzanilla
- 1 parte de hojas de melisa
- ½ parte de pétalos de rosa
- Una pizca de estevia para endulzar (opcional)

Elaboración de la infusión:
Prepara una infusión con las plantas (incluida la estevia) siguiendo las instrucciones de la página 29.

Uso:
Toma 1 o 2 tazas al anochecer, después de la cena, sentado en tu mecedora en el porche y disfrutando de la puesta de sol.

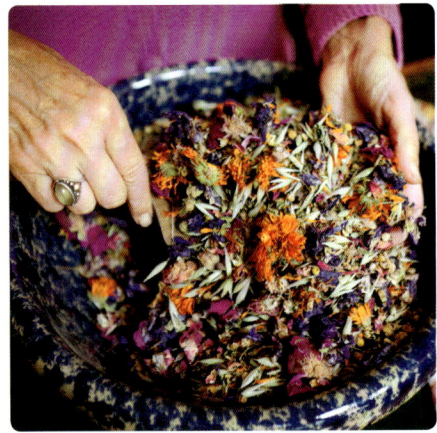

Cuando aprendas a preparar mezclas para infusión, podrás desarrollar combinaciones personales como esta, formada por avena, caléndula y malva azul.

Puesta de sol en Emerald Valley

He aquí otra de las mezclas de plantas para infusión que más me gustan para última hora de la tarde. Recibe su nombre de Emerald Valley, el lugar donde abrí mi primera escuela de plantas, The California School of Herbal Studies, en 1978. Está situado a 25 km (16 millas) de la costa pacífica y disfruta de unas puestas de sol llenas de color.

- 2 partes de hojas de hierbabuena
- 1 parte de flores de hibisco
- 1 parte de hojas de melisa
- ¼ de parte de trocitos de canela
- ¼ de parte de jengibre (mejor si es fresco y rallado, pero también sirve seco)
- Una pizca de estevia o miel para endulzar (opcional)

Elaboración y uso de la infusión:
Prepara una infusión con las plantas (incluida la estevia) siguiendo las instrucciones de la página 29. Toma 1 o 2 tazas al anochecer, después de cenar.

Hipérico o hierba de san Juan / *Hypericum perforatum*

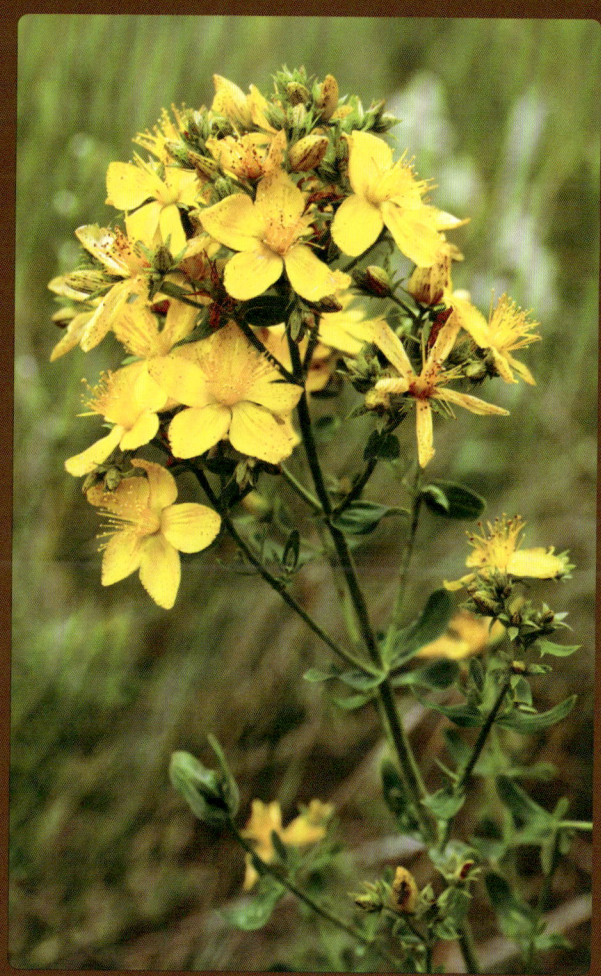

El hipérico tiene una historia muy rica y apasionante. Desde la Antigua Grecia, pasando por la Edad Media y hasta bastante tiempo después, se creía que estaba imbuida de poderes mágicos y se utilizaba para conjurar el mal y como protección contra las enfermedades. Dioscórides, el famoso herborista griego, menciona el uso de hipérico para combatir la ciática y otros problemas nerviosos. Teofrasto lo recomendaba para las heridas y cortes externos y tanto Galeno como Paracelso lo consideraron una planta curativa importante y lo incluyeron en sus farmacopeas. Su fama ha perdurado a lo largo de los siglos y aunque sus usos —y la terminología que explica su forma de actuar— han cambiado ligeramente, sigue siendo una planta medicinal valiosa y tan popular como siempre.

HIPÉRICO O HERBA DE SAN

EL CULTIVO DEL HIPÉRICO

A los recién llegados a la jardinería les animará saber que el hipérico se suele considerar una hierba muy resistente y que la mayor parte de la gente intenta erradicar y no cultivar en su jardín. Es una planta perenne y rústica a la que le encanta el sol, a ser posible el pleno sol y los suelos más o menos secos pero no es caprichosa y se da igual de bien en semisombra y en suelos un poco encharcados. Prefiere un pH de entre 6 y 7. Es bastante larguirucho; puede llegar a alcanzar una altura de más de un metro con unas ramas largas y desnudas. Sin embargo, cuando está en flor, es muy bonito e ilumina su sección del jardín con sus florecillas amarillas como rayitos de sol. Se propaga con facilidad mediante semilla aunque es necesario estratificar las semillas (tratarlas como si las sometiéramos a una helada invernal) para mejorar la germinación. Para empezar puedes comprar un par de plantitas en un invernadero herbal (la mayoría de los invernaderos normales no venden hipérico). Eso sí, asegúrate de que compras *H. perforatum*. Existen diversas variedades de hipérico, algunas más bonitas como plantas de jardín y, por tanto, más fáciles de conseguir, pero ninguna tan medicinal como *H. perforatum* silvestre.

El hipérico se ha naturalizado en muchas partes del mundo y puede encontrarse en prados soleados, en secas laderas e incluso en los campos que bordean las carreteras. *H. perforatum* se puede distinguir con claridad por las diminutas glándulas de aceite que posee en las hojas. Cuando les da la luz parecen pequeñísimos agujeritos que cubren la superficie de la hoja.

Las tardes recogiendo hipérico son un auténtico placer que se puede disfrutar a cualquier edad. Debe hacerse siempre en un día soleado en que las flores estén secas.

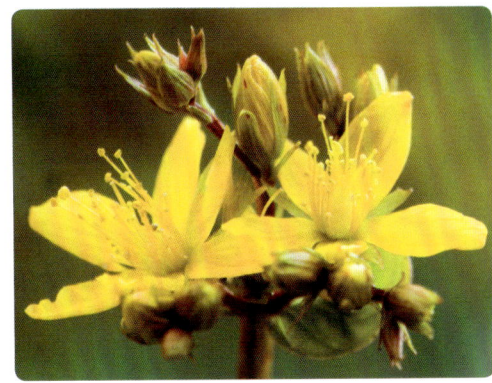

El hipérico está listo para ser recolectado cuando los capullos están llenos y listos para abrirse.

El mejor momento es cuando los capullos empiezan a abrirse. Para saber si están listos, aprieta uno entre los dedos. Si sale un chorrito morado o rojo oscuro, es que lo están. Si no, es que es demasiado pronto o demasiado tarde. Compruébalo todos los días. El periodo óptimo de recolección es bastante breve.

USOS MEDICINALES

El hipérico puede ser muy eficaz para tratar la depresión leve, la ansiedad, el estrés, la tensión nerviosa, las lesiones de los nervios y el trastorno afectivo estacional. Hace unos diez años, tras aparecer en el programa de televisión estadounidense *60 Minutes*, en una sección que resaltaba el uso del hipérico para la depresión y la ansiedad, su popularidad ascendió de forma meteórica; las ventas se dispararon un 400 por 100. Si bien es cierto que es una planta potente, no es un fármaco y, por tanto, no tiene los efectos instantáneos de estos. Como muchas otras plantas, es necesario estar un tiempo utilizándola para recibir todos sus beneficios. Para que sea eficaz contra el estrés y la depresión, hay que tomarlo durante un periodo de 2 o 3 semanas y a menudo es necesario hacer ciclos durante varios meses si se trata de una depresión o un estrés crónicos. Por desgracia, este dato no quedó claro en el programa y muchos de los que salieron corriendo a probar el hipérico en lugar de sus antidepresivos habituales sufrieron una gran decepción.

Sin embargo, cuando se utiliza de forma correcta y apropiada, el hipérico es un antidepresivo muy efectivo y durante los últimos treinta años esta efectividad ha quedado demostrada mediante estudios clínicos y científicos muy amplios. La hipericina, uno de sus componentes activos, aumenta el metabolismo de la serotonina y de la melatonina, unas sustancias que favorecen la capacidad del organismo para recibir y almacenar la luz. La hiperforina, otro de los componentes importantes del hipérico, favorece la estabilidad emocional al ralentizar la asimilación de «neurotransmisores del bienestar» como la dopamina, la serotonina y la noradrenalina, lo que les permite circular durante más tiempo por el organismo. Esto puede explicar, en parte, la capacidad de la planta para «levantar el ánimo» y aliviar la depresión.

Tanto si se toma internamente como si se aplica tópicamente, el hipérico posee importantes propiedades antibacterianas, antivirales y antiinflamatorias que hacen que resulte muy útil para tratar infecciones bacterianas y virales como el herpes y el herpes zóster. Además, se están llevando a cabo una serie de estudios muy prometedores sobre su capacidad para inhibir el virus del sida, pero estas investigaciones están todavía en marcha.

El rico aceite rojo que se obtiene de las flores amarillas es, en pocas palabras, uno de los mejores remedios para los traumatismos de la piel. Se aplica tópicamente para aliviar y curar contusiones, torceduras, quemaduras y todo tipo de lesiones. No solo alivia el dolor sino que favorece la reparación de los tejidos y acelera la recuperación.

HIPÉRICO O HIERBA DE SAN JUAN

Partes utilizadas
Fundamentalmente los capullos y las flores, aunque también se emplean las hojas.

Componentes fundamentales
Hipericina, hiperforina, pseudohipericina, procianidinas, taninos y flavonoides.

Factores de seguridad
El hipérico puede provocar fotosensibilidad (sensibilidad a la luz solar) en algunos individuos. Si observas la aparición de erupciones, picores o enrojecimiento en la piel, deja de utilizarlo.

Si estás tomando antidepresivos y deseas sustituirlos o complementarlos con hipérico, es imprescindible que lo hagas siempre bajo la supervisión de un profesional sanitario.

Y aunque no existen datos que indiquen que pueda estar contraindicado durante el embarazo, algunos herboristas sugieren que las mujeres embarazadas no deben utilizarlo por vía interna; yo recomendaría a cualquier mujer embarazada que desee tomar hipérico por vía interna que solicite el consejo de un profesional sanitario.

Aceite de hipérico

Este aceite, de color rojo intenso, es quizá uno de los aceites herbales más tradicionales. Está elaborado con flores de hipérico y se ha utilizado durante siglos como remedio de urgencia para quemaduras, contusiones y demás traumatismos de la piel. Hoy en día sigue siendo tan popular como siempre. Hace poco, en un viaje por Suiza, paré a comer en un pequeño restaurante familiar. Alineados sobre los alféizares de las ventanas pude contemplar coloridas botellas de aceite de hipérico infundiéndose al sol.

El mejor ingrediente para elaborar aceite de hipérico son los capullos y unas pocas flores y hojas (la proporción aproximada –y solo aproximada– es de un 70 por 100 de capullos y un 30 por 100 de flores y hojas). Coge los capullos cuando estén totalmente maduros y a punto de abrir y las flores cuando acaban de abrir. Es fácil saber cuándo los capullos y las flores están en su mejor momento: apriétalos y, si los dedos se te ponen de color rojo brillante, es que están listos. En caso contrario, espera un poco… pero no esperes demasiado. Si te pasas y pierdes el día o los dos días en los que las flores y los capullos están perfectos, tendrás que esperar todo un año antes de poder elaborar tu aceite de hipérico.

Elaboración del aceite:

Introduce el hipérico recién recolectado en un tarro de vidrio y cúbrelo con aceite de oliva entre 3 y 5 cm (1 o 2 pulgadas). Puede que los capullos floten al principio pero con el tiempo acabarán bajando.

Coloca el tarro en un lugar donde le dé el sol directo (una ventana soleada va muy bien) y déjalo en infusión entre 2 y 3 semanas. A medida que la planta vaya soltando su esencia, el aceite irá adquiriendo un color rojo muy fuerte, casi fluorescente. Cuanto más profundo y rico sea el color, mejor será el producto final. Cuando esté listo, cuélalo y embotéllalo.

Uso:

No tienes más que extender el aceite sobre la quemadura, la contusión, el corte o cualquier otra lesión de la piel. También va muy bien para tratar las infecciones de oído; añade un poco a tu aceite de ajo (véase página 58). Como es tan útil para curar las lesiones de los nervios, puede ayudar en casos de parálisis facial periférica, esclerosis múltiple y otras enfermedades del sistema nervioso.

Variación:

Algunas personas prefieren batir ligeramente el aceite y los capullos con la batidora; este procedimiento acelera el proceso de maceración y evita que floten los capullos.

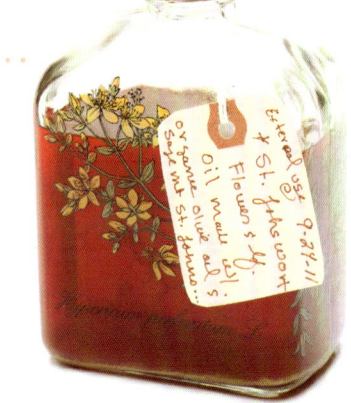

HIPÉRICO O HIERBA DE SAN JUAN

Pomada de hipérico

Una pomada multiusos excelente para las erupciones (incluida la dermatitis del pañal), las quemaduras, los cortes y las heridas. La primera vez que la hice fue en 1974 y resultó ser tan eficaz que no he dejado de hacerla.

- 1 parte de flores de caléndula
- 1 parte de hojas de consuelda
- 1 parte de hojas y flores de hipérico
- Aceite de oliva
- Cera de abeja

Elaboración de la pomada:
Haz una infusión en aceite de cada una de las plantas siguiendo las instrucciones de la página 35. A continuación, utiliza los aceites herbales (en proporciones iguales) y la cera de abeja para elaborar la pomada siguiendo las instrucciones de la página 38.

Uso:
Pon una pequeña cantidad en cualquier herida, corte, quemadura o lesión de la piel que haya que curar.

Linimento de hipérico

Esta receta es cortesía de mi colega herborista Nancy Phillips. Es mi linimento favorito y uno de los mejores remedios para tratar el dolor muscular, la espasticidad y los calambres musculares y el dolor articular (incluyendo el provocado por la artritis y la bursitis).

Elaboración del linimento:
La elaboración de este linimento consta de dos partes. Debes hacer al menos medio litro (1 pinta) de tintura de hipérico siguiendo las instrucciones de la página 40 pero utilizando etanol puro (de 95º o más) en lugar de una bebida alcohólica de 40º. Al mismo tiempo, prepara al menos medio litro (1 pinta) de Aceite de Hipérico siguiendo las instrucciones de la página 152.

Al cabo de 3 o 4 semanas de infusión, cuando tanto el aceite como la tintura hayan adquirido un vivo color rojo, cuélalos. Mezcla medio litro (1 pinta) de tintura y medio litro (1 pinta) de aceite y añádeles varias gotas de aceite esencial de gaulteria. Etiquétalo y guárdalo en un sitio fresco donde se conservará durante varios meses.

Uso:
Utiliza este linimento siempre que te duelan los músculos, las articulaciones o los huesos y requieran tu atención. No solo calma el dolor sino que se introduce en lo más profundo de los músculos y alivia los espasmos y la tirantez.

Infusión iluminadora de hipérico

Se dice que las flores de hipérico «traen la luz a nuestras vidas». Si necesitas un poco de luz, o un poco de iluminación, prueba esta infusión.

- 2 partes de flores de hipérico
- 1 parte de puntas verdes de avena (la punta lechosa de la avena casi madura)
- 1 parte de hojas de melisa
- 1 parte de hojas de hierbabuena
- Una pizca de estevia

Elaboración de la infusión:
Prepara una infusión de las plantas (incluida la estevia) siguiendo las instrucciones de la página 29.

Uso:
Toma 3 o 4 tazas al día según tus necesidades.

Tintura de hipérico para el trastorno afectivo estacional

El trastorno afectivo estacional no es raro en las regiones más septentrionales del mundo donde los inviernos son largos y oscuros. Salir al aire libre, mantenerse activo, respirar el aire frío y utilizar esta tintura nos ayudarán a conservar el sol en nuestro corazón.

- 2 partes de flores de hipérico
- 1 parte de puntas verdes de avena (la punta lechosa de la avena casi madura)
- 1 parte de hojas, flores y bayas de espino albar
- Alcohol de 40°

Uso:
Toma entre media y una cucharadita 2 veces al día durante 3 semanas. Descansa 1 semana y repite el ciclo según tus necesidades. Otra posibilidad es tomar la tintura durante 5 días, descansar 2 días y repetir el ciclo según tus necesidades.

Elaboración de la tintura:
Prepara una tintura de las plantas con el alcohol siguiendo las instrucciones de la página 40.

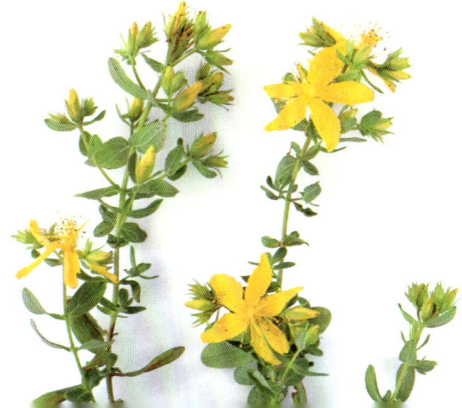

Lavanda / Lavandula officinalis, espliego / L. angustifolia

¿Qué sería del mundo sin lavanda? Es, sobre todo, una planta muy bonita, aromática y rústica que adorna cualquier jardín con sus preciosas flores lilas y su perfume tan familiar. Y no solo las personas, también las abejas y las mariposas acuden en masa allí donde crece. Y, por si su belleza no fuera suficiente, esta planta tan hermosa posee también un amplio abanico de usos medicinales y ocupa un lugar muy destacado en la lista de «plantas esenciales» de cualquier persona.

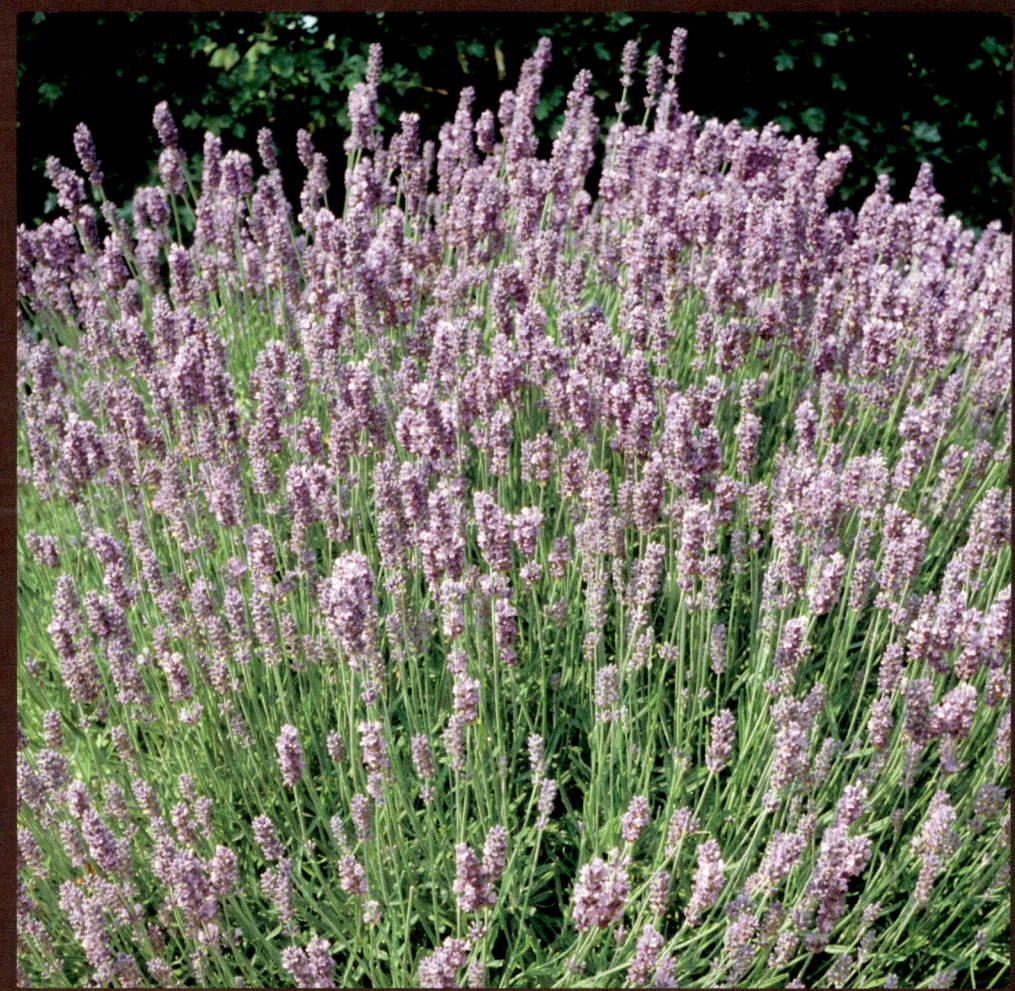

EL CULTIVO DE LA LAVANDA

La lavanda es bastante fácil de cultivar en regiones cuyas temperaturas no desciendan por debajo de los -26 °C (15 °F) pero necesita un lugar soleado y cálido y un suelo bien drenado. Cuando quieras imaginar el hábitat natural de esta planta, piensa en la zona mediterránea. Tolera la sombra parcial pero le encanta el pleno sol. Aunque tolera el frío, en las regiones más frías necesita protección durante el invierno.

Aunque existen muchas variedades de *Lavandula* y se debate cuáles son las más medicinales, por regla general las más apreciadas son *L. officinalis*, la lavanda, y *L. angustifolia*, el espliego. En regiones muy frías pueden prosperar si nieva lo suficiente como para que las raíces estén protegidas contra las bajas temperaturas. En esas condiciones, aunque la parte aérea se seca, vuelve a brotar la primavera siguiente.

Si tienes buena mano para las plantas, quizá consigas propagarla a partir de semilla pero el intento puede resultar muy descorazonador. Tarda varias semanas en germinar y luego, si tienes suerte, la tasa de germinación no supera el 50 por 100. Para los principiantes es más aconsejable comprar tres o cuatro plantitas sanas en un vivero. Cuando estén bien arraigadas, puedes hacer esquejes de raíz y de ramas para ampliar el bancal.

Las lavandas pueden hacerse bastante grandes, dependiendo de la especie concreta que hayas plantado. Deja al menos entre 30 y 60 cm (12 a 24 pulgadas) de separación entre una mata y otra o sigue las recomendaciones concretas para la especie que hayas elegido. El suelo debe tener buen drenaje y ser ligeramente arenoso. El pH ideal está entre 6,4 y 8. Aunque a estas plantas les gusta recibir de vez en cuando un buen remojón, no las riegues en exceso. Acuérdate del clima mediterráneo: días largos, cálidos y soleados y alguna que otra lluvia ocasional. Si en tu región las temperaturas descienden por debajo de -7 °C (20 °F), tendrás que acolchar el suelo en invierno para evitar que se mueran las plantas.

Para que su calidad medicinal sea la mejor, debes recolectar las flores de lavanda cuando los capullos están empezando a abrir. La mayor parte de la gente espera demasiado. Si recoges las flores cuando ya están totalmente abiertas, sus propiedades medicinales no serán tan potentes y durarán mucho menos tiempo.

USOS MEDICINALES

La lavanda produce unos efectos relajantes, tranquilizantes y estimulantes muy profundos. Es un antidepresivo suave que ayuda a disipar la depresión y la melancolía. Cuando se combina con matricaria, ayuda a aliviar las migrañas y el dolor de cabeza. Es una de las mejores plantas

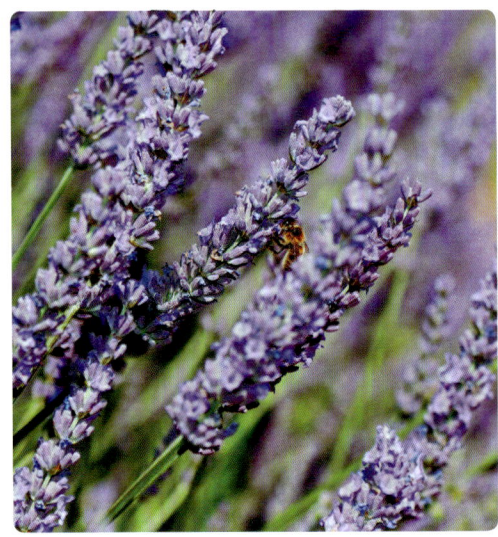

La familia de las lavandas cuenta con muchas variedades. Cada una de ellas añade su propio encanto y belleza al jardín.

para el baño, donde se emplea para aliviar la tensión, el estrés y el insomnio. Después de un día largo y estresante, prueba a darte un baño con unas gotas de aceite esencial de lavanda o una bolsita de muselina con un puñado de flores de lavanda en el agua. Te sentirás mejor inmediatamente. ¿No tienes tiempo para darte un baño? Entonces ponte 2 o 3 gotas de aceite esencial de lavanda en las manos y date un masaje en la nuca, en la cabeza y en los pies y notarás un gran alivio. También puedes preparar un aceite de masaje calmante poniendo entre 8 y 10 gotas de aceite esencial de lavanda en 120 g (4 oz) de aceite vegetal o de frutos secos (los de semilla de uva, almendra y albaricoque son estupendos para esto).

Las lavandas han sido utilizadas tradicionalmente para imbuir valor y fuerza y en la actualidad siguen siendo una de las plantas medicinales preferidas para fortalecer el corazón y la mente ante situaciones estresantes. Muchas mujeres las utilizan durante el parto. 1 o 2 gotas de aceite esencial de lavanda frotadas directamente sobre los pies o la espalda de la parturienta o una cataplasma caliente de flores de lavanda colocada sobre la zona lumbar aportan un alivio suave. La lavanda se ha considerado también una de las mejores plantas para bañar al recién nacido y darle la bienvenida a este mundo. Hoy en día nos parece un ritual especialmente importante, cuando es tan frecuente que los niños estén totalmente apartados del mundo natural.

La efectividad que tradicionalmente se ha atribuido a la lavanda como agente antibacteriano, antifúngico y antiséptico se ha visto confirmada por numerosos estudios clínicos. Es útil en el tratamiento de gran cantidad de infecciones, entre las que se incluyen las estafilocócicas, las estreptocócicas, los catarros y las gripes. Sola o combinada con aceite de árbol del té, puede aplicarse directamente sobre la piel para combatir infecciones por hongos tales como la tiña y las infecciones de las uñas y también puede formularse en una ducha vaginal para tratar las infecciones por levaduras. Su uso como antiséptico es legendario y se ha empleado para desinfectar y curar rozaduras, heridas y quemaduras.

Es muy popular como antiespasmódico y se emplea en fórmulas digestivas para aliviar la indigestión. Resulta especialmente útil para calmar los espasmos musculares del estómago, que a veces están provocados por el síndrome del intestino irritable o la enfermedad de Crohn.

Aunque las flores de las lavandas se utilizan en todo tipo de preparados medicinales, el aceite esencial se conoce a menudo como «primeros au-

Partes utilizadas
Sobre todo las flores, pero también las hojas.

Componentes fundamentales
Flavonoides, linalool, eucaliptol, limoneno, cumarinas y taninos.

Factor de seguridad
En líneas generales, la lavanda se considera una planta segura aunque se recomienda que las mujeres embarazadas eviten el uso interno en grandes cantidades.

xilios embotellados». Este aceite tan fragante tiene múltiples aplicaciones. Yo llevo siempre un tarrito cuando salgo de viaje y me ha resultado muy útil en multitud de situaciones. Muchas veces, tras un largo día de viaje, me doy un baño caliente y añado unas gotas de aceite esencial al agua. Cuando el avión en el que voy empieza a dar saltos, rápidamente abro mi tarrito de aceite esencial de lavanda, aspiro profundamente y al instante me siento más tranquila. Lo he utilizado para desinfectar picaportes de puertas y vasos en zonas donde prolifera la gripe. Lo he visto hacer maravillas con quemaduras muy dolorosas, no solo aliviando el dolor sino también ayudando a desinfectar y curar la herida. Y su capacidad para eliminar el dolor de una picadura de abeja o de otro insecto es legendaria.

Sí, el entusiasmo que me provocan estas plantas tan curativas hace que me desboque pero, dados los éxitos que han tenido durante siglos, no es difícil unirse al grupo de admiradores y aplaudir sus muchas virtudes.

Almohadilla de lavanda para los ojos

Estas almohadillas se han hecho muy populares no solo para aliviar la tensión de los ojos sino también para ayudar a los viajeros y a las personas a las que les cuesta dormir. Son estupendas para acabar con los ojos enrojecidos. Yo tengo fama de haber pasado toda la noche durmiendo en el avión, a pesar del ruido, y haberme despertado completamente fresca al aterrizar y con la almohadilla de lavanda todavía colocada sobre los ojos.

Elaboración de la almohadilla:

Corta un trozo de tela suave (lo ideal es de seda o de algodón suave) de aproximadamente 25 cm (10 pulgadas) por 12 cm (5 pulgadas). Une tres de los lados dejando uno abierto. Dale la vuelta para dejar las costuras hacia adentro y llénalo de flores de lavanda secas. No lo llenes demasiado porque debe poder amoldarse al contorno de los ojos.

Puedes añadirle 1 o 2 gotas de aceite esencial de lavanda si quieres que tenga un perfume más intenso, aunque por lo general las flores huelen bastante ya de por sí. Una vez rellenada, cose la almohadilla para cerrarla.

Uso:

Colócate la almohadilla sobre los ojos, recuéstate en el asiento y relájate. Para que sus beneficios sean aún mayores, si estás en casa puedes calentarla en el horno a temperatura suave o en el microondas (¡eso sí, ten cuidado de no quemarla!) y colocártela calentita sobre los ojos, en el cuello o en la zona lumbar.

Aerosol antiséptico y calmante de lavanda

¡Maravilloso, calmante, antiséptico y seguro! No es de extrañar que los aerosoles de lavanda sean tan populares.

- 7 cucharadas soperas de agua
- 1 cucharada sopera de vodka o de extracto de hamamelis
- 5-10 gotas de aceite esencial de lavanda
- 1 botella con pulverizador de 125 ml (4 oz)

Elaboración del aerosol:
Mezcla el agua, el vodka y el aceite esencial en la botella con pulverizador.

Uso:
Agita bien antes de usar porque el aceite esencial flota. Utiliza este aerosol de lavanda siempre que necesites un poco de esencia calmante. Puedes pulverizar el coche, el dormitorio, el cuarto de baño o cualquier otro lugar. La lavanda es también un potente antiséptico. Utiliza este aerosol como antiséptico en cuartos de baño, habitaciones de hotel y en tus manos siempre que lo necesites.

Remedio calmante de lavanda y melisa

Para calmar el estrés nervioso, puedes probar esta infusión relajante. Helada o a temperatura ambiente está especialmente deliciosa.

Elaboración de la infusión:
Haz 1 litro de infusión de lavanda extrafuerte y 1 litro de infusión de melisa extrafuerte siguiendo las instrucciones de la página 29. Prepara 2 litros de limonada fresca (limones, miel y agua al gusto). Mezcla la limonada con las infusiones y remueve bien.

Uso:
Toma tanta como necesites y siempre que te apetezca.

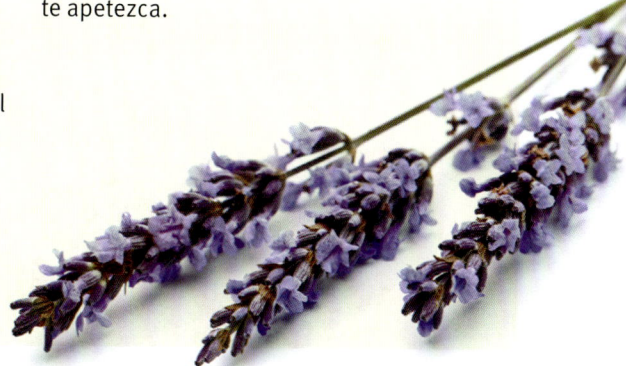

Tintura de lavanda y hamamelis para la migraña

La amapola es opcional pero te recomiendo que la utilices. La mejor es la de California (semillas, hojas y flores) pero, si no consigues encontrarla, te pueden servir las semillas de cualquier otra variedad.

- 1 parte de amapola de California (semillas, hojas y flores) o de semillas de amapola (opcional)
- 1 parte de hojas de hamamelis
- 1 parte de capullos de lavanda
- Alcohol de 40°, vinagre de sidra no pasteurizado o glicerina

Elaboración de la tintura:
Sigue las instrucciones de la página 40.

Uso:
Si sufres migrañas frecuentes y vas a utilizar la tintura durante un periodo prolongado, toma media cucharadita 2 veces al día durante un máximo de 3 meses. Descansa durante 3 o 4 semanas y repite el ciclo tantas veces como sea necesario. Para situaciones agudas (a los primeros síntomas de una migraña o dolor de cabeza), toma un cuarto de cucharadita cada 20 o 30 minutos durante un máximo de 2 horas.

Nota: *Las mujeres deben dejar de utilizar esta tintura durante la menstruación porque estimula el sangrado. De hecho, el hamamelis se utiliza en ocasiones para provocar la menstruación cuando se ha producido un retraso.*

ALIVIO DEL DOLOR DE CABEZA

La próxima vez que te duela la cabeza, prueba un remedio muy antiguo: toma varias gotas de tintura contra la migraña y luego date un baño de pies caliente con lavanda (añade unas gotas de aceite esencial de lavanda al agua), ponte 1 o 2 gotas de aceite esencial de lavanda en la nuca y masajéala para que lo absorba; a continuación, colócate sobre los ojos una almohadilla de lavanda (véase página 158) durante 10 o 15 minutos. Mejor aún, pide a un amigo que te masajee los pies con aceite de lavanda para masaje (véase página 161) mientras descansas cómodamente en el sofá con la almohadilla templada de lavanda sobre los ojos.

Aceite calmante de lavanda para masaje

Es muy fácil y rápido preparar un aceite de lavanda para masaje. No tienes más que añadir el aceite esencial a un «aceite fijo» (el término técnico que se utiliza para designar un aceite vegetal, de frutos secos o de semillas y distinguirlo de los aceites «esenciales» o «volátiles» de las plantas que se destilan con vapor). De todas formas, para aumentar sus beneficios medicinales, añade también flores de lavanda.

- 45 g (1,5 oz) de capullos secos de lavanda
- 120 g (4 oz) de aceite vegetal, de frutos secos o de semillas (de hueso de albaricoque, almendras, semilla de uva o una combinación de algunos de ellos)
- 5-10 gotas de aceite esencial de lavanda

Elaboración del aceite de masaje:

Introduce los capullos de lavanda en un tarro de vidrio de 1 litro con la boca ancha. Vierte el aceite por encima de los capullos, tapa el tarro y déjalo reposar en un lugar cálido y soleado entre 2 y 3 semanas (también puedes acelerar el proceso calentando suavemente el aceite y los capullos al baño María entre 45 minutos y 1 hora). Una vez transcurrido ese tiempo, cuela los capullos y añade el aceite esencial gota a gota hasta que el perfume esté a tu gusto. Embotéllalo y guárdalo en un lugar fresco y alejado del sol. Se conserva durante al menos 6 meses.

Uso:

Ten una botellita al lado de la cama para utilizarlo para masajes vespertinos y otra en el baño para darte un masaje calmante o como aceite corporal para después de un baño caliente.

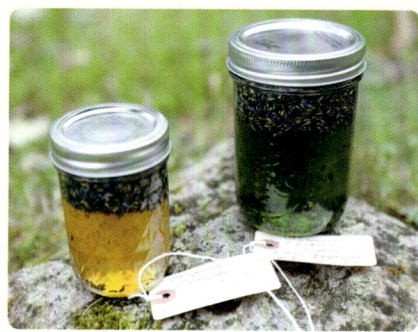

Las flores secas de lavanda de este aceite de masaje se dejan reposar en el aceite durante 2 o 3 semanas.

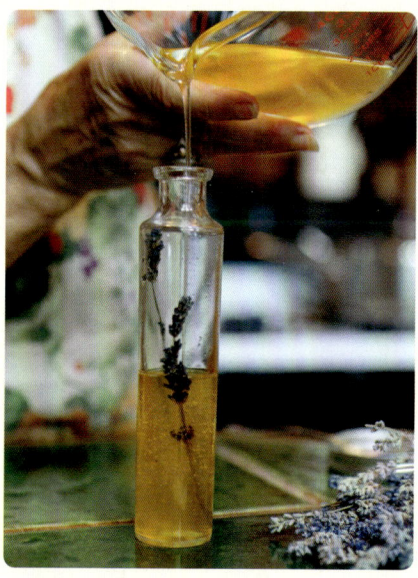

Para darle un toque dulce, introduce una o dos ramitas de lavanda seca en la botella de aceite ya terminado.

Llantén o plantago

/ Plantago major, P. lanceolata

Sospecho que el llantén ocupa el segundo lugar, justo después del diente de león, en la lista de «malas hierbas más comunes y útiles». Crece en todas partes: en prados y campos baldíos, en grietas del pavimento, en autopistas y caminos, en la playa, en los campos, en los patios y en lugares salvajes. Pocas de las plantas que cuidamos en nuestros jardines son tan seguras y tan útiles como el llantén.

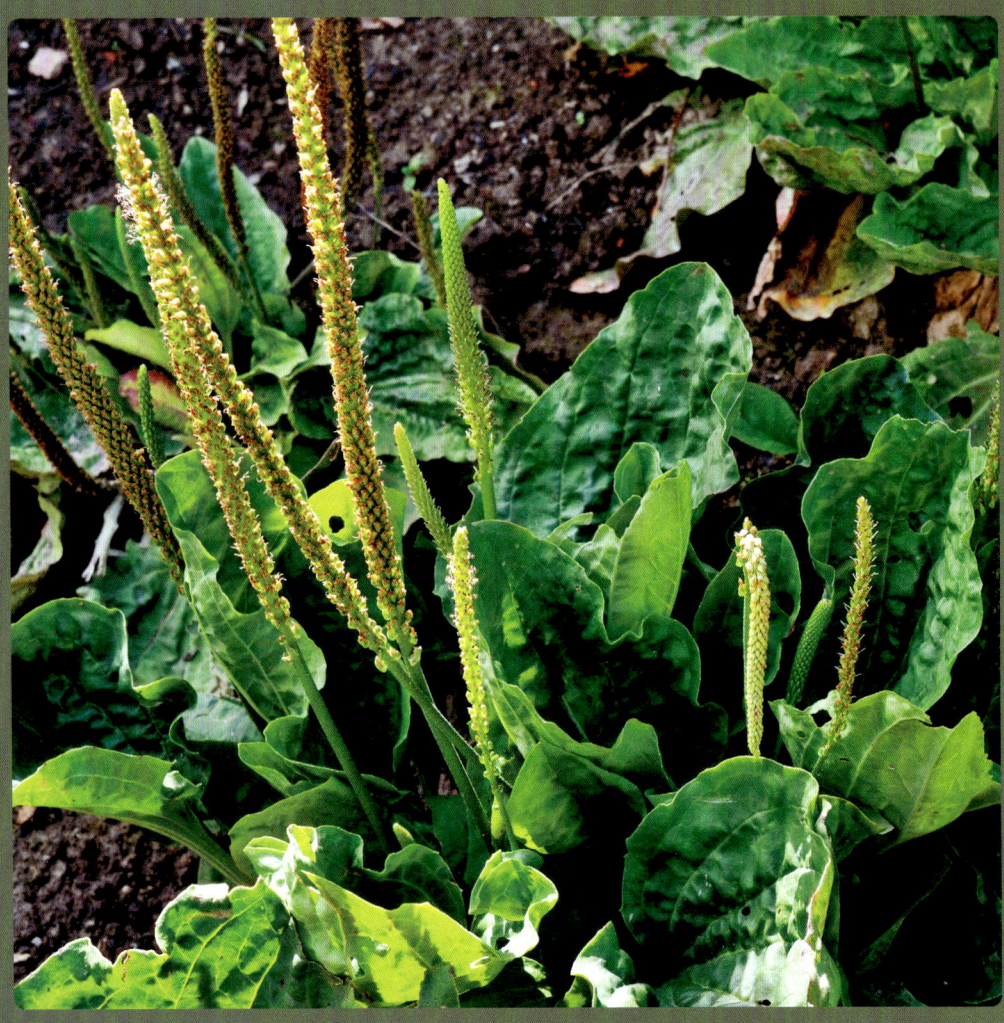

EL CULTIVO DEL LLANTÉN

Estoy intentando imaginar qué puede llevar a una persona a querer cultivar llantén cuando lo más seguro es que ya crezca en algún lugar cercano, quizá incluso en su propio jardín o huerto. Si no tienes a tu alcance ninguna mata de llantén ya establecida, no tienes más que labrar un poco el terreno, a ser posible en un lugar a pleno sol, regarlo de vez en cuando y esperar: ¡el llantén va a aparecer! Siempre acepta cualquier invitación que le hagan a apuntarse a un jardín. Si te impacientas, puedes recoger algunas semillas maduras de la mata de tu vecino y espolvorearlas en el terreno recién labrado. El año que viene tendrás tu propia mata de esta fantástica planta y serás la envidia de todo el vecindario.

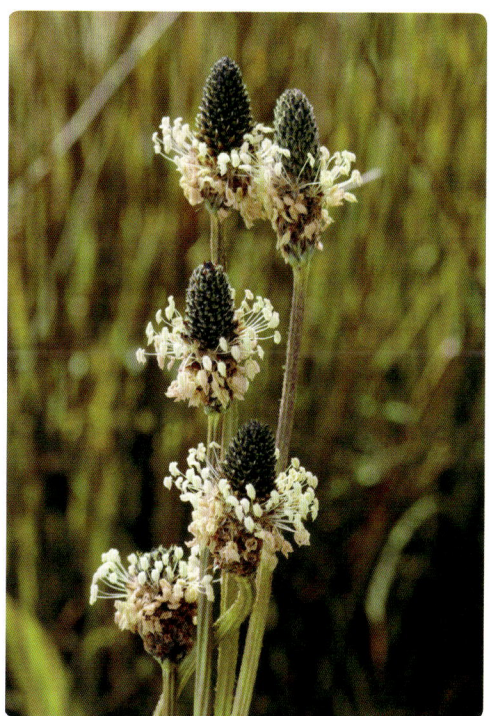

Aunque está considerado una hierba humilde, el llantén común resulta bastante bonito cuando está en flor.

USOS MEDICINALES

El llantén extrae la toxicidad del organismo. Tiene un largo historial como remedio para el envenenamiento de la sangre y se considera un reconstituyente (purificador de la sangre); sus ricos nutrientes estimulan al hígado y enriquecen o «depuran» la sangre. Se utiliza para tratar todo tipo de problemas hepáticos como la mala digestión y asimilación, la hepatitis, la ictericia, las erupciones cutáneas y las personalidades «eruptivas» (demasiado calor en el cuerpo).

El llantén es la mejor de las plantas para preparar cataplasmas. Puedes picar las hojas, machacarlas y colocarlas directamente sobre la zona problemática. También puedes preparar con ellas una infusión fuerte, empapar un paño en ella y colocarlo directamente sobre la zona. En cataplasma, es un remedio sumamente eficaz contra las picaduras y mordeduras de insectos, los forúnculos y otros trastornos eruptivos de la piel así como para cualquier infección muy arraigada. Tiene unas propiedades extractivas tan fabulosas que puede utilizarse para extraer astillas que estén demasiado profundas para poder tirar de ellas. Empapa la zona donde está clavada la astilla con una infusión muy caliente de llantén y déjala actuar entre 20 y 30 minutos. Puedes aumentar la efectividad de la infusión añadiéndole 1 o 2 cucharadas soperas de sal marina. A continuación, aplica unas hojas de llantén machacadas y envuélvelas para que no se muevan. Si puedes, cambia la cataplasma 2 o 3 veces al día y repite este ciclo hasta que la astilla haya aflorado lo suficiente para poder tirar de ella.

El llantén posee también propiedades astringentes y hemostáticas, es decir, corta las hemorragias. Coloca las hojas machacadas directamente sobre la herida hasta que la hemorragia se frene o se detenga del todo. En infusión o tintura, puede

LLANTÉN O PLANTAGO

LLANTÉN O PLANTAGO

utilizarse para cortar las hemorragias menstruales demasiado abundantes. Aunque puede utilizarse por sí solo para detener el sangrado, es más efectivo si se mezcla con milenrama y ortiga (o bolsa de pastor). Es estupendo también para curar las heridas y acorta el tiempo de recuperación.

El llantén es muy rico en nutrientes, contiene proteínas, féculas y un montón de vitaminas y constituye un excelente alimento de emergencia. Aunque al envejecer puede llegar a ponerse amargo y fibroso, es un ingrediente muy sabroso en muchos platos de alimentos silvestres.

Las semillas de llantén, que crecen al final de un tallo largo y esbelto, son ricas en mucílagos y producen un suave efecto laxante. Existe una variedad de llantén, *P. psyllium*, que se cultiva por sus semillas grandes y abundantes. Estas semillas se emplean como laxantes formadores de masa y son el ingrediente principal de varias marcas de productos de este tipo.

El que exista algo tan común, nutritivo, seguro y efectivo, y encima gratis, es un verdadero regalo para la humanidad. Si el llantén tuviera un nombre elegante, luciera una flor exótica y nos saludara desde cualquier otro lugar que no fuera nuestro propio patio o los campos baldíos, lo consideraríamos un superalimento, proclamaríamos sus virtudes y le pondríamos una etiqueta con un precio exorbitante.

Partes utilizadas
Semillas, raíz y hojas.

Componentes fundamentales
Mucílago, ácidos grasos, proteínas, féculas, vitaminas del complejo B, vitamina C, vitamina K, alantoína y amargos.

Factor de seguridad
Absolutamente seguro; no se le conocen reacciones ni efectos secundarios perjudiciales.

Cataplasma de llantén

Las cataplasmas se utilizan para extraer infecciones u objetos extraños (como astillas) del organismo. En ellas se emplean muchos tipos de plantas pero el llantén es la más conocida, lo mejor de lo mejor.

Elaboración de la cataplasma:
Recoge hojas jóvenes frescas de llantén y machácalas o pícalas.

Uso:
Coloca las hojas machacadas directamente sobre la piel y luego envuélvelas con un paño para que no se muevan. Si lo prefieres, envuelve las hojas en un paño fino y coloca este paño sobre la piel. Déjalo actuar entre 30 y 45 minutos cambiándolo si fuese necesario. Es posible que las hojas se pongan negras y muy calientes, lo que indicaría que están extrayendo toxinas. Desecha las hojas y aplica una cataplasma nueva.

Bebida vigorizante de llantén

Las bebidas verdes se han hecho muy populares… ¡y carísimas! ¿Por qué no utilizar esas verduras tan nutritivas que crecen silvestres en nuestros patios y jardines y que además son gratis? Esta bebida, rebosante de alimento, es estupenda.

- 2-3 tazas de zumo de piña fresco o envasado (sin azúcar añadido)
- Un puñado de hojas de llantén (o de otras plantas nutritivas como flores de trébol rojo, hojas de frambuesa, flores y hojas de consuelda menor y hojas de menta)
- 1 plátano pelado

Elaboración de la bebida:
Introduce todos los ingredientes en el vaso de la batidora y bátelos muy bien. Ajusta el sabor a tu gusto.

Uso:
Toma una taza de este tónico tan nutritivo todos los días.

Pomada de llantén

La pomada de llantén es la mejor de las pomadas para las heriditas, apropiada para cualquier tipo de infección o irritación de la piel. Es muy divertido hacerla con los niños. Puedes dejar volar tu creatividad y añadirle diferentes combinaciones de plantas o aceites esenciales: milenrama, trébol rojo, hoja de bardana, consuelda menor, menta… las posibilidades son infinitas.

Elaboración de la pomada:
Prepara una pomada con hojas de llantén siguiendo las instrucciones de la página 38.

Uso:
Aplica una pequeña cantidad directamente sobre la zona afectada. Repite varias veces al día hasta que el problema desaparezca.

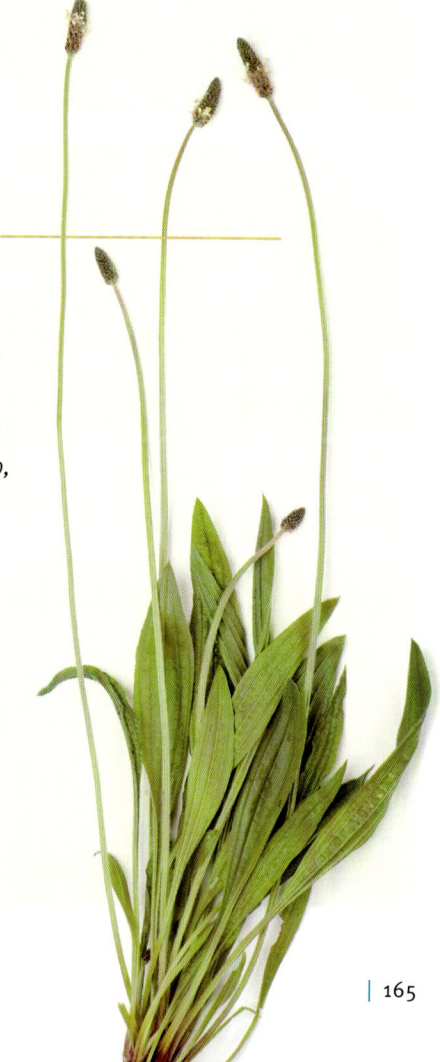

LLANTÉN O PLANTAGO

Malvavisco / *Althaea officinalis*

El malvavisco pertenece a la gran familia de las malvas, una familia muy beneficiosa que también incluye la malva real, el quimbombó y una amplia variedad de plantas medicinales muy interesantes. Muy pocas de ellas son tóxicas; es una familia muy agradable de tener en el vecindario. La mayoría son dulces y deliciosas, demulcentes y emolientes (calmantes tanto por dentro como por fuera) y útiles como alimento y medicina.

Mucho antes de que el malvavisco fuera conocido y respetado como planta medicinal, ya era valorado como raíz de sabor delicioso. Los romanos, los griegos y otros pueblos antiguos la consumían con gran alegría. Los franceses convirtieron la planta en la golosina que en España se conoce con el nombre de nube. Cocieron el jugo gomoso de la raíz con huevos y azúcar y luego batieron la mezcla para darle una consistencia ligera y vaporosa. Esta golosina densa, dulce y mucilaginosa se hizo muy popular y se empleaba para calmar la tos y las molestias digestivas de los bebés. Con el tiempo, los extractos de la planta se sustituyeron por gelatina y el azúcar por sirope de maíz y la golosina se transformó en la nube blanca y gomosa que conocemos hoy en día y que guarda muy poco parecido con la original.

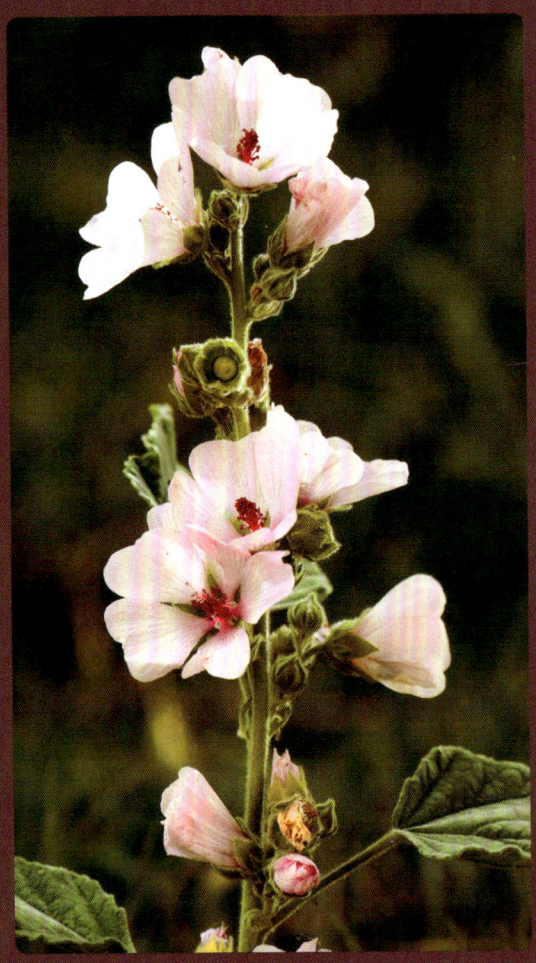

EL CULTIVO DEL MALVAVISCO

El malvavisco es una planta herbácea de crecimiento rápido con hojas suaves y hermosas de color gris verdoso y unas preciosas flores rosas. No es caprichosa y, una vez establecida, crece bien y con facilidad. Debes concederle un espacio amplio porque llega a hacerse muy grande; alcanza una altura de más de 120 cm (4 pies). Le gustan las zonas pantanosas y húmedas. Crece bien a pleno sol o en semisombra; prefiere los suelos húmedos y margosos y necesita riegos ligeros o moderados. Es propio de regiones de clima moderado. Aunque las semillas germinan rápido y de manera bastante fiable, es necesario estratificarlas (congelarlas a temperaturas invernales) primero. A los principiantes puede venirles mejor empezar con una o dos plantitas adquiridas en un vivero. Asegúrate de comprar *Althaea officinalis* porque, de las muchas variedades de malvas que existen, el malvavisco es la más medicinal.

Partes utilizadas
Fundamentalmente la raíz aunque también se emplean las hojas y las flores.

Componentes fundamentales
Polisacáridos, flavonoides, betaína, cumarinas, beta-caroteno, vitamina B y calcio.

Factor de seguridad
El malvavisco es una planta completamente benigna con un largo historial de seguridad entre todos aquellos que conocen sus virtudes.

USOS MEDICINALES

La raíz de malvavisco está compuesta en un 11 por 100 por mucílago y en un 37 por 100 por almidón, lo que hace que resulte un tónico excepcionalmente rico y nutritivo. Sus grandes moléculas de azúcar se hinchan al contacto con el agua creando el gel dulce y mucilaginoso que tanta fama le ha dado. Gracias a su sabor dulce y a sus propiedades mucilaginosas, el malvavisco es un alivio muy popular para todo tipo de inflamación de los tejidos. Es específico para tratar la inflamación y la irritación de los tejidos del aparato respiratorio, del aparato digestivo y de la piel y especialmente útil para aliviar la irritación e inflamación intestinal. Su mayor fama se la debe a sus propiedades calmantes sobre la vejiga y los riñones y es un ingrediente importante de muchas fórmulas para tratar las infecciones de vejiga y de riñón. Además, ayuda a neutralizar el exceso de ácido del estómago, por lo que resulta muy útil en casos de úlcera gástrica.

Aunque es posible que la raíz de malvavisco no ostente unas propiedades antivirales, antibacterianas o contra cualquier otro tipo de infección que podamos considerar excepcionales, su acción calmante y demulcente lo convierte en un remedio excelente para la tos seca porque lubrica y humidifica los pulmones. A menudo se combina con otras plantas más agresivas o irritantes para suavizar los efectos de estas.

Por vía externa, suaviza la piel. Una pasta de malvavisco mezclada con infusión de manzanilla o agua constituye una cataplasma excelente para hidratar la piel seca y agrietada. El malvavisco resulta también muy eficaz en el baño para calmar la piel seca y con picores, como sucede en los eccemas. Además, es muy bueno para mantener el culito del bebé suave y seco (véase la receta de la página 169).

Cápsulas herbales para la infección de vejiga

Esta es una de mis recetas favoritas para tratar las infecciones de vejiga. Si se toma con zumo de arándano rojo o de bayas, es muy eficaz y cura hasta los casos más tenaces.

- 2 partes de hojas de gayuba en polvo
- 1 parte de raíz de equinácea en polvo
- 1 parte de raíz de sello de oro en polvo (procedente de cultivo ecológico)
- 1 parte de raíz de malvavisco en polvo
- cápsulas 00 de gelatina o vegetales

Elaboración de las cápsulas:
Mezcla bien todas las plantas pulverizadas. Encapsúlalas en cápsulas 00. Guárdalas en un tarro de vidrio hermético.

Uso:
Toma 2 cápsulas cada 3 o 4 horas hasta que ceda la infección de vejiga. Si al cabo de unos días no observas mejoría, consulta con tu profesional sanitario. Bebe mucha agua y zumo de arándano rojo sin endulzar para aumentar la protección y facilitar la curación.

Variación:
Si eres propenso a sufrir infecciones de vejiga, puede resultarte beneficioso preparar esta fórmula en tintura porque eso le permite penetrar más rápido en el torrente sanguíneo. Toma media o una cucharadita de tintura en cuanto percibas los primeros síntomas de infección; con frecuencia es suficiente para acabar con ella.

MALVAVISCO U OLMO ROJO

Hace tiempo, el olmo rojo era el «mucílago preferido» en Norteamérica. Sin embargo, desde que los olmos, incluido el rojo, empezaron a ser diezmados por la grafiosis, la mayoría de los herboristas y los consumidores conscientes han optado, por razones éticas y medioambientales, por utilizar malvavisco. Como este último es una planta perenne de crecimiento rápido y el olmo rojo, por su parte, es un árbol amenazado y de crecimiento lento, resulta lógico utilizar malvavisco en lugar de olmo rojo siempre que sea posible.

Polvos de malvavisco para el bebé

He aquí unos polvos excelentes, seguros, completamente naturales y eficaces para tratar y prevenir la dermatitis del pañal.

- 1 parte de arrurruz en polvo
- 1 parte de almidón de maíz
- 1 parte de raíz de malvavisco en polvo
- 1-2 gotas de aceite esencial de lavanda

Elaboración de los polvos:
Mezcla todas las plantas pulverizadas en un bol grande (para esta operación vienen muy bien unas varillas de alambre). Añade 1 o 2 gotas de aceite esencial de lavanda y vuelve a batir bien todo. Tápalo con una toalla gruesa de algodón y deja reposar durante toda la noche en una habitación que no tenga humedad; eso permite que el aceite y los polvos se sequen. Al día siguiente, vuelve a batirlos y guárdalos en un recipiente para polvos para que te resulten más fáciles de aplicar.

Uso:
Espolvorea sobre el culito del bebé tantas veces como sea necesario para absorber el exceso de humedad.

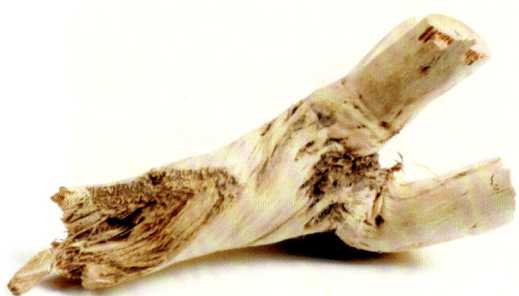

Tónico urinario para la salud de la vejiga

He aquí un remedio calmante y curativo para la irritación de la vejiga; no está pensado para una infección muy fuerte sino más bien para una irritación leve pero crónica.

- 1 parte de puntas de álsine
- 1 parte de hojas de diente de león
- 1 parte de raíz de malvavisco
- 1 parte de hojas de ortiga

Elaboración del tónico:
Prepara una infusión con las plantas siguiendo las instrucciones indicadas en la página 29.

Uso:
Toma 2 o 3 tazas al día.

Manzanilla / Chamaemelum nobile; Matricaria recutita y otras especies relacionadas con estas

Esta planta tan conocida y respetada es una maravilla de la sanación. Nos demuestra que suave no es sinónimo de menos efectivo; aunque es extremadamente suave, también es potente y eficaz. Las farmacopeas (documentos o autoridades médicas oficiales) de veintiséis países la han aprobado para tratar problemas como los cólicos, la indigestión, los espasmos musculares, la tensión, la inflamación y la infección. Aunque de talla pequeña, su importancia en cualquier botiquín herbal doméstico es enorme.

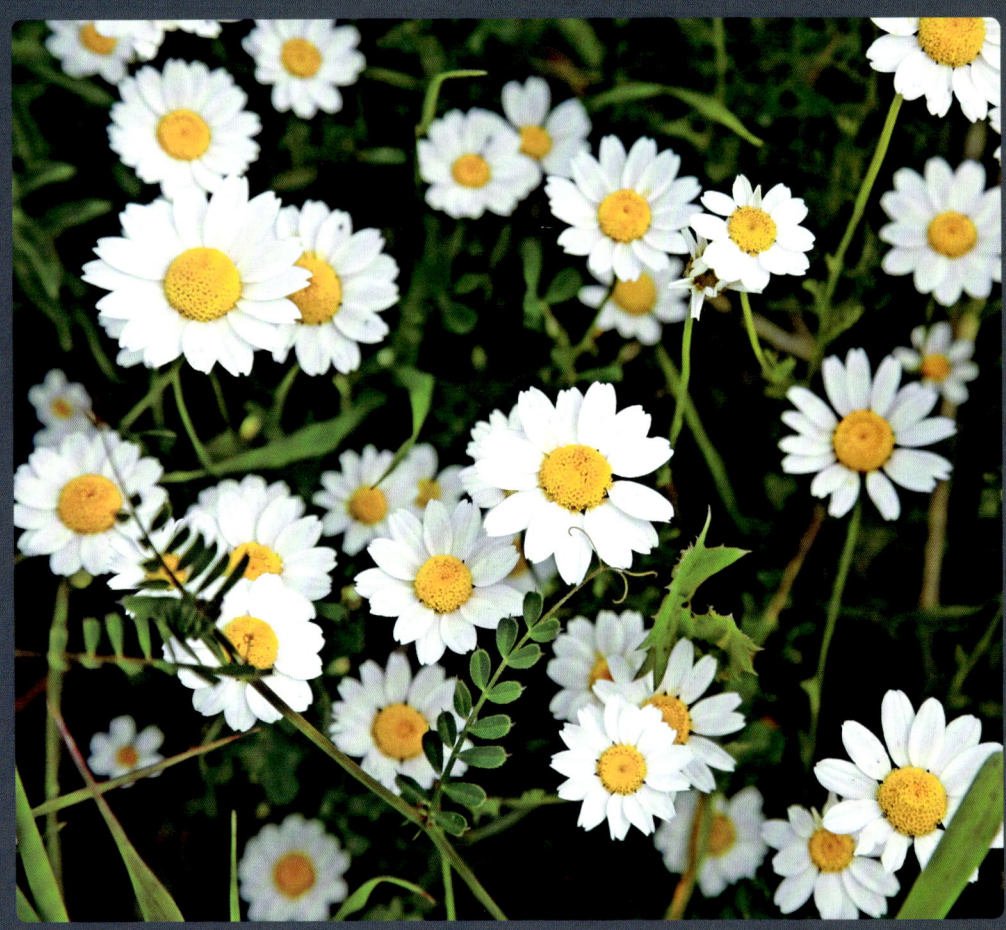

EL CULTIVO DE LA MANZANILLA

Dado que se propaga con mucha facilidad a partir de semillas, lo mejor es sembrarla directamente en el jardín a comienzos de primavera. Prefiere los suelos secos, ligeros y bien drenados, pero no es demasiado caprichosa. Un suelo rico produce un follaje mayor y más exuberante pero no necesariamente más flores. De hecho, las flores de la manzanilla son más prolíficas y más potentes cuando se cultivan en suelos más pobres. Es una planta amante del sol pero también le gustan los climas más frescos; en regiones muy cálidas crece demasiado, adquiere un porte larguirucho y fructifica de forma prematura. Si vives en una zona cálida, siémbrala muy a principios de primavera para que las flores tengan oportunidad de abrirse antes de que lleguen los calores del verano. En algunas regiones se pueden obtener dos cosechas, una en primavera y otra a finales de otoño.

Cuando las flores están totalmente abiertas y perfumadas, recoléctalas pasando los dedos entre ellas como si fuesen un rastrillo para atraparlas y pasarlas a la cesta. Esta técnica es muchísimo más eficiente que ir recolectando una a una. Los cosechadores comerciales utilizan rastrillos auténticos, como los empleados para recoger los arándanos, y así pueden coger grandes cantidades de flores.

La manzanilla queda preciosa cerca de los caminos; cuando te rozas con ella, libera una fragancia exquisita parecida a la de la piña o a la de la manzana. Antiguamente era conocida como el «médico de las plantas» porque se dice que cura cualquier mal que puedan padecer las plantas situadas cerca de ella. Hoy en día sigue siendo una planta de

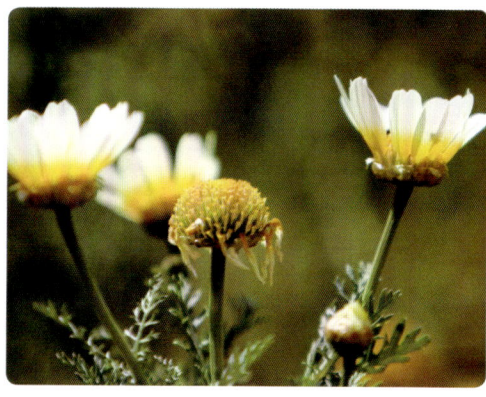

Una de las mejores formas de recolectar las perfumadas florecillas es pasar los dedos entre ellas como si fuesen un rastrillo y «peinarlas» suavemente para recoger varias flores a un mismo tiempo.

acompañamiento muy popular en el huerto y a menudo se siembra cerca de otras para mantenerlas sanas y libres de enfermedades.

USOS MEDICINALES

Las flores de manzanilla tienen grandes cantidades de azuleno, un aceite volátil que sirve como agente antiinflamatorio y febrífugo, por lo que resultan muy útiles para tratar la artritis y otros trastornos inflamatorios. Un estudio clínico reveló que diez de cada doce personas que tomaron por la noche infusión de manzanilla en lugar de su me-

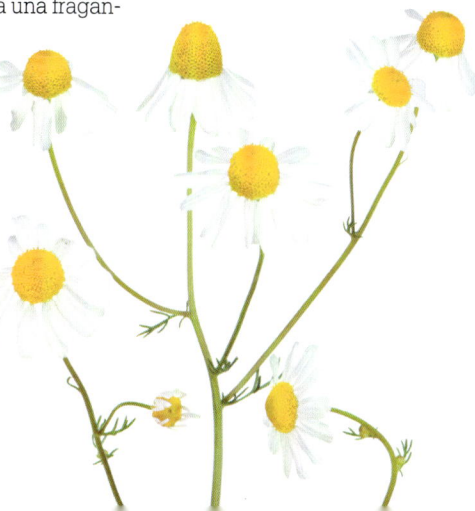

MANZANILLA

dicación habitual contra el dolor (para aliviar malestar general, dolor de cabeza o dolor artrítico) conciliaron un sueño profundo y reparador a los 10 minutos de acostarse.

Otros estudios clínicos confirman lo que los herboristas conocen desde hace muchísimo tiempo: esta planta tan común en las cunetas es un tónico excelente para el aparato nervioso y el aparato digestivo. Con las flores se obtiene una infusión sumamente tranquilizadora, muy adecuada para aliviar el estrés y el nerviosismo, promover el sueño y favorecer la digestión. En bebés y niños, esta infusión es un remedio muy popular para calmar los cólicos y los trastornos digestivos de la infancia. Además, podemos añadirla al agua del baño para beneficiarnos de sus propiedades relajantes y calmantes. Con la manzanilla se elabora también un aceite de masaje excelente para aliviar el estrés, la ansiedad y el dolor muscular.

Partes utilizadas

Fundamentalmente la flor, aunque las hojas también pueden ser útiles.

Componentes fundamentales

Azuleno y otros aceites volátiles, flavonoides, taninos, glucósidos amargos, salicilatos, cumarinas, calcio, magnesio y fósforo.

Factor de seguridad

Algunas personas son alérgicas a la manzanilla. Si te pican los ojos o los oídos, te destila la nariz, te raspa la garganta o muestras algún otro síntoma de alergia, deja de utilizarla.

Infusión calmante de manzanilla

Nada puede ser más sencillo que preparar una taza de manzanilla, ya sea con flores frescas o secas, y pocas cosas resultan más tranquilizadoras y sedantes.

Elaboración de la infusión:

Prepara una infusión de flores de manzanilla siguiendo las instrucciones de la página 29. Utiliza 1 cucharadita de flores secas o 2 cucharaditas de flores frescas por cada taza de agua o 30 g (1 oz) de flores secas o 60 g (2 oz) de flores frescas por cada litro de agua. Deja reposar, tapado, entre 15 y 20 minutos. La manzanilla contiene amargos; cuanto más la dejes reposar, más amarga resultará. Para que tenga un sabor más agradable, menos amargo, déjala reposar menos tiempo.

Uso:

Toma 2 o 3 tazas al día o siempre que lo necesites. Si se utiliza durante varias semanas, produce efectos duraderos. Resulta muy agradable mezclada con otras plantas, como melisa y pétalos de rosa, que apoyen el sistema nervioso y es excelente tanto para bebés y niños como para adultos.

Bolsitas de manzanilla para los ojos

Estas bolsitas para los ojos ayudan a aliviar el estrés y la tensión ocular, los círculos oscuros y la hinchazón.

Elaboración de las bolsitas:
Introduce dos bolsitas de manzanilla para infusión en agua caliente y déjalas reposar durante un par de minutos o hasta que estén completamente empapadas. Retira y deja enfriar hasta que estén a una temperatura tolerable.

Uso:
Coloca una bolsita directamente sobre cada ojo. Túmbate y relájate con las bolsitas puestas entre 15 y 20 minutos.

Baño herbal tranquilizante para desestresarse

Sumergirse en un baño herbal es algo muy parecido a meterse en una taza gigante de infusión: los poros se abren y absorben las propiedades curativas de las hierbas y el agua caliente relaja mientras limpia. Es una sanación de primera.

Elaboración del baño:
Mezcla un puñado de flores de manzanilla, hojas de melisa y pétalos de rosa, todos secos. Introduce la mezcla en una bolsa grande de muselina, en un colador extragrande o incluso en una media vieja de nailon. Sujétala directamente bajo el grifo de la bañera. Deja correr el agua caliente (lo más caliente posible) por las plantas durante unos minutos. A continuación, ajusta la temperatura del agua para que resulte agradable y termina de llenar la bañera.

Uso:
Baja las luces, enciende una vela y sumérgete en la tranquilizadora esencia de las plantas. Puedes incluso reforzar sus efectos relajantes sobre el sistema nervioso tomándote una taza de infusión de manzanilla caliente.

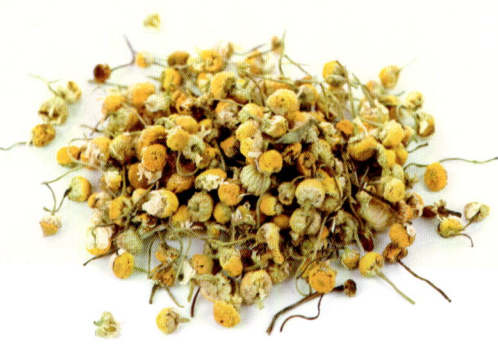

Melisa o toronjil / *Melissa officinalis*

Pocas plantas hay que sean tan deliciosas y que constituyan un remedio tan eficaz. El nombre específico de la melisa, *officinalis*, indica que desde hace mucho es una de las plantas «oficiales» de los boticarios. El nombre genérico, *Melissa*, deriva de *melisso-phyllon*, un término griego que significa «hoja de las abejas». Cualquiera que haya cultivado melisa sabe que esta planta resulta muy atractiva para las abejas; casi podríamos decir que bulle de actividad «abejil». La melisa camufla sus potentes propiedades medicinales en unas hojas de aroma dulce y está considerada uno de los miembros más importantes de la amplia familia de las mentas. Es un remedio muy recomendado para las enfermedades del corazón (y el dolor de corazón), la depresión y la ansiedad, los trastornos nerviosos y un montón de infecciones víricas y bacterianas.

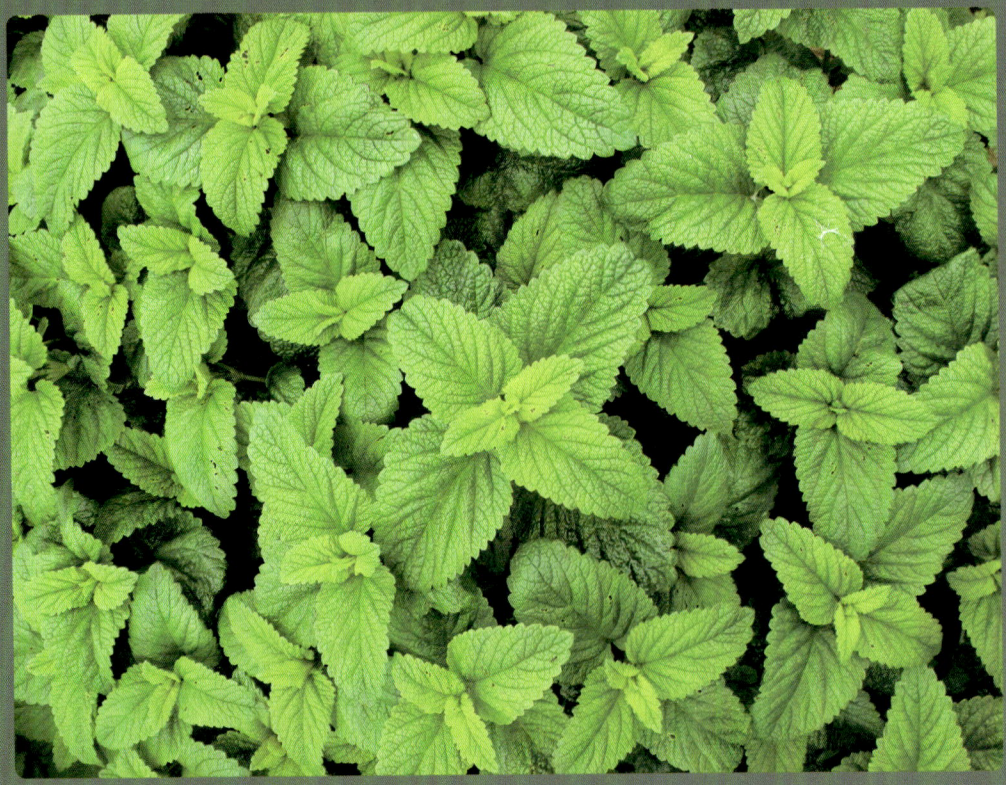

EL CULTIVO DE LA MELISA

La melisa es una planta herbácea perenne muy rústica y de crecimiento rápido que puede darse en regiones cuyas temperaturas mínimas no desciendan de los -30 ºC (-22 ºF). Se resiembra con mucha facilidad por lo que, en el momento en que tienes unas cuantas matas ya establecidas, es capaz de cubrir todo el bancal sin demasiados problemas. Prefiere los suelos húmedos pero bien drenados y un poco de sombra, aunque también puede vivir a pleno sol. Siembra directamente en el suelo en otoño o en interior en primavera.

La melisa siempre llama la atención de los visitantes al jardín, no porque tenga un aspecto llamativo ni unas flores despampanantes (es bastante corriente en ambas cosas), sino por su aroma y su sabor irresistibles. Plántala en un lugar donde los visitantes puedan rozarla o coger unas hojitas para mordisquearlas. Sus hojas pueden recolectarse en cualquier momento pero tienen más sabor antes de la floración. Cuando las plantas empiezan a florecer, puedes cortarlas para obtener una segunda cosecha de hojas, que mantienen su maravilloso olor incluso una vez secas (en la página 19 encontrarás las instrucciones de secado).

USOS MEDICINALES

«La melisa es regia para el cerebro, para fortalecer la memoria y para expulsar enérgicamente la melancolía» escribió John Evelyn, un conocido herborista del siglo XVII. Paracelso la denominó «el elixir de la vida», un título bastante rimbombante, y Dioscórides la utilizó para «endulzar el espíritu». Resulta notable la frecuencia con la que la rica y animada historia de las plantas medicinales recibe el apoyo de la ciencia moderna. En lo que respecta a la melisa, estudios modernos han revelado que su rica concentración de aceites volátiles,

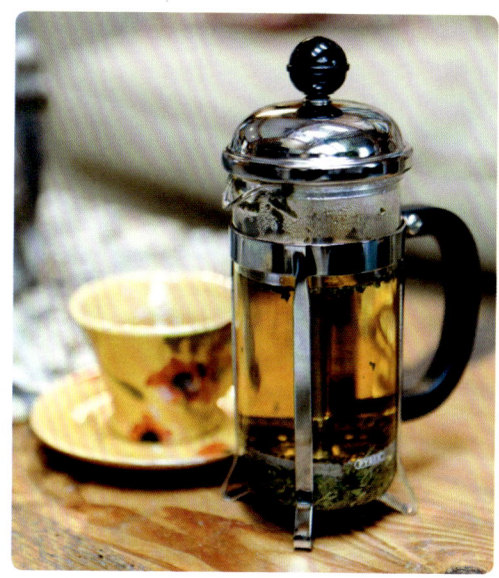

La jarra de émbolo, o prensa francesa, es estupenda para hacer infusiones herbales.

Partes utilizadas

Parte aérea de la planta; las hojas son ricas en aceites esenciales.

Componentes fundamentales

Citral, citronelal, taninos, amargos, polifenoles, vitamina C, calcio, magnesio, catequina, resinas y flavonoides.

Factor de seguridad

La melisa está considerada un inhibidor del tiroides; las personas que padecen hipotiroidismo o actividad tiroidea baja deben utilizarla solo bajo la supervisión de un profesional sanitario.

en concreto citral y citronelal, tiene efectos calmantes sobre el aparato nervioso y el digestivo y posee propiedades antiespasmódicas. La infusión de melisa y manzanilla es un remedio excelente para las molestias estomacales y el agotamiento nervioso.

También actúa como sedante suave, especialmente útil para el insomnio provocado por el duelo y la tristeza; prepara una infusión de melisa con flor de la pasión y una pequeña cantidad de capullos de lavanda y toma una o dos tazas un par de horas antes de acostarte.

La melisa ocupa uno de los primeros lugares en la lista de las plantas que se emplean habitualmente para tratar el dolor de corazón y la depresión. Yo la utilizo en la Infusión para Aliviar el Corazón (página 136), que mezcla melisa con hipérico, avena y espino albar (bayas, flores y hojas) en una deliciosa infusión que aporta un rayo de luz y de esperanza al corazón afligido. Esa infusión es también un remedio eficaz para el trastorno afectivo estacional.

La melisa es una planta que gusta mucho a los niños. Puede tranquilizar a un niño inquieto y se sabe que ayuda en casos de TDA y TDAH. Resulta también muy útil para calmar a los niños que padecen pesadillas nocturnas recurrentes; no tienes más que darles una pequeña dosis antes de acostarse. Aún más útil es un baño caliente de manzanilla seguido por un suave masaje con aceite de lavanda y una cucharada sopera de extracto glicerinado (tintura elaborada con glicerina) de melisa justo antes de acostarse.

Además de sus propiedades calmantes y tranquilizantes, la melisa es rica en polifenoles, unas sustancias con una fuerte acción antivírica. Esto explica, al menos en parte, su efectividad contra el herpes y el herpes zóster. Los herboristas suelen combinar melisa con regaliz para elaborar un remedio que resulta especialmente eficaz contra el virulento virus del herpes.

Como tiene un sabor tan delicioso, suele prepararse en infusión pero también es muy sabrosa como condimento culinario. Añade unas cuantas hojas a ensaladas, sopas, platos de cereales y batidos y les darán un refrescante sabor a limón. Con ella se elabora también una de las tinturas más sabrosas. Prueba la tintura en glicerina de melisa; es capaz de alegrar del corazón de cualquiera.

MELISA PARA TENER UNA VIDA LARGA

Una de mis amigas y profesoras de herboristería más queridas, Adele Dawson, era una gran admiradora de la melisa y la cultivaba en grandes cantidades en sus jardines de plantas silvestres. Cuando acudía a visitarla con mis alumnos de herboristería, solía saludarnos en el umbral de la puerta con una bandeja llena de relucientes vasos verdes llenos de su «remedio» diario favorito: una combinación de un puñado de hojas de melisa, unas cuantas hojas de borraja, unas rodajas finas de limón y de naranja, un chorreón de coñac, media taza de miel, una botella de clarete y medio litro de agua con gas. Se deja reposar con hielo suficiente para que se enfríe, se cuela y se decora con las flores azules y en forma de estrella de la borraja.

Adele vivió hasta los noventa y muchos años de edad siguiendo los pasos de Llewelyn, el príncipe de Glamorgan del siglo XIII que tomaba infusión de melisa todos los días y se supone que vivió hasta los 108 años.

Agua del Carmen

El agua del Carmen, creada por las monjas carmelitas en el siglo XVII, fue en un tiempo una fórmula secreta a base de melisa. En la actualidad se venden muchas versiones, algunas de las cuales ni siquiera contienen melisa. El agua del Carmen se utiliza como remedio digestivo y tónico suave.

- 3 partes de hojas de melisa
- 1 parte de raíz de angélica
- ½ parte de semillas de cilantro
- ½ parte de cáscara de limón
- ¼ de parte de nuez moscada
- Brandy de 40°
- Miel (opcional)

Elaboración del agua:
Haz una tintura de las plantas con el brandy siguiendo las instrucciones de la página 40. Si lo deseas, antes de embotellarla puedes añadir un cuarto de taza de miel templada por cada litro de tintura. Remueve para que se deshaga bien.

Uso:
Toma un vasito justo antes de comer como aperitivo herbal relajante y remedio digestivo.

Remedio para los cólicos

En realidad, esta infusión es apropiada para cualquier persona que padezca trastornos digestivos provocados por el estrés nervioso pero resulta especialmente útil para los bebés y los ancianos con problemas estomacales.

- 3 partes de hojas de melisa
- 2 partes de flores de manzanilla
- 1 parte de semillas y hojas de eneldo

Elaboración de la infusión:
Prepara las plantas en infusión siguiendo las instrucciones de la página 29.

Uso:
Para los cólicos de los bebés, dales 1 o 2 cucharaditas antes de amamantarlos o darles el biberón. Para los adultos, tomar la cantidad necesaria.

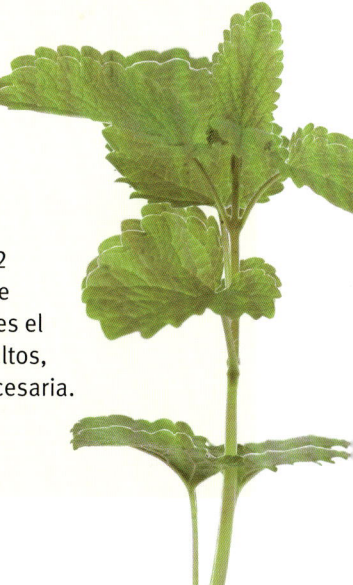

Extracto glicerinado de melisa

Increíblemente relajante y tranquilizador. ¡Es probablemente la tintura más deliciosa que puedas probar! Su sabor se parece al de los licores y podría servirse después de la cena pero, como no contiene alcohol, es estupendo para los niños y para todos aquellos que prefieren no utilizar productos alcohólicos.

Elaboración del extracto glicerinado:

Llena un tarro de vidrio de boca ancha con hojas de melisa. Prepara una solución de 3 partes de glicerina y 1 parte de agua y rellena el tarro con ella. Tápalo y déjalo reposar en un lugar cálido entre 3 y 4 semanas. Una vez transcurrido ese tiempo, cuela y embotella el líquido.

Guárdalo a temperatura ambiente y se conservará durante varios meses.

Uso:

Los adultos deben tomar entre media y 1 cucharadita según necesidad. Para niños, ajustar la dosis según su tamaño y peso; en la página 48 encontrarás una tabla de dosificación.

Baño de melisa

Este baño, relajante y estimulante al mismo tiempo, se utiliza para disipar «energía negativa», para levantar el ánimo y, sencillamente, para disfrutar de un buen baño.

- 2 partes de hojas de melisa frescas o secas
- 1 parte de flores de manzanilla
- 1 parte de capullos de lavanda
- 1 parte de pétalos de rosa

Elaboración del baño:

Mezcla todas las plantas. Introduce media taza o más de la mezcla en una bolsa grande de tela, un colador muy grande o una media vieja de nailon. Ata la bolsa debajo del grifo de la bañera. Deja correr agua caliente (lo más caliente posible) por las plantas durante unos minutos. A continuación, retira las plantas y llena la bañera ajustando la temperatura del agua para que resulte agradable.

Uso:

Métete en el baño y permanece en él durante al menos 30 minutos. Si metiste las plantas en una bolsa de tela, utilízala para darte un suave masaje por todo el cuerpo. Una vez transcurrido ese tiempo, sal del baño, sécate y completa este tratamiento curativo con un masaje suave con aceite de lavanda (véase página 161).

Menta piperita / *Mentha piperita*

Es frecuente definir a la menta como «una explosión de energía verde». Es una planta que renueva, refresca y da energía sin agotar ni malgastar las reservas energéticas. Cuando necesites un empujoncito suave, prueba una infusión de menta y albahaca sagrada y notarás cómo te revitaliza y te ayuda a recuperarte. También puedes probar la menta mezclada con gingko, centella asiática y romero, un «tónico cerebral» que refuerza la memoria y agudiza el intelecto. Existen pocas plantas medicinales tan versátiles, deliciosas, seguras, efectivas, fáciles de conseguir y sencillas de cultivar como la menta piperita.

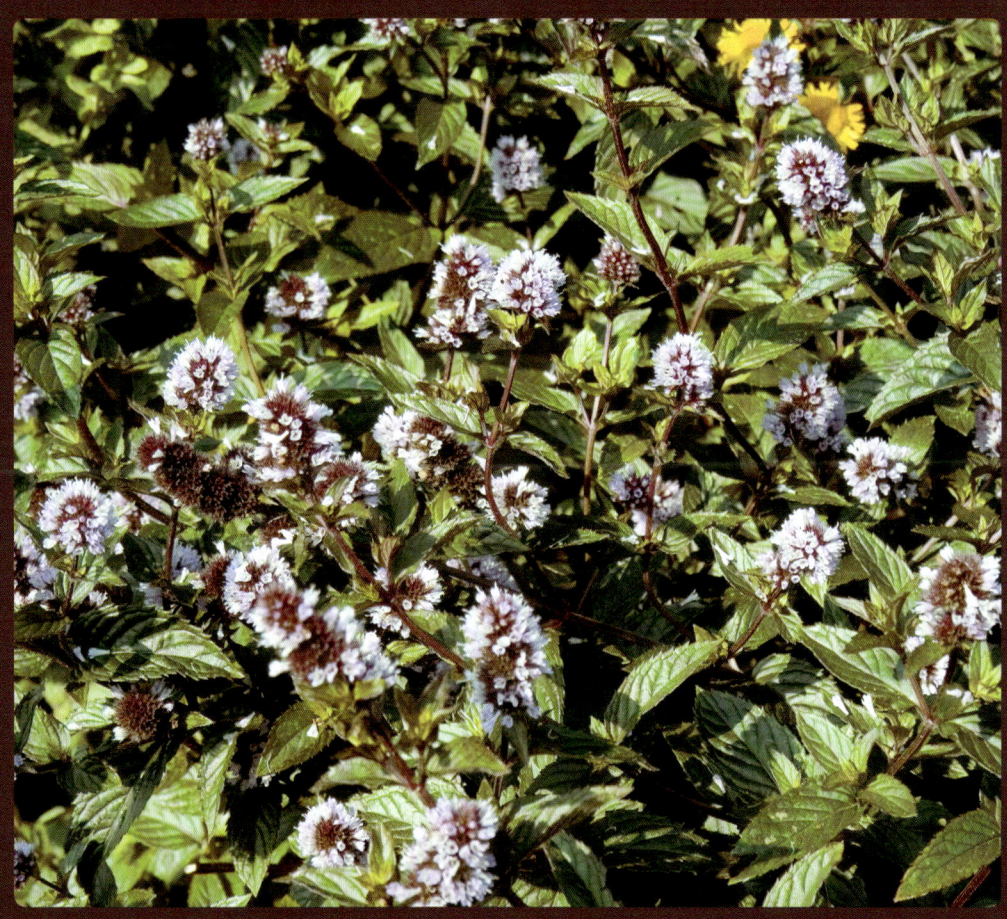

EL CULTIVO DE LA MENTA PIPERITA

A la menta le gustan los suelos ricos, húmedos y bien drenados a pleno sol o en semisombra. Soporta temperaturas bastante bajas porque, como la mayoría de las mentas, es una superviviente de espíritu salvaje.

Se propaga muy fácilmente mediante esquejes y divisiones de la raíz. De hecho, la parte más complicada del cultivo de la menta piperita, o de cualquier otra planta de la familia de las mentas, es que no se desborde. Una posibilidad es cultivarla en maceta para evitar que se adueñe del jardín. ¡Aunque, evidentemente, la mejor manera de evitar que se extienda más allá del sitio que tiene adjudicado es no dejar de recolectarla para preparar infusiones, para cocinar y para elaborar remedios herbales y julepe de menta!

USOS MEDICINALES

La menta es famosa como remedio digestivo y es la reina de las plantas a la hora de aliviar las náuseas y los gases. Al ser antiespasmódica, ayuda a relajar los músculos y puede reducir los espasmos y retortijones de estómago y su sabor limpio y refrescante resulta muy bienvenido tras una indigestión o un acceso de vómito. Una o dos gotas de aceite esencial de menta en una taza de agua caliente eliminan rápidamente el regusto desagradable y el olor que queda después de vomitar. Es un ingrediente común de pastas de dientes, enjuagues y chicles. De hecho, el sabor a menta es probablemente el que mejor define el aliento fresco y la boca limpia. Hasta los productos de limpieza tienden a incluirla en su composición por el perfume limpio y fresco que exhala. Utilízala para elaborar un aerosol desinfectante para el baño; verás como todo revive.

No tan conocidas son las propiedades analgésicas de la menta piperita. Es una de mis plantas favoritas para reducir el dolor de cabeza y las molestias de las picaduras de abeja, las quemaduras e incluso el dolor de muelas. Para tratar las quemaduras, mezcla una o dos gotas de aceite esencial de menta con dos cucharadas soperas de miel y aplícalo directamente sobre la quemadura. La miel es un apósito estéril excelente y la menta refresca y alivia el dolor en cuestión de minutos. La infusión de menta puede ayudar a reducir el dolor y la duración de las jaquecas, sobre todo las provocadas por problemas digestivos. Prueba una infusión de manzanilla y menta a partes iguales para la indigestión y los dolores de cabeza que causa.

Gracias a su sabor delicioso y familiar, es frecuente utilizarla con otras plantas medicinales menos agradables de tomar. Además, aporta un amplio surtido de nutrientes importantes como calcio, magnesio y potasio. Añádela a cócteles, sopas, ensaladas y pestos y disfruta de su sabor refrescante y su valor nutricional.

Partes utilizadas
Hojas y flores.

Componentes fundamentales
Aceites volátiles (mentol y mentona), flavonoides, ácido fenólico, triterpenos, calcio, magnesio y potasio.

Factor de seguridad
Totalmente segura; no se le conoce ninguna reacción o efecto secundario adverso.

Tónico Rejuvenecedor

Una infusión ligera y estimulante, perfecta para espabilarnos por la mañana o para reponernos por la tarde.

- 1 parte de té verde (opcional)
- 1 parte de hojas de albahaca sagrada
- 1 parte de hojas de menta piperita

Elaboración del tónico:
Prepara las hierbas en infusión siguiendo las instrucciones de la página 29.

Uso:
Toma 1 taza siempre que la necesites a lo largo del día. Dado que el té verde contiene cafeína, evita tomarla al anochecer porque podría interferir con el sueño.

Tintura contra el dolor de cabeza

Este remedio resulta especialmente útil para aquellas personas que son propensas a sufrir dolores de cabeza provocados por la indigestión.

- 2 partes de hojas de menta piperita
- 1 parte de flores de manzanilla
- 1 parte de flores y hojas de matricaria
- 1 parte de conos de lúpulo
- Alcohol de 40°

Elaboración de la tintura:
Prepara una tintura en alcohol de las plantas siguiendo las instrucciones de la página 40.

Uso:
Toma entre un cuarto y media cucharadita antes y después de las comidas.

SEGREGACIÓN DE LAS MENTAS

Las mentas se entremezclan y se cruzan entre sí con mucha facilidad por lo que, si vas a cultivar más de una especie, puedes acabar teniendo un montón de mentas de distintas especies la mayoría de las cuales no tendrán el sabor ni el olor de sus progenitoras. Y tampoco serán tan activas medicinalmente hablando. Por eso es importante que intentes mantenerlas separadas, o al menos en distintos bancales o macetas en el jardín. No son buenas compañeras de cama.

MENTA PIPERITA

Remedio digestivo

Esta sencilla infusión es probablemente una de las fórmulas herbales más conocidas para cuando nos duele la tripa o tenemos indigestión.

- 1 parte de flores de manzanilla
- 1 parte de hojas y semillas de eneldo
- 1 parte de hojas de menta piperita

Elaboración de la infusión:
Prepara una infusión con las plantas siguiendo las instrucciones de la página 29.

Uso:
Toma media taza de infusión templada antes y después de las comidas.

Polvo dentífrico de menta

¿Sabías que puedes preparar tú mismo un dentífrico eficaz, de sabor agradable y barato? ¡Y es hasta fácil! E incluso puedes encontrar tubos para guardarlo en tiendas de cosméticos y de artículos para camping.

- ¼ de taza de caolín en polvo muy fino
- 1 cucharadita de bicarbonato sódico
- 1 cucharadita de sal marina muy fina
- Unas gotas de aceite esencial de menta

Elaboración del polvo:
Mezcla bien la arcilla pulverizada, el bicarbonato sódico, la sal y el aceite esencial. Deja secar al aire y luego guárdalo en un recipiente hermético.

Uso:
Mezcla el polvo dentífrico con una cantidad suficiente de infusión de menta o de agua para obtener una pasta (si preparas cantidades grandes de polvo, humedece solo lo necesario para 1 o 2 semanas porque, si haces más cantidad, puede estropearse). Si te gusta el sabor dulce de la mayoría de los dentífricos –a mí no–, añade una cucharadita de glicerina vegetal a la pasta. Utilízalo para cepillarte los dientes como si fuese un dentífrico comprado en la tienda.

Milenrama / *Achillea millefolium*

La milenrama, con su cabezuela llena de preciosas florecillas blancas (de ahí el nombre de milenrama) coronando un tallo de hojitas finas y delicadas, es, al igual que muchas plantas medicinales, una hierba muy común en las cunetas de la mayoría de las regiones de clima templado del mundo. Allí donde crece ha entrado a formar parte del folclore y la medicina de las culturas indígenas. ¡Es muy posible que constituya una de las plantas medicinales cuyo uso está más extendido en todo el planeta!

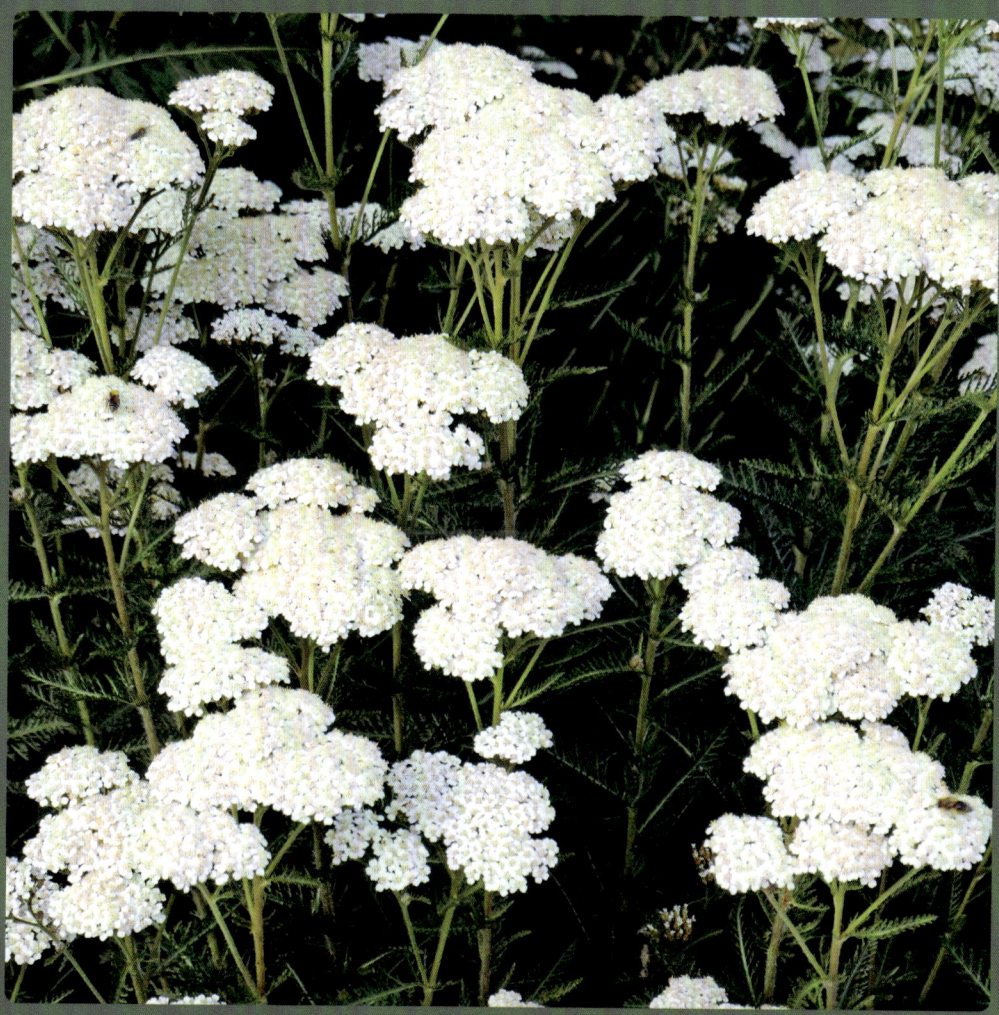

MILENRAMA

EL CULTIVO DE LA MILENRAMA

La milenrama crece libre y alegre en el campo y –siempre que se la invite– en el jardín. Es una planta herbácea que se propaga muy fácilmente a partir de semilla y que, una vez establecida, se resiembra sin grandes problemas. Prospera en la mayor parte de los suelos bien drenados con un pH de entre 4 y 7 y prefiere el pleno sol aunque se adapta tranquilamente a una gran variedad de situaciones: pleno sol o semisombra, tiempo frío o cálido, climas húmedos o secos. Si la quieres utilizar con fines medicinales, busca la milenrama silvestre blanca (*Achillea millefolium*) o la rosa. Los híbridos multicolores se crían por motivos estéticos y no medicinales. Aunque puede recolectarse durante toda la temporada de crecimiento, su concentración de aceites medicinales es mayor cuando está en flor.

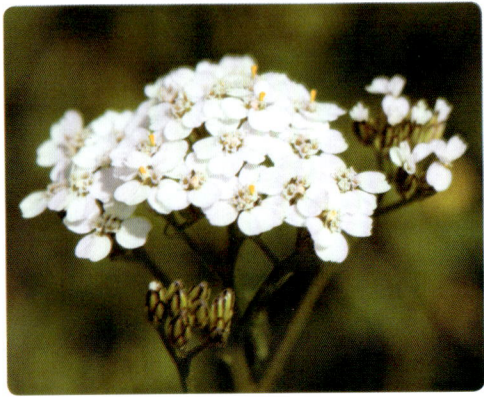

Tanto las flores como las hojas de la milenrama son medicinales.

USOS MEDICINALES

La milenrama posee propiedades antisépticas, antiinflamatorias y astringentes y es muy apreciada para curar heridas, hematomas y esguinces. Hace poco, durante una visita que hizo el herborista Matthew Wood a mi casa, una de mis alumnas se resbaló y se hizo un esguince bastante grave. Cuando el tobillo empezó a hincharse y a ponerse entre negruzco y morado, Matthew cogió un puñado de flores frescas de milenrama, las mezcló con flores de saúco y aplicó esta cataplasma fresca directamente sobre la hinchazón. En cuestión de minutos, literalmente ante nuestros ojos, la inflamación cedió y la joven afirmó que el dolor había disminuido notablemente.

Al igual que la hierbabuena, la milenrama es anfótera, es decir, que actúa en la dirección que precisa el organismo. Es estimulante y sedante a un mismo tiempo. Por ejemplo, se utiliza para estimular la menstruación cuando esta se retrasa o desaparece y ayuda a relajar la tensión uterina y los dolores.

Al mismo tiempo, es muy eficaz para reducir las hemorragias abundantes durante la menstruación. Al ser un relajante y astringente uterino, resulta muy útil durante el parto; hoy en día muchas matronas llevan consigo tintura de milenrama.

La milenrama es astringente, es decir, detiene las hemorragias. A menudo se mezcla con bolsa de pastor, otro astringente muy potente, como primeros auxilios para restañar las hemorragias abundantes en cortes, heridas profundas o, sencillamente, por la nariz. Cuando mi jardinera Micki se seccionó un trocito del dedo meñique utilizando la desbrozadora, la sangre empezó a manar a borbotones. Por suerte, nuestro jardín está repleto de milenrama. Micki cogió varias hojas, las machacó allí mismo y se aplicó una gruesa cataplasma sobre la herida. En cuestión de minutos, la sangre empezó a salir más despacio, y muy pronto, la hemorragia se había cortado totalmente.

La milenrama es rica en aceites volátiles, concretamente camazuleno, alcanfor y linalool, que estimulan el flujo de la sangre hacia la superficie de la piel y facilitan la eliminación a través de los poros. Esto ayuda a explicar su vieja reputación como diaforética, es decir, una planta que favorece la sudoración y, con ello, ayuda a bajar la fiebre «extrayendo» el calor y refrescando el cuerpo de forma natural. Yo la he utilizado en el baño con este propósito y he visto cómo bajaba una fiebre muy elevada en veinte minutos (el beneficio añadido de un baño herbal es que ayuda a prevenir la deshidratación, un problema muy común cuando la fiebre es muy alta).

La milenrama posee también propiedades antiespasmódicas y se utiliza para aliviar los dolores menstruales y los retortijones estomacales. Para este fin suele combinarse con jengibre, tanto por vía interna como en cataplasmas externas. Y para terminar te invito a que pruebes una hoja de milenrama. ¡Tiene un sabor tremendamente amargo! Las plantas amargas estimulan la función hepática y favorecen la digestión al estimular la secreción de enzimas digestivas. No es de extrañar que esta planta haya recibido el mote de «curalotodo». Es una de las plantas más versátiles y curativas que podemos cultivar en nuestros jardines y hoy en día sigue siendo tan valiosa y útil como lo ha sido siempre.

Partes utilizadas
Hojas y flores.

Componentes fundamentales
Linalool, pineno, tujona, alcanfor, azuleno, camazuleno, proazuleno, beta-caroteno, vitamina C, vitamina E y flavonoides.

Factores de seguridad
En líneas generales, se considera una planta segura y no tóxica. Sin embargo, debido a su acción estimulante sobre los músculos uterinos, debe evitarse durante el embarazo, sobre todo en las primeras etapas, aunque se emplea en el parto para facilitarlo y evitar las hemorragias excesivas.

Además, puede provocar reacciones alérgicas en algunas personas. Deja de utilizarla si observas que te pican los ojos o te aparece una erupción.

Tintura de milenrama para primeros auxilios

Utiliza esta tintura para aliviar los retortijones estomacales y la indigestión, para restañar las hemorragias y para aliviar los hematomas.

Elaboración de la tintura:
Prepara una tintura de hojas y flores frescas de milenrama siguiendo las instrucciones de la página 40.

Uso:
Para utilizarla externamente, empapa un paño de algodón en la tintura y aplícalo directamente sobre la zona afectada. Para utilizarla internamente, toma entre un cuarto y media cucharadita de tintura 3 o 4 veces al día.

MILENRAMA

Polvos astringentes

Te va a venir muy bien tener siempre a mano un poco de milenrama en polvo para las hemorragias nasales y esos cortes que parece que no van a dejar de sangrar nunca.

Elaboración de los polvos:
Recoge hojas y flores frescas de milenrama. Sécalas (véanse las instrucciones de secado en la página 19), pulverízalas finamente y guarda los polvos en un tarro o en una lata.

Uso:
Espolvorea una pequeña cantidad de polvos astringentes directamente sobre las heridas abiertas para detener la hemorragia. Para parar una hemorragia nasal, espolvorea una pequeña cantidad de polvos en el interior de la fosa nasal que esté sangrando. Normalmente los polvos frenarán o detendrán el flujo de sangre en cuestión de minutos.

También puedes tomar milenrama pulverizada por vía interna para detener el flujo de sangre. Disuelve entre un cuarto y media cucharadita de milenrama pulverizada (o de tintura de milenrama si la tienes a mano) en un poco de agua y tómatela.

Infusión para bajar la fiebre

Esta receta está basada en una receta gitana muy antigua y famosa que lleva siglos circulando por el mundo. Resulta difícil de mejorar por lo buena que es.

- 1 parte de flores de saúco
- 1 parte de hojas de menta piperita
- 1 parte de flores y hojas de milenrama

Elaboración de la infusión:
Prepara una infusión fuerte con las plantas siguiendo las instrucciones de la página 29.

Uso:
Toma media taza cada 30 minutos para provocar una buena sudoración. Cuando empieces a sudar, reduce la cantidad de infusión a media taza cada hora y sigue tomándola hasta que ceda la fiebre.

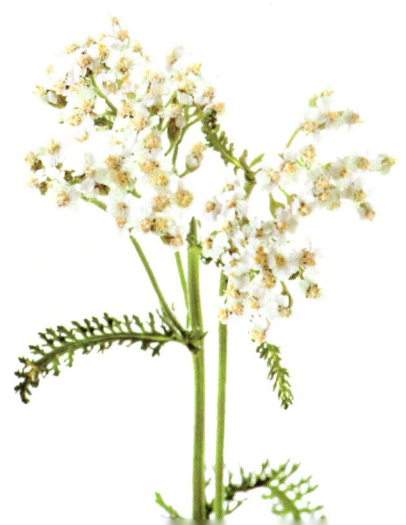

Pomada de milenrama para las venas

Esta pomada resulta especialmente buena para las venas y capilares dilatados. Tensa y reafirma los vasos sanguíneos y elimina la congestión de sangre, por lo que resulta muy útil para tratar hemorroides, venas varicosas y hematomas. La corteza de hamamelis, si decides incluirla, es un astringente fabuloso y ayuda a reafirmar y tonificar los tejidos.

- 2 partes de hojas y flores de milenrama (a ser posible, frescas, aunque también pueden servir secas)
- 1 parte de hojas de consuelda
- 1 parte de corteza de hamamelis en tiras (opcional)
- Aceite de oliva
- Cera de abeja rallada

Elaboración de la pomada:
Prepara una infusión en aceite de las plantas siguiendo las instrucciones de la página 35. Añade la cera de abeja al aceite obtenido, siguiendo las instrucciones de la página 38, para convertirlo en una pomada.

Uso:
Aplícala sobre la zona afectada varias veces al día.

Linimento de milenrama para las venas varicosas

Este linimento, un compendio de plantas astringentes, tonificantes y reafirmantes, es muy útil para tratar las venas varicosas y los hematomas.

- 1 parte de flores y hojas de milenrama
- ½ parte de hojas de frambuesa
- 1/8 de parte de trocitos de cayena
- Vinagre de sidra (sin pasteurizar)

Elaboración del linimento:
Introduce las plantas en un tarro de boca ancha. Añade vinagre de sidra hasta cubrirlas unos 5 cm (2 pulgadas). Tapa el tarro y deja reposar en un lugar cálido entre 2 y 3 semanas. Una vez transcurrido ese tiempo, cuela y embotella.

Uso:
Masajea con suavidad las piernas hacia arriba, en dirección al corazón, frotando bien para que se absorba el linimento. Hazlo solo con movimientos largos y constantes hacia arriba. Si las venas están muy dilatadas, empapa un paño en el linimento y aplícalo como compresa directamente sobre ellas. Este linimento es también muy útil para curar los hematomas pero, por razones evidentes, no se recomienda para las hemorroides.

Ortiga / *Urtica dioica, U. urens*

Con respecto a la ortiga, en su excelente libro *Making Plant Medicine* el famoso herborista Richo Cech resume de este modo toda la información: «Usos prácticos: una legión». Además de los múltiples usos medicinales de esta planta –que incluyen remedios para la gota, el reúma, la anemia, el agotamiento, los trastornos menstruales, los problemas de la piel y la fiebre del heno, por mencionar solo algunos–, también puede cocinarse y comerse, destilarse para elaborar cerveza, hacerse en infusión o tintura y muchas más cosas. En un tiempo fue una de las plantas más importantes para la manufactura de tejidos y muchos consideraban que la tela de ortiga era más fina que la de algodón o lino.

Los antiguos griegos y romanos cultivaban muchas más hectáreas de ortigas que de ninguna otra planta y la utilizaban ampliamente como alimento, medicina y vestido. Quizá uno de los usos más raros de la ortiga haya surgido de una antigua práctica romana denominada urticación que consistía en azotar las articulaciones artríticas o inflamadas con manojos de tallos de ortiga. Se afirmaba que la erupción resultante mejoraba la circulación sanguínea de la zona y aliviaba las molestias y dolores. Aunque te pueda parecer un tratamiento anticuado o bárbaro, lo cierto es que aún está en uso. Y aunque soy la primera en admitir que no es apto para cualquiera, puede resultar tan eficaz como varios de los tratamientos farmacológicos modernos y sin toda la lista de efectos secundarios que acompaña a estos.

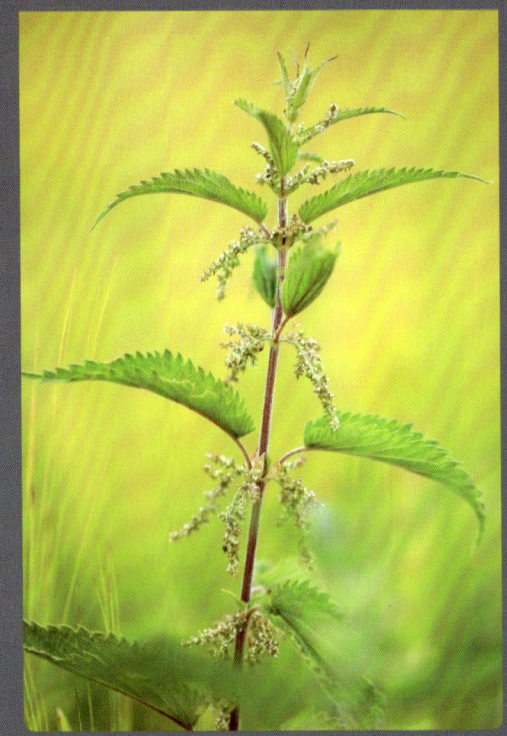

Y hablando de efectos secundarios, recuerdo una conferencia que dio David Hoffman, un eminente herborista médico, en el sexto Simposio Internacional de Hierbas de Boston. Tras un discurso fascinante de dos horas sobre las contraindicaciones y posibles efectos secundarios del uso conjunto de plantas medicinales y medicaciones alópatas, Hoffman concluyó con esta afirmación radical: «Siempre que tengas dudas, utiliza ortiga». Increíblemente benévola (excepto por el escozor que provoca) e increíblemente beneficiosa; eso es la ortiga en pocas palabras.

EL CULTIVO DE LA ORTIGA

La ortiga crece de forma silvestre por todas partes y se propaga con gran facilidad por medio de estomas que puedes recoger en primavera u otoño en cualquier grupo de plantas ya establecido. Prefiere los suelos fértiles y ricos y los entornos de semisombra y húmedos de las orillas de los ríos. Si reproduces estas condiciones en tu jardín, conseguirás que prospere con gran alegría. Eso sí, recuerda que las ortigas pican; plántalas allí donde no sea fácil rozarse con ellas y donde tengan sitio para extenderse (tendrás que contenerlas porque se extienden con gran rapidez).

Aviso: El roce con ortigas produce una quemazón terrible. Este escozor es provocado por unas protuberancias en forma de agujitas diminutas que están situadas en el tallo y en el envés de las hojas. Estas agujillas contienen ácido fórmico, la misma sustancia que causa el dolor en las picaduras de abeja y en las mordeduras de hormiga. Este ácido se destruye cuando calentamos, secamos o machacamos las hojas. Ten mucho cuidado a la hora de manejar ortigas frescas. Ponte siempre guantes para recolectarlas (aunque debo admitir que los que las recolectan con las manos desnudas reciben los beneficios de la urticación. ¡Pero, si decides hacerlo así, prepárate para ortigarte!).

USOS MEDICINALES

Las ortigas son ricas en todo el espectro vitamínico y en una amplia gama de minerales, sobre todo hierro y calcio. Son una excelente planta tónica muy útil para las «molestias de crecimiento» de los niños pequeños, esos dolores de los huesos y las articulaciones que en ocasiones sufren cuando están creciendo, así como para los «crujidos» de las articulaciones de las personas mayores. Sus propiedades antihistamínicas las convierten en un remedio excelente para las alergias y la fiebre del heno. Gracias a sus propiedades nutritivas y a sus efectos positivos sobre el hígado, son también un tónico fantástico para el aparato reproductor tanto masculino como femenino. Se incluyen con frecuencia en las fórmulas para el síndrome premenstrual y otros problemas menstruales, para trastornos de fertilidad y para la menopausia y las semillas

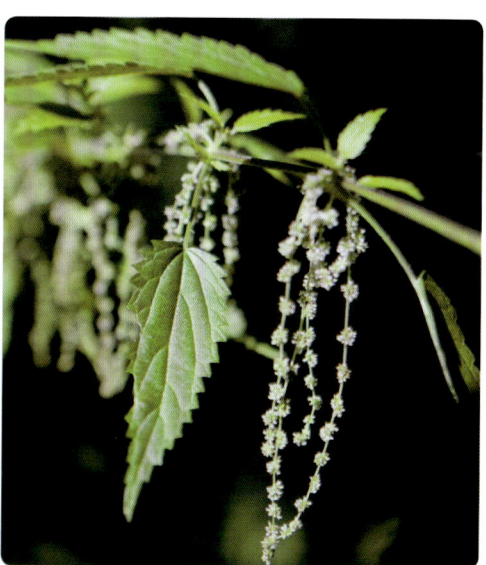

Recolecta las hojas de ortiga antes de que la planta alcance esta fase de floración.

se utilizan tanto para prevenir como para curar problemas de próstata. Y yo la utilizo como tónico general para reforzar y aumentar la energía cuando he trabajado demasiado y me siento cansada.

Es uno de mis remedios generales favoritos. A pesar de lo desagradable de sus picaduras, o quizá debido a ellas, porque añade un interesante elemento de complejidad a su naturaleza, me encanta esta planta.

Y lo mejor de todo es que la ortiga te hace más fácil disfrutar de tus medicinas. Con ella se prepara una infusión maravillosamente nutritiva y, en mi humilde y predispuesta opinión hacia las plantas medicinales, no hay verdura más deliciosa que unas ortigas recién cocidas al vapor. Coge las puntas de ortiga mientras son todavía jóvenes, protegiéndote las manos con guantes. Cuécelas bien al vapor asegurándote de que no queda ninguna agujilla sin cocer. Riégalas generosamente con aceite de oliva y zumo de limón recién exprimido; ¡y sírvelas con unas migas de queso feta por encima!

Partes utilizadas

Principalmente las hojas aunque también la raíz (como tónico para la próstata) y las semillas (como tónico general y para incrementar la energía y la resistencia).

Componentes fundamentales

Calcio, hierro, proteínas, potasio, ácido fórmico, acetilcolina, azufre, beta-caroteno, vitamina K y flavonoides.

Factor de seguridad

A pesar de su «picadura», que provoca unas vejigas grandes y dolorosas, la ortiga se considera en líneas generales una planta medicinal y comestible maravillosamente segura.

Tintura tónica para la próstata

Todos los hombres de más de 50 años deberían utilizar hierbas y alimentos tónicos que nutran y protejan la próstata. La ortiga, y en especial la raíz y las semillas, es un tónico prostático muy reconocido. Toma una dosis diaria junto con un puñado de pipas de calabaza como excelente medida preventiva de salud.

- 2 partes de raíz de ortiga
- 1 parte de hojas de ortiga
- 1 parte de semillas de ortiga
- Alcohol de 40°

Elaboración de la tintura:
Prepara una tintura de la planta en la bebida alcohólica siguiendo las instrucciones que encontrarás en la página 40.

Uso:
Como medida preventiva para favorecer la salud de la próstata, toma entre media y una cucharadita 2 o 3 veces al día durante 3 meses. Descansa durante 2 o 3 semanas y repite el ciclo. Para que el beneficio sea mayor puedes añadir 1 parte de bayas de palma enana americana.

Infusión rica en calcio para el crujir de huesos y el dolor de las articulaciones

Esta infusión rica en calcio es estupenda para los jóvenes que están dando estirones y para las personas mayores que sufren dolor en las articulaciones.

- 2 partes de hojas de ortiga
- 1 parte de puntas de avena verde (la punta lechosa de la avena a punto de madurar)
- ½ parte de hoja de cola de caballo
- Una pizca de estevia (opcional)

Elaboración de la infusión:
Prepara una infusión con las plantas siguiendo las instrucciones de la página 29. Si lo deseas, puedes endulzarla con estevia.

Uso:
Toma entre 2 y 4 tazas al día durante 3 o 4 semanas.

Pesto de ortiga

¡Existen tantas recetas de pesto como cocineros hay en Italia! Aquí tienes otra para añadir a la colección.

- 1-2 tazas de aceite de oliva
- ½ taza de piñones, nueces o anacardos picados
- 2-3 dientes de ajo
- Varios puñados de ortigas recién cogidas
- ¼ de taza de queso parmesano rallado

Elaboración del pesto:
Bate el aceite de oliva, los frutos secos y el ajo con la batidora o en un robot de cocina hasta obtener una pasta cremosa. Añade las ortigas (¡sí, crudas, sin cocer al vapor!) puñado a puñado y sigue batiendo hasta que vuelvas a obtener una pasta cremosa (siempre y cuando las batas bien, asegurándote de que las ortigas se han triturado por completo, no hay peligro de que te ortigues). Añade el parmesano y remueve bien.

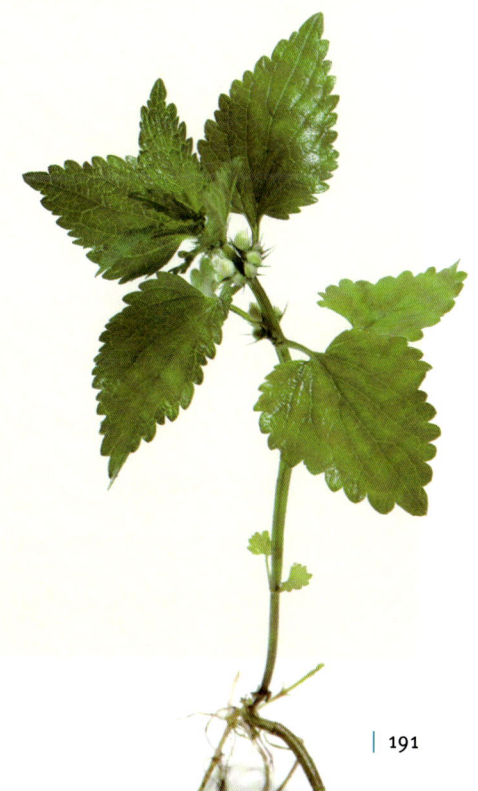

Crema de ortigas y patatas

Un «remedio» perfecto para las personas que se están recuperando de una enfermedad, cuando lo que el herborista ha recetado es justo una comida nutritiva y fácil de digerir.

- 1 cucharada sopera de aceite de oliva
- 1 cebolla amarilla grande picada
- 2-3 patatas medianas cortadas en daditos
- 2 litros de caldo (de hierbas, de verduras o de pollo)
- Varios puñados grandes de hojas de ortiga
- Queso parmesano rallado
- Sal y pimienta negra recién molida

Elaboración de la crema:
Calienta el aceite en una olla grande a fuego medio. Añade la cebolla y rehógala hasta que esté blanda y doradita (unos 10 minutos). Añade las patatas y rehógalas para ablandarlas un poco (entre 8 y 10 minutos).

Añade el caldo, llévalo al hervor y, a continuación, reduce el fuego y deja que hierva lentamente hasta que las patatas estén casi tiernas (unos 10 minutos). En ese punto, añade varios puñados grandes de ortigas frescas. Tapa y deja cocer hasta que las ortigas y las patatas estén bien cocidas (entre 15 y 20 minutos).

Pasa por la batidora. Sazona al gusto con el parmesano, la sal y la pimienta.

Infusión tónica para el embarazo

Una infusión deliciosa y nutritiva para tomar durante el embarazo, con varias vitaminas y minerales esenciales.

- 1 parte de puntas de avena verde (las puntas lechosas de la avena a punto de madurar)
- 1 parte de hojas de melisa
- 1 parte de hojas de ortiga
- 1 parte de hojas de frambuesa

Elaboración de la infusión:
Prepara una infusión con las plantas siguiendo las instrucciones indicadas en la página 29.

Uso:
Toma entre 2 y 4 tazas al día, o tantas como te apetezca, durante todo el embarazo.

Regaliz / *Glycyrrhiza glabra*

Los dulces componentes del regaliz han hecho de él una golosina muy conocida y popular para muchas generaciones. Y no es de extrañar; ¡el regaliz es cincuenta veces más dulce que el azúcar de mesa! Sin embargo, lo que le da ese sabor tan dulce es el ácido glicirrícico, no un azúcar. Este ácido glicirrícico es también el responsable, en parte, de las sorprendentes propiedades medicinales de la planta. Al ser descompuesto por el estómago, el ácido glicirrícico libera unas propiedades antiinflamatorias y antiartríticas que actúan en el organismo de una forma muy similar a la hidrocortisona y a los corticosteroides.

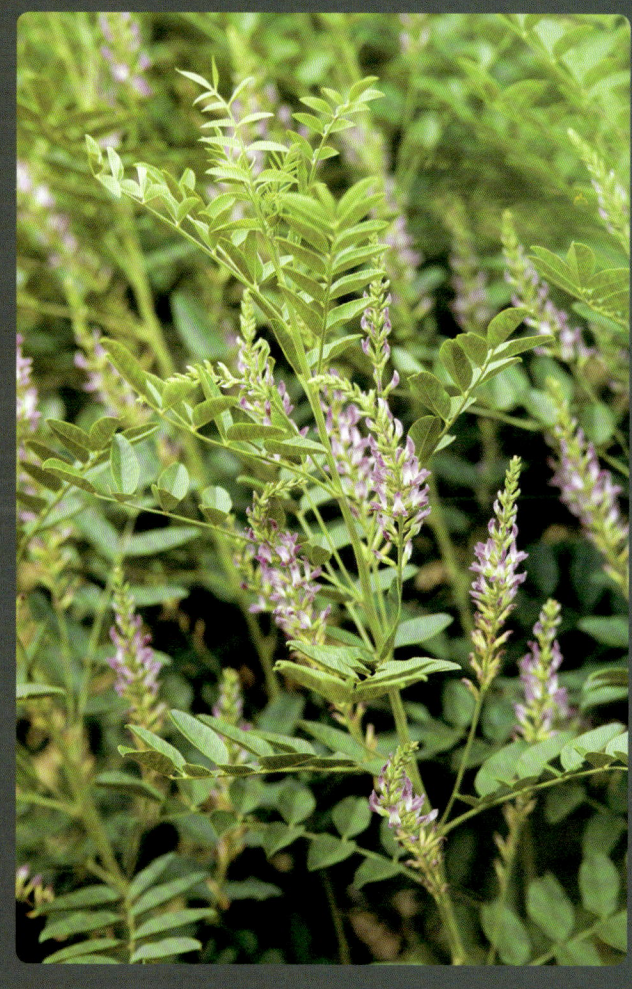

Evidentemente, no es algo tan simple que podamos atribuirlo a una sola sustancia química; si así fuera, lo llamaríamos fármaco, no planta. El regaliz actúa a través de una compleja combinación de componentes, entre los que se incluye un material mucilaginoso que calma los tejidos inflamados e irritados, fitohormonas que ayudan a las hormonas humanas proporcionando «ladrillos» para el sistema endocrino, y agentes antivirales que combaten con gran eficacia infecciones como el herpes y el herpes zóster.

EL CULTIVO DEL REGALIZ

El regaliz se suele considerar una planta herbácea perenne que se da en aquellas regiones cuyas temperaturas mínimas no bajan de los -15 °C (5 °F). Sin embargo, yo tengo un par de matas de regaliz relativamente saludables en mi jardín, con temperaturas mínimas de -37 °C (-35 °F), lo que significa que puede conseguirse, pero lo cierto es que se limitan a sobrevivir y no prosperan. En líneas generales, el regaliz es otra planta medicinal mediterránea que prefiere el clima cálido y los emplazamientos a pleno sol o en semisombra. Le gustan los suelos ligeramente arenosos, con un pH de entre 6 y 8. Al igual que todos los miembros de la familia de las leguminosas, fija el nitrógeno en el suelo. Las semillas germinan bien y rápido y la planta llega a alcanzar un tamaño considerable. Es muy elegante. Plántala en un lugar soleado del jardín dejando entre 45 y 60 cm (1,5-2 pies) de distancia entre una mata y otra. Mantén el suelo húmedo hasta que las semillas hayan germinado y las plantitas estén bien establecidas. El regaliz necesita unos cuantos años de crecimiento para poder desarrollar todo su potencial como planta medicinal. Las raíces se pueden recolectar en su tercer o cuarto otoño (al cabo del cuarto año, las raíces tienden a volverse leñosas y duras). Córtalas en rodajas o pícalas mientras están frescas, sécalas (véanse las instrucciones de secado en la página 19) y guárdalas en un tarro de vidrio hermético.

USOS MEDICINALES

El regaliz, uno de los remedios herbales más famosos de la historia, se emplea en muchas partes del mundo por sus propiedades demulcentes, antivirales y antiinflamatorias. Es la planta favorita para aliviar los tejidos irritados e inflamados, como sucede en los casos de dolor de garganta,

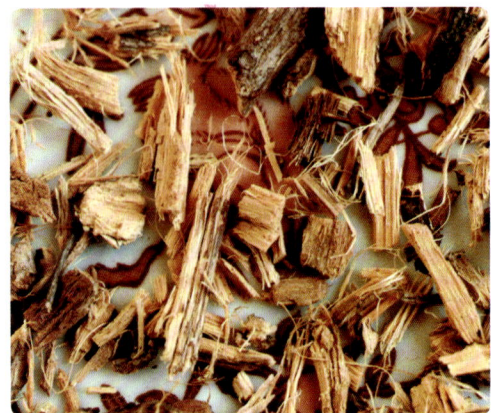

El dulzor natural de la raíz de regaliz sirve para dar sabor a otras infusiones de gusto más desagradable.

Partes utilizadas

La raíz.

Componentes fundamentales

Ácido glicirrícico (también conocido como ácido glicírrico), fitoestrógenos, cumarinas, flavonoides, aceite esencial y polisacáridos.

Factor de seguridad

El ácido glicirrícico puede provocar retención de sodio y pérdida de potasio, que dan como resultado estrés cardíaco y renal. Las personas con historial de hipertensión, retención de líquidos, palpitaciones cardíacas y otras señales de estrés cardíaco o renal solo deben utilizar el regaliz bajo la supervisión de un profesional sanitario cualificado.

inflamación bronquial e irritación estomacal e intestinal. Es muy útil para tratar las úlceras gástricas y pépticas. El remedio favorito de mi abuela para las úlceras de estómago era zumo fresco de hojas de repollo e infusión de raíz de regaliz, y con él se curó una úlcera gástrica cuando tenía más de ochenta años.

La infusión y la tintura de regaliz son excelentes para tonificar y fortalecer el sistema endocrino y son un remedio específico para la fatiga adrenal. A la mayoría de las mujeres menopáusicas (y a algunos hombres) no les vendría nada mal alimentar sus glándulas suprarrenales con un poco de regaliz. Esta planta favorece de un modo muy suave la capacidad de las glándulas suprarrenales para producir hormonas y facilita la descomposición y eliminación de las hormonas excedentes o «gastadas» a través del hígado y los riñones.

A menudo se considera una planta estrogénica o estrógenoestimulante. Evidentemente, las plantas no contienen hormonas humanas sino fitohormonas, u hormonas vegetales, que proporcionan al organismo los elementos que este necesita para producir hormonas humanas. En esencia, la raíz de regaliz puede ayudar al organismo a producir más estrógenos pero solo porque le aporta los nutrientes esenciales que el hígado y el sistema endocrino necesitan para producir hormonas y, por regla general, solo si tu organismo necesita estrógeno.

El regaliz ostenta un largo historial de uso para aliviar la inflamación de la garganta y fortalecer las cuerdas vocales. Su sabor, denso y dulce, resulta muy agradable en las infusiones si se añade en pequeñas cantidades. Un dato sorprendente es que la raíz puede llegar a ser casi excesivamente dulce y a algunas personas el sabor les resulta desagradable si no va acompañado de otras plantas. Para aumentar su palatabilidad, pruébalo en jarabes, infusiones y tinturas mezclado con otras plantas. También puedes masticar la raíz seca o fresca «directamente». A los niños, sobre todo, les encanta. En muchas regiones de España se le llama paloduz o «palulú»

Laxante suave de Regaliz

El regaliz posee propiedades laxantes suaves y, al mismo tiempo, curativas para la irritación de las membranas intestinales. Para combatir el estreñimiento leve u ocasional puedes probar esta fórmula (si deseas un efecto laxante más potente, puedes aumentar la proporción de acedera).

- » 1 parte de raíz de diente de león picada
- » 1 parte de Regaliz picado
- » ½ parte de Raíz de acedera picada

Elaboración del laxante:
Mezcla bien las raíces. Prepara una decocción, siguiendo las instrucciones de la página 30, utilizando 1 o 2 cucharaditas por cada taza de agua.

Uso:
Toma 1 o 2 tazas, según tus necesidades. Si precisas una acción más fuerte, incrementa la cantidad de raíz de acedera o añade media parte de cáscara sagrada.

Tintura tónica para las glándulas suprarrenales

El regaliz es uno de los mejores tónicos para la fatiga adrenal. Si con frecuencia te sientes cansado, agotado, y la vida ha perdido todo su interés, prueba esta fórmula.

- 1 parte de regaliz picado
- 1 parte de raíz de Rhodiola picada
- 1 parte de ginseng siberiano picado
- ½ parte de canela en rama o raíz de jengibre picada
- Alcohol de 40°
- Miel (opcional)

Elaboración de la tintura:
Elabora una tintura de las plantas con la bebida alcohólica siguiendo las instrucciones de la página 40. Antes de embotellarla, añade ¼ de taza de miel templada por cada litro de tintura y remueve hasta que se haya disuelto.

Uso:
Toma media o una cucharadita 3 veces al día durante 3 meses. Descansa durante 1 mes y repite el ciclo tantas veces como sea necesario.

Bolitas de regaliz y jengibre

Una receta sabrosa y calmante para cantantes y todo aquel que sufra dolor de garganta.

- 2 cucharadas soperas de regaliz en polvo
- 1 cucharadita de raíz de jengibre en polvo
- Miel
- Canela o cacao en polvo (como espesante)

Elaboración de las bolitas:
Elabora unas píldoras herbales siguiendo las instrucciones de la página 43. Para preparar la pasta, utiliza la miel y 1 o 2 gotas de agua, y espésala con la canela o el cacao en polvo.

Uso:
Toma 1 o 2 bolitas siempre que lo necesites.

Jarabe de Regaliz para la tos

Este jarabe está delicioso, dulce, y es especialmente efectivo para calmar las membranas irritadas, como sucede en casos de dolor de garganta, tos y laringitis.

- 1 parte de regaliz picado
- 1 parte de hojas de gordolobo
- 1 parte de corteza de cerezo silvestre
- Miel o algún otro endulzante

Elaboración del jarabe:
Sigue las instrucciones de elaboración de jarabes que encontrarás en la página 33.

Uso:
Toma media o una cucharadita cada media hora o según tus necesidades.

Bolitas para aliviar la garganta

Estas píldoras son maravillosas para el dolor de garganta, la laringitis y otras afecciones de la garganta y de la boca.

- 2 partes de regaliz en polvo
- 1 parte de raíz de equinácea en polvo
- 1 parte de raíz de sello de oro en polvo (procedente de cultivo ecológico)
- 1 parte de raíz de malvavisco en polvo
- Miel
- Una gotas de aceite esencial de menta
- Algarroba en polvo (como espesante)

Elaboración de las bolitas:
Sigue las instrucciones de elaboración de píldoras herbales que encontrarás en la página 43. Tienes plena libertad para ajustar los sabores y adaptarlos a tu gusto.

Uso:
Toma 1 o 2 píldoras al día para que el resultado sea óptimo.

Saúco / *Sambucus nigra*

La baya y la flor de saúco están entre los remedios europeos más estimados para los catarros y las gripes. Si viajas por cualquier país de Europa en invierno, encontrarás una amplia variedad de productos elaborados con saúco en las estanterías de los herbolarios. Este arbusto grande y elegante ha desempeñado un papel muy importante en la salud y el bienestar de los pueblos a lo largo de toda la historia. En la tradición del mundo antiguo solía plantarse un saúco en el borde del herbario para que actuara como «protector» del huerto. Dejando a un lado la historia, hoy en día las flores y bayas de saúco se consideran una de las mejores medicinas y alimentos de que disponemos y estos arbustos se pueden encontrar en jardines y campos de la mayoría de las regiones de clima templado. Y no somos solo los seres de dos patas los que lo valoramos; las puntas tiernas son muy apreciadas por ciervos, alces y demás animales y, en verano, más de treinta y cinco especies de aves disfrutan alimentándose con sus bayas. Plántalo en un lado del jardín y observa cómo los pájaros acuden en masa.

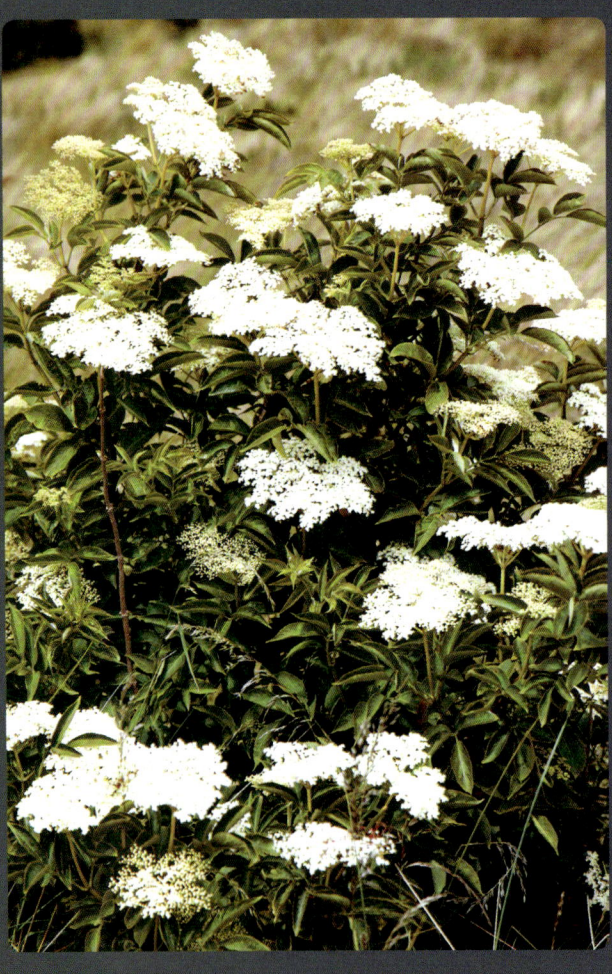

EL CULTIVO DEL SAÚCO

Este arbusto grande o arbolillo pequeño tiene un crecimiento fácil y rápido, siempre y cuando se den las condiciones adecuadas. Alcanza una altura de entre 5 y 10 metros. Prefiere los suelos húmedos y ricos y una situación a pleno sol o media sombra. En el campo se suele encontrar en las riberas de los ríos y en las lindes de los campos cultivados donde hay agua y suelo fértil. Puede propagarse a partir de semilla, pero es complicado. Resulta mucho más fácil hacerlo a partir de esqueje. Asegúrate de que tenga un espacio amplio para que pueda ensanchar o plántalo en el borde del jardín. ¡Cuando se le dan las condiciones apropiadas, puede llegar a hacerse bastante grande!

USOS MEDICINALES

Las hermosas y delicadas flores del saúco, que parecen hechas de encaje, son diaforéticas, es decir, favorecen la sudoración y, con ello, ayudan a bajar la fiebre. Las bayas poseen propiedades inmunoestimulantes y a menudo se combinan con equinácea para elaborar remedios que estimulen el sistema inmunitario y ayuden a combatir los resfriados. Las bayas poseen también potentes propiedades antivirales y resultan útiles para combatir infecciones virales como la gripe, el herpes y el herpes zoster. También se emplean para tratar las infecciones de las vías respiratorias altas.

Con estas bayas se elabora el mejor jarabe (véase la receta en la página 202) y el vino más sabroso. También son estupendas para preparar mermeladas, jaleas y pasteles. Las flores, grandes y aplanadas, son comestibles y deliciosas. Una de las formas en que más me gusta prepararlas es en buñuelos. Para ello, cuando están abriéndose las mojas en una masa ligera, las fríes y las sirves con mermelada de bayas de saúco. ¡Pocas cosas habrá que sean tan deliciosas!

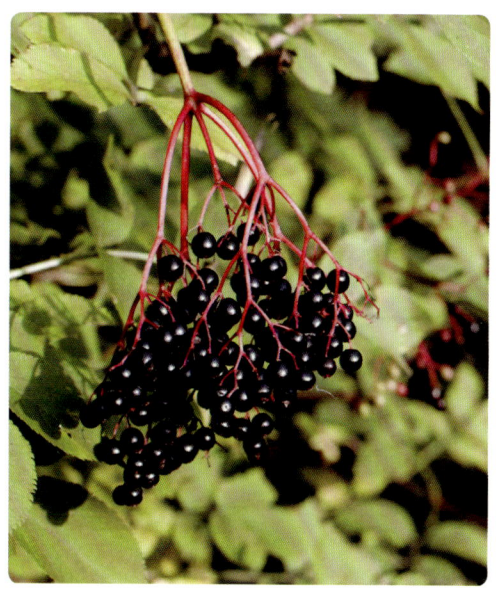

Las bayas de saúco cuelgan de las ramas como pequeñas joyas brillantes desde mediados hasta finales de verano. ¡No te olvides de dejar algunas para que también puedan disfrutarlas los pájaros y los animales silvestres!

Partes utilizadas

Las flores y las bayas.

Componentes fundamentales

Vitamina C, vitamina A, bioflavonoides, flavonoides, compuestos fenólicos, beta-caroteno, hierro, potasio y fitosteroles.

Factor de seguridad

No comas bayas crudas (sin cocer) en grandes cantidades porque en algunas personas pueden provocar molestias digestivas y diarrea.

Tónico nutritivo de bayas y una buena infusión

Con estas bayas tan exquisitas se puede preparar una infusión rica en antioxidantes y cardiosaludable con un sabor tan delicioso que puedes tomarla a diario.

- 2 partes de bayas de saúco secas
- 2 partes de bayas de escaramujo secas
- 1 parte de arándanos secos
- 1 parte de bayas de espino albar (majuelas) secas
- Miel (opcional)
- Zumo de limón (opcional)

Elaboración de la mezcla:
Mezcla las bayas. Prepara una infusión utilizando 1 cucharada sopera de bayas por cada taza de agua, según las instrucciones de la página 29. Si lo deseas puedes añadirle miel y un poco de zumo de limón.

Uso:
Toma entre media y 1 taza 1 o 2 veces al día para nutrir el organismo y favorecer la salud del corazón.

Tintura tónica y nutritiva para el corazón

Con la misma mezcla de bayas empleada en la receta anterior –y añadiéndole tila y bayas, hojas y flores de espino albar, que son cardiosaludables– se elabora una tintura deliciosa y nutritiva para la salud del corazón. Esta tintura puede utilizarse de forma segura y eficaz junto con la medicación del corazón porque es un tónico, no una «medicina»; sus componentes nutritivos fortalecen el corazón y el aparato circulatorio.

- 2 partes de bayas de saúco secas
- 2 partes de tila
- 2 partes de bayas de escaramujo secas
- 1 parte de arándanos secos
- 1 parte de bayas, hojas y flores de espino albar
- Alcohol de 40° o vinagre de sidra sin pasteurizar

Elaboración de la tintura:
Sigue las instrucciones de la página 40.

Uso:
Toma entre un cuarto y media cucharadita 2 o 3 veces al día durante 5 días y descansa 2 días. Repite el ciclo durante varias semanas o incluso meses.

Remedio gitano para combatir los resfriados

Esta combinación de plantas medicinales ayuda al cuerpo a transpirar, lo que permite bajar la fiebre. La infusión puede utilizarse también para tratar alergias, fiebre del heno y sinusitis.

- 1 parte de flores de saúco
- 1 parte de hojas de menta
- 1 parte de flores y hojas de milenrama

Elaboración de la mezcla para infusión:
Prepara una infusión con las plantas siguiendo las instrucciones de la página 29 pero dejándolas reposar durante 45 minutos para que la infusión sea muy fuerte.

Uso:
Ve tomándola a lo largo del día según tus necesidades.

Infusión tónica para el aparato urinario

Esta maravillosa infusión tónica para el aparato urinario puede venir bien para todos aquellos que son propensos a sufrir infecciones urinarias y de vejiga.

- 2 partes de flores de saúco
- 1 parte de puntas de álsine
- 1 parte de hojas de diente de león

Elaboración de la infusión:
Prepara una infusión con las plantas siguiendo las instrucciones de la página 29.

Uso:
Toma media o una taza 1 o 2 veces al día para tonificar y nutrir el aparato urinario.

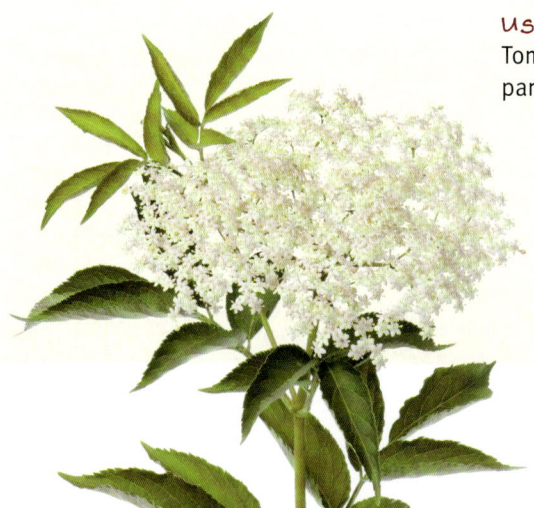

SAÚCO

Jarabe de bayas de saúco

Esta es probablemente una de las mejores recetas de jarabe de bayas de saúco del mundo. Me la han cedido amablemente mis amigos Nancy y Michael Phillips, los autores de The Herbalist's Way. *Como es tan delicioso, puedes tomarlo por el mero placer de hacerlo pero también resulta útil para prevenir o acelerar la recuperación de resfriados y gripes.*

- 2 partes de bayas de saúco maduras frescas
- 7,5 g (1/4 oz) de jengibre fresco rallado
- ½ cucharadita de clavo molido
- Miel

Elaboración del jarabe:

Mezcla las bayas de saúco con un cuarto de taza de agua en una olla grande, ponla al fuego y deja que hierva lentamente hasta que las bayas estén blandas. Cuela la pulpa y reserva el líquido. Echa la parte sólida a la pila del compost y vuelve a introducir el líquido en la olla. Añade el jengibre y el clavo y deja que hiervan lentamente, sin tapar, hasta que el líquido se haya reducido aproximadamente a la mitad de su volumen original. Vierte el líquido en una taza medidora y anota el volumen. A continuación, vuelve a introducirlo en la olla. Añade la misma cantidad de miel y remueve hasta que se haya disuelto por completo. Deja enfriar y embotella. Guárdalo en el frigorífico y utilízalo en un plazo máximo de 12 semanas.

Uso:

Para tratar o combatir un resfriado o una gripe, toma 1 o 2 cucharadas soperas varias veces a lo largo del día.

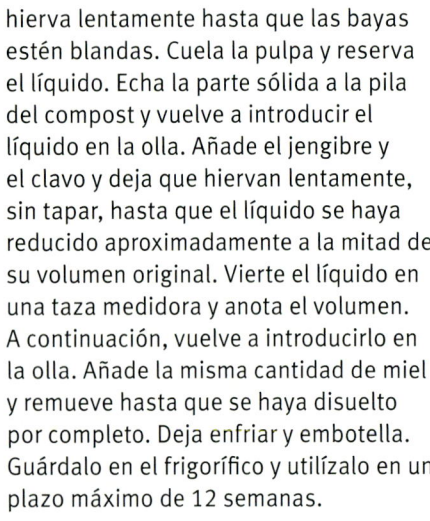

Variaciones:

Yo he elaborado esta receta utilizando bayas secas y el jarabe resultante, aunque no estaba igual de rico, seguía siendo efectivo. Utiliza 1 kg de bayas secas por cada 2 litros de agua. Cuece a fuego lento con la tapa ligeramente abierta para que pueda salir el vapor hasta que el agua se haya reducido a la mitad. Cuela, añade el jengibre y el clavo y sigue los pasos de la receta anterior.

Si añades flores de saúco al jarabe, le aportas sus propiedades diaforéticas, que te ayudan a «sudar» la fiebre. Tras cocer el zumo con el jengibre y el clavo, apaga el fuego, añade media taza de flores de saúco secas, tapa la olla y deja reposar en infusión durante 20 minutos. A continuación, cuela las flores y añade la miel.

Sello de oro / *Hydrastis canadensis*

El sello de oro es posiblemente una de las plantas más útiles y valiosas de América del Norte y una de las mayores contribuciones de este continente a la medicina mundial. Fue una planta medicinal muy popular entre los antiguos pueblos indígenas de la costa este y gran parte de lo que sabemos de sus usos procede de curanderos nativos. Gracias a sus alcaloides y amargos, que combaten las infecciones, el sello de oro es una medicina muy potente y una de las primeras plantas a las que recurro en casos de infección, ya sea interna o externa. Puede utilizarse para tratar una amplia variedad de trastornos, desde infecciones de la piel hasta congestión bronquial y problemas digestivos.

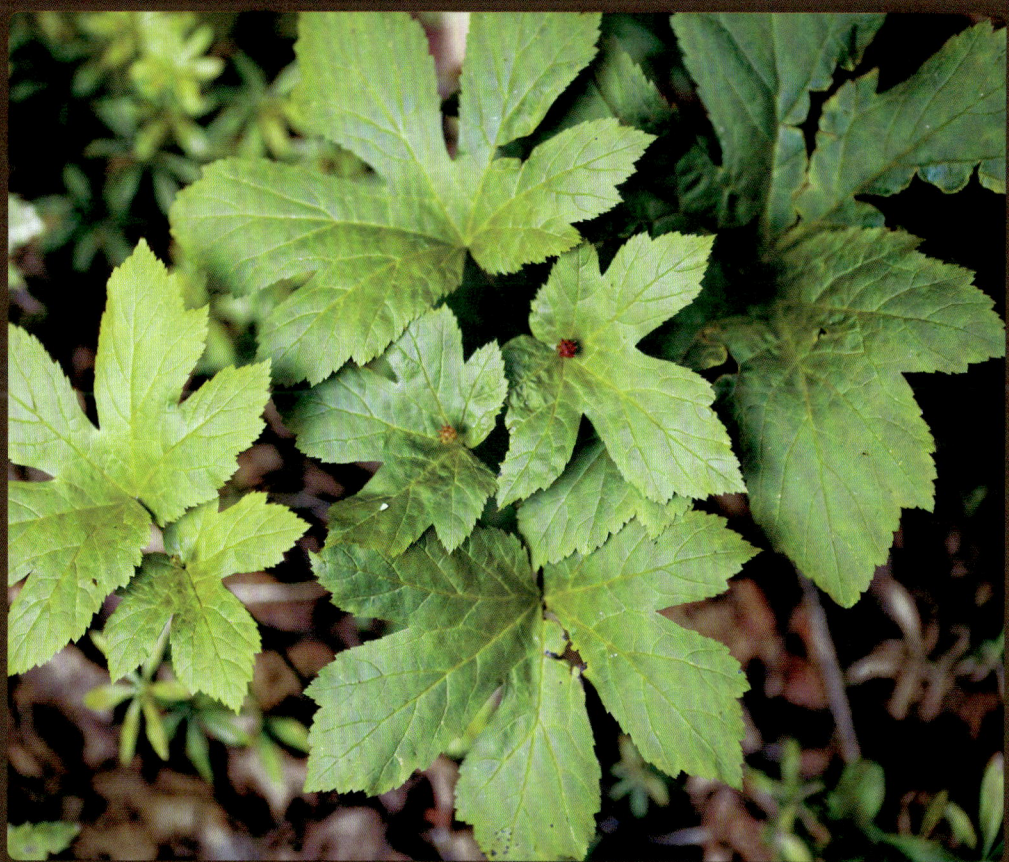

SELLO DE ORO

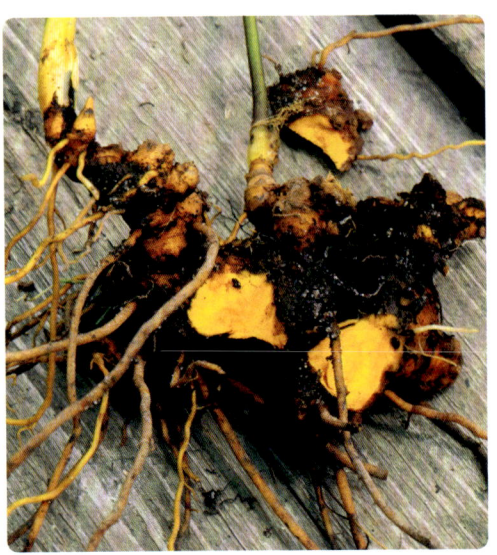

Los pequeños rizomas del sello de oro encierran una fuerza enorme y se cuentan entre los remedios herbales originarios de Norteamérica más potentes.

Como esta planta es tan eficaz y valiosa, existe una demanda enorme de ella. Hasta hace poco, apenas se cultivaba. Eso provocó que, hoy en día, el sello de oro sea una planta amenazada en su hábitat natural. Afortunadamente, y gracias al trabajo y la dedicación de United Plant Savers y de otros grupos de conservación de la flora, en la actualidad se cultiva con bastante abundancia. Cuando compres sello de oro, asegúrate de que en la etiqueta se especifica PROCEDENTE DE CULTIVO ECOLÓGICO. Otra posibilidad es cultivarlo tú mismo. Por favor, no utilices sello de oro silvestre.

EL CULTIVO DEL SELLO DE ORO

El sello de oro es una planta herbácea perenne de crecimiento lento y con unos requerimientos muy específicos en lo referente al hábitat. Crece de forma natural solo en los bosques umbríos de las regiones orientales de Estados Unidos y Canadá. Si reproduces lo mejor posible las condiciones de estos bosques, conseguirás cultivar sello de oro con bastante éxito. ¿Y cuáles son estas condiciones? Al sello de oro le gustan los suelos ricos en materia vegetal, con un pH de 6 a 7 y al menos un 70 por 100 de sombra. Si tienes en el jardín algún arce, abedul o haya que sea viejo y grande, probablemente podrás cultivarlo a su sombra. No se da bien debajo de coníferas o robles porque bajan el pH del suelo. El sello de oro es difícil de propagar a partir de semilla. Puede hacerse pero requiere un proceso de estratificación de 3 meses. Sin embargo, es muy fácil de propagar a partir de rizomas. Puedes dividir un rizoma en trozos pequeños asegurándote de que cada uno de ellos tenga una yema. Plántalos en otoño dejando una separación entre ellos de 15 a 20 cm (6-8 pulgadas) y a una profundidad de 1,5 cm (½ pulgada). Podrás cosechar la raíz a los 3 años.

Partes utilizadas

La raíz y las hojas (aunque la raíz es muchísimo más potente).

Componentes fundamentales

Hidrastina, berberina, resinas, aceite volátil, flavonoides y ácido clorogénico.

Factor de seguridad

Si se utiliza por vía interna durante un periodo muy prolongado (más de 3 o 4 semanas) o en cantidades excesivas, irrita las membranas mucosas y provoca inflamación. Si lo vas a utilizar durante mucho tiempo, hazlo durante 3 semanas, descansa 1 semana y repite el ciclo. Si observas que las membranas están más irritadas e inflamadas, deja de utilizarlo.

USOS MEDICINALES

El sello de oro se considera un antibiótico natural y a menudo se utiliza conjuntamente con equinácea para combatir infecciones, resfriados y gripes. Es especialmente eficaz para las infecciones de las membranas mucosas de las vías respiratorias, del aparato digestivo, de la piel y del aparato reproductor. Es un ingrediente muy común de las soluciones desinfectantes para infecciones de ojos como la conjuntivitis, para lavados vaginales (ten cuidado; si no está correctamente formulada puede secar), en colutorios para el dolor de boca y encías y para tratamientos tópicos contra el eccema y la psoriasis. La raíz se suele pulverizar para emplearla en cataplasmas contra las infecciones de la piel, los abscesos y las heridas. Además, gracias a sus ricos componentes amargos, el sello de oro es útil para tratar problemas hepáticos, de la vesícula y digestivos.

¡Atención! La infusión de la raíz es muy amarga; la gente suele preferir tomarla en tintura o en cápsulas.

Pomada de sello de oro

Esta pomada posee excelentes propiedades desinfectantes y es útil para tratar las infecciones de la piel e infecciones fúngicas como el pie de atleta.

- 1 parte de hojas de chaparral en polvo
- 1 parte de raíz de sello de oro en polvo (procedente de cultivo ecológico)
- 1 parte de resina de mirra en polvo
- Aceite de oliva
- Cera de abeja rallada

Uso:
Aplica una pequeña cantidad directamente sobre la zona infectada y masajea para que se absorba. Repite 2 o 3 veces al día o tantas veces como sea necesario.

Elaboración de la pomada:
Prepara una infusión en aceite de las plantas siguiendo las instrucciones de la página 35. A continuación, añade la cera de abeja siguiendo las instrucciones de la página 38 para convertir el aceite en una pomada.

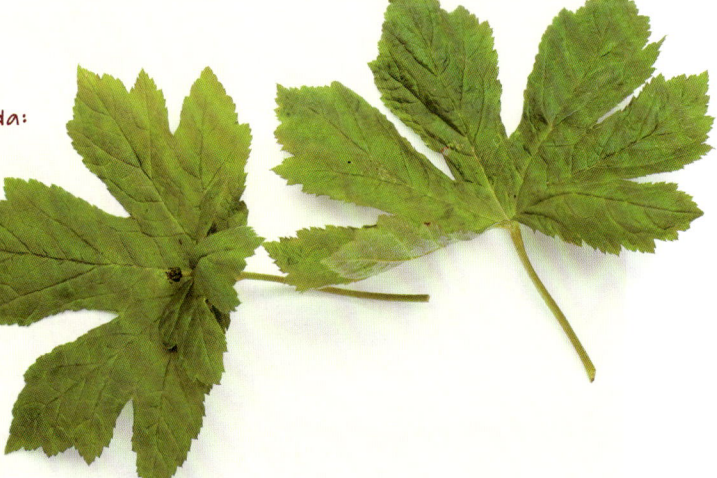

Solución de lavado de sello de oro para infecciones oculares

Esta solución puede utilizarse para tratar infecciones oculares como la conjuntivitis.

- » 1 cucharadita de raíz de sello de oro (procedente de cultivo ecológico)
- » 1 cucharadita de raíz de malvavisco o de corteza de olmo rojo

Elaboración de la solución de lavado:

Vierte media taza de agua hirviendo sobre las plantas, tapa y deja en infusión entre 45 minutos y 1 hora. Cuela bien; utiliza para ello un filtro de café o un colador de malla muy fina cubierto de muselina. Es importante que no quede ninguna partícula de planta en la solución. Embotella el líquido. Guárdalo en el frigorífico donde se conservará hasta 3 días.

Uso:

Puedes utilizar una copa de vidrio para lavado ocular o sencillamente una cucharilla de té con la que cubras bien el ojo. La aplicación de la infusión en frío es útil para reducir la inflamación del ojo pero, por regla general, templada resulta más agradable y calmante. Si lo deseas, puedes templar la infusión antes de utilizarla.

Vierte aproximadamente 1 cucharada sopera de infusión en la copa ocular, sostenla firmemente sobre un ojo y parpadea rápido o mantén el ojo abierto y muévelo de un lado a otro, como si miraras en ambas direcciones, para que se lave completamente. Tira el líquido, aclara la copa ocular y repite el proceso en el otro ojo.

Repite el tratamiento 3 o 4 veces al día durante 3 o 4 días. Si en algún momento ves que la infección empeora, deja el tratamiento y acude a tu profesional sanitario.

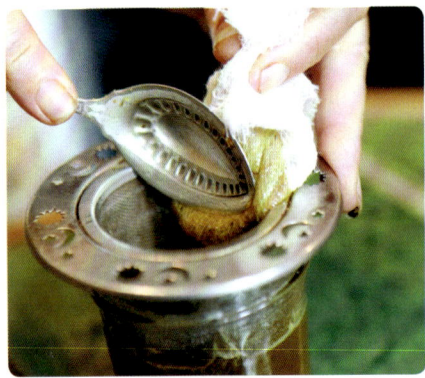

Cuando prepares una solución de lavado ocular, es importante colar bien todas las partículas de planta que pueda haber en el líquido.

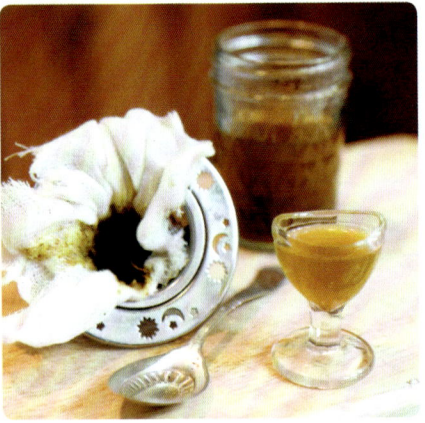

Para utilizar la solución, vierte el líquido templado en una copa de lavado ocular o en una cucharilla y cubre firmemente el ojo con ella.

Pasta de arcilla de sello de oro

La pasta de arcilla de sello de oro es un excelente remedio para las lesiones provocadas por el roble venenoso y la hiedra venenosa y para las picaduras de insectos. Yo siempre tengo a mano un tarrito durante los meses de verano, cuando abundan los insectos. El sello de oro, la arcilla y la sal secan y extraen el veneno. El aceite de menta es refrescante y elimina la quemazón y el picor.

- 1 cucharada sopera de sello de oro en polvo (procedente de cultivo ecológico)
- 1 cucharada sopera de arcilla verde o roja
- 1 cucharada sopera de linimento del doctor Kloss (opcional; véase la receta en la página 133)
- ½ cucharadita de sal marina (o sal celta o cualquier otra sal con elevado contenido en minerales)
- 5-10 gotas de aceite esencial de menta

Elaboración de la pasta:
Mezcla el sello de oro, la arcilla, el linimento (si has decidido utilizarlo) y la sal con agua hasta formar una pasta. Añade el aceite de menta y remueve bien. Guárdalo en un tarro hermético de vidrio. Esta pasta se conserva varios meses; si se seca, no tienes más que añadirle un poco de agua para reconstituirla.

Uso:
Aplica la pasta de arcilla directamente sobre la zona afectada. El grosor de la capa aplicada determinará su capacidad de extraer el veneno. Por regla general, es suficiente con aplicar una capa fina pero, si la erupción o la infección no mejoran, aplica una más gruesa.

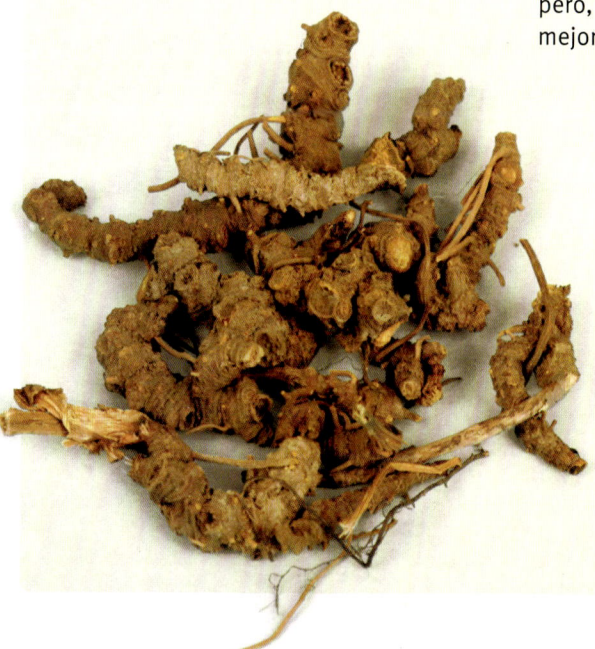

Trébol rojo / *Trifolium pratense*

El trébol rojo tiene una corte de admiradores de lo más ecléctica. Los ganaderos lo utilizan como alimento barato y de crecimiento rápido para los animales y como cubierta vegetal que fija el nitrógeno al suelo. A las vacas les encanta. Las abejas se atiborran de él para preparar una miel muy popular. Los ecologistas lo aprecian porque ayuda a prevenir la erosión de las cunetas. Los jardineros lo disfrutan como una preciosa cubierta para el suelo y los herboristas, por último, lo valoran desde hace mucho tiempo como medicina eficaz en la que se puede confiar.

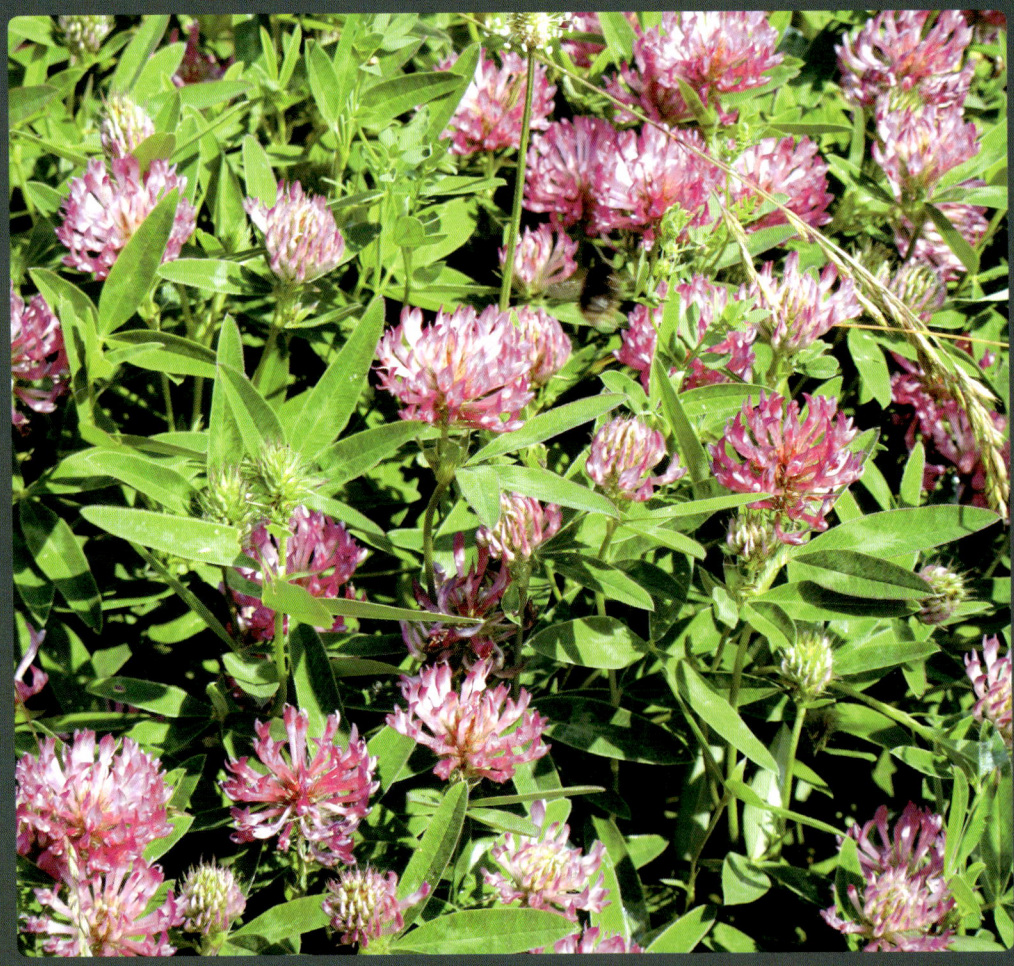

EL CULTIVO DEL TRÉBOL ROJO

El trébol rojo es una planta perenne y muy rústica, fácil de sembrar y de crecimiento rápido. Prefiere los suelos margosos y bien drenados a pleno sol. Sin embargo, como la mayoría de las plantas que aparecen en este libro, no es caprichoso y se adapta a una variedad muy amplia de situaciones. Es una leguminosa y, como todos los miembros de esta familia, tiene raíces que penetran profundamente en el terreno y fija el nitrógeno en el suelo. Aunque se suele considerar una planta específica para los prados, queda precioso en el jardín y proporciona néctar para las abejas y otros insectos polinizadores. Puede plantarse en grupos pequeños entre otras plantas de baja altura o concedérsele un trocito entre el césped, donde se va a sentir en la gloria (¡si dejaras de segar el césped durante dos o tres semanas, comprobarías que se llena de todo tipo de plantas medicinales silvestres!).

Las hermosas flores de color rosa del trébol rojo duran todo el verano y pueden recolectarse en cuanto abren. Se utilizan frescas o secas. A mí me gusta «ir pastando» mientras voy paseando por el jardín y el trébol rojo es siempre una golosina deliciosa.

USOS MEDICINALES

El trébol rojo ofrece un tesoro de nutrientes para todo el cuerpo. Es rico en beta-caroteno, calcio, vitamina C, un gran espectro de vitaminas del complejo B y oligoelementos esenciales como magnesio, manganeso, zinc, cobre y selenio. Esta florecilla silvestre puede considerarse con toda justicia uno de los mejores suplementos vitamínicos y minerales de la naturaleza.

Lleva muchísimos años utilizándose como depurativo sanguíneo y linfático. A menudo se incluye en fórmulas para tratar problemas de piel como el eccema y la psoriasis, tanto por vía interna como en lavados externos, y es la planta favorita para tratar la congestión linfática. Sigue siendo mi preferida para tratar los problemas respiratorios de los niños y es muy eficaz a la hora de devolverles la vitalidad y la salud después de una infección respiratoria.

Es también una de las hierbas preferidas para muchas mujeres menopáusicas. Tanto las flores como las hojas contienen fitoestrógenos (hormonas vegetales) e isoflavonas que producen un efecto beneficioso sobre síntomas de la menopausia como los sofocos, los cambios de humor y los sudores nocturnos. Existe incluso evidencia reciente de que el trébol rojo puede ayudar a mantener la densidad ósea normal. Una mezcla excelente para tratar los síntomas de la menopausia es la compuesta por trébol rojo, salvia y agripalma. Aunque todavía no se conoce con exactitud el papel que desempeñan las isoflavonas en el organismo, parece ser que se unen con los receptores de estrógenos e impiden

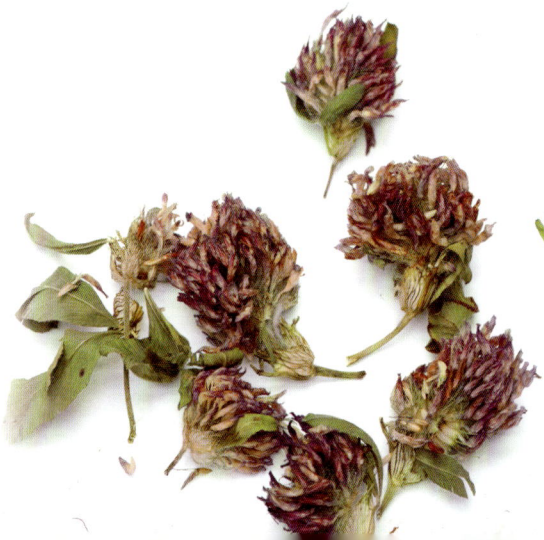

TRÉBOL ROJO

que las formas menos saludables de estas hormonas, como el estradiol o el exceso de estrógenos, se acumulen en el cuerpo. Se cree que un exceso de estrógenos puede ser una de las causas de cáncer y de algunos trastornos de la menopausia.

Aunque la Agencia Estadounidense de Alimentos y Medicamentos (FDA) desprecia por completo el trébol rojo afirmando que «no existen razones suficientes para sospechar que posea ningún valor medicinal», estudios realizados por el Instituto Nacional del Cáncer de Estados Unidos han determinado que posee al menos cuatro sustancias antitumorales importantes. Está claro que no es una cura para el cáncer pero existe evidencia suficiente para creer que debería ser considerado, al menos, un agente preventivo y quizá incorporarse en una infusión saludable para todos aquellos que sean susceptibles de padecer cáncer.

Y, por si fuera poco, está delicioso… ¡como te demostrará cualquier abeja! De él se obtiene una infusión sumamente tonificante, deliciosa por sí sola o con menta, hierbabuena, hojas de violeta y otras plantas reconstituyentes (véase la receta en la página 211). Y es un alimento maravilloso. El sabor de las flores frescas nos hace pensar en pequeñas tacitas de miel y yo suelo añadirlas a las ensaladas, cócteles y sopas que preparo con las verduras de mi huerto.

Aunque las hojas también tienen utilidad medicinal, lo realmente valioso son las flores. El mejor momento es cuando tienen un brillante tono rosa o rojo. No cojas las que se están poniendo marrones y, cuando compres plantas secas, ten cuidado con las flores marronosas.

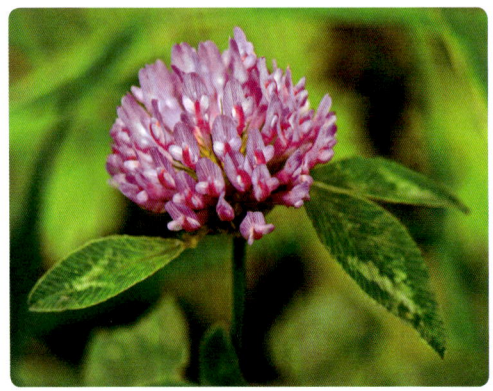

Las flores del trébol rojo, sabrosas y exquisitas, son apreciadísimas por las abejas, los pájaros, los mamíferos… ¡y los herboristas!

Partes utilizadas

Las sumidades floridas y las hojas (aunque estas últimas no son tan potentes).

Componentes fundamentales

Polisacáridos, isoflavonas, salicilatos, cumarinas, glucósidos cianogénicos, proteínas, beta-caroteno, vitaminas del complejo B, vitamina C, hierro y silicio.

Factor de seguridad

El trébol rojo licúa la sangre y no deben tomarlo las personas que estén bajo medicación para el corazón o que tengan cualquier problema con la circulación de la sangre. Deja de tomarlo durante las dos semanas anteriores y posteriores a una intervención quirúrgica.

Tónico vitamínico de trébol rojo

Esta infusión incluye algunos de nuestros «superalimentos» más comunes, todos los cuales aportan elevadas concentraciones de vitaminas y minerales.

- 3 partes de flores y hojas de trébol rojo
- 2 partes de puntas verdes de avena (la punta lechosa de la avena casi madura)
- 2 partes de hojas de menta piperita o de hierbabuena
- 1 parte de hojas de ortiga
- 1 parte de hojas de violeta
- Miel (opcional)

Elaboración del tónico:
Prepara una infusión con las plantas siguiendo las instrucciones de la página 29 y dejándola reposar entre 15 y 20 minutos. Si lo deseas, puedes endulzarla con miel.

Uso:
Toma 2 o 3 tazas al día.

Fórmula para la menopausia

Esta fórmula tan agradable ayuda a regular los sofocos y alivia algunas de las molestias de la menopausia. Pruébala y comprueba si notas alguna diferencia.

- 2 partes de flores de trébol rojo
- 1 parte de puntas de melisa
- 1 parte de hojas de agripalma
- 1 parte de hojas de salvia

Elaboración de la fórmula:
Prepara las plantas en infusión, siguiendo las instrucciones de la página 29, o en tintura, siguiendo las instrucciones de la página 40.

Uso:
Toma 3 o 4 tazas de infusión al día o entre un cuarto y media cucharadita de tintura al día durante 5 o 6 días. Descansa un par de días y repite el ciclo tantas veces como sea necesario.

Fórmula del poder de las flores para la congestión linfática

Si tienes tendencia a que se te inflamen las glándulas linfáticas, tienes fibroquistes o has sufrido cáncer en el pasado, esta es una fórmula muy adecuada para utilizar con una cierta constancia.

- 2 partes de flores de trébol rojo
- 1 parte de flores de caléndula
- 1 parte de hojas de violeta

Elaboración de la fórmula:
Prepara las plantas en infusión, siguiendo las instrucciones de la página 29, o en tintura, siguiendo las instrucciones de la página 40.

Uso:
Toma 2 o 3 tazas de infusión al día o entre un cuarto y media cucharadita de tintura al día. Continúa el tratamiento durante 3 semanas, descansa 2 semanas y repite el ciclo tantas veces como sea necesario.

Jarabe de trébol rojo y violeta

Un remedio dulce y delicioso para la congestión linfática.

- 1 parte de flores de caléndula
- 1 parte de flores de trébol rojo
- 1 parte de hojas de violeta (y de flores, si puedes conseguirlas)

Elaboración del jarabe:
Prepara un jarabe con las plantas siguiendo las instrucciones de la página 33.

Uso:
¡Aquí el truco es no dejarse tentar demasiado por este jarabe tan dulce y maravilloso! Toma entre media y una cucharadita 2 veces al día o tantas como sea necesario.

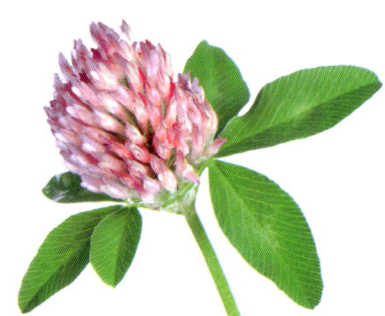

Valeriana

He aquí otra de esas preciosas flores de jardín que los primeros colonos europeos llevaron a Estados Unidos. Para ellos era una planta de jardín muy resistente que les recordaba a su hogar pero también una medicina muy valiosa para reducir el dolor y el estrés… y estoy segura de que, en aquella época, ambas cosas eran muy frecuentes. La valeriana sigue siendo considerada uno de los nervinos herbales más seguros y potentes. Se emplea para tratar cualquier tipo de tensión nerviosa, insomnio y ansiedad. Es también excelente para aliviar el dolor muscular. Su nombre deriva del término latino *valere*, que significa «estar bien» o «estar fuerte».

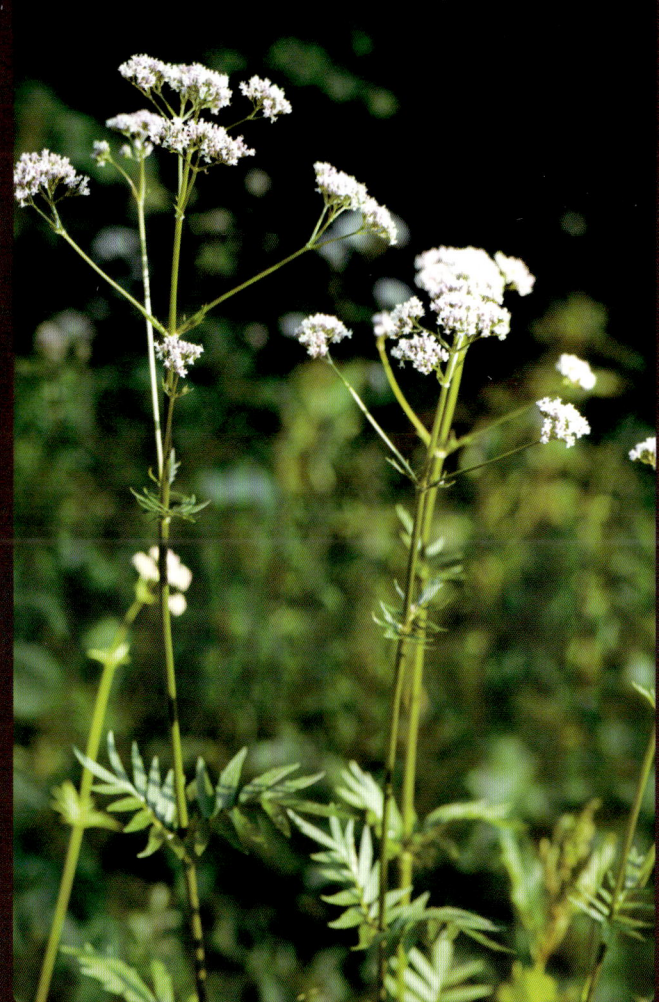

VALERIANA

EL CULTIVO DE LA VALERIANA

La valeriana, otra planta perenne de fácil cultivo, se da bien en una variedad muy amplia de suelos y temperaturas. De todas formas, prefiere la sombra parcial o el pleno sol y los suelos húmedos y ricos. En esas condiciones, crece con gran abundancia. Es una planta bastante alta (90-120 cm / 3-5 pies), elegante, con delicadas inflorescencias blancas que duran gran parte del verano. Las semillas son fáciles de germinar, por lo que hasta los jardineros más novatos pueden reproducirla sin problemas. Mantén el suelo bien regado; a la valeriana le encanta el suelo húmedo. Una vez establecida, esta planta perenne tan rústica se resiembra con gran facilidad y generosidad. De hecho, yo no hago más que encontrar matas de valeriana surgiendo por todo el jardín.

Parte utilizada

Raíz.

Componentes fundamentales

Ácido isovalerénico, ácido valerénico, ácido cafeico, taninos, sesquiterpenos, glucósidos, aceites esenciales, calcio, magnesio y vitaminas del complejo B.

Factor de seguridad

En líneas generales se considera segura. Sin embargo, no le va bien a todo el mundo y en algunas personas puede resultar irritante y estimulante en lugar de tranquilizante y sedante. Evita tomar dosis elevadas de valeriana durante periodos prolongados; es preferible utilizar dosis modestas durante solo dos o tres semanas, descansar una y luego volver a tomarla.

USOS MEDICINALES

La valeriana es un remedio utilizado fundamentalmente contra el estrés, la tensión nerviosa, el insomnio y los trastornos del sistema nervioso. Los estudios revelan que actúa deprimiendo la actividad del sistema nervioso central y relajando los músculos lisos del útero, el colon y las vías bronquiales. La mayor parte de las investigaciones realizadas sobre ella se han centrado en los aceites volátiles que contienen las raíces. Se ha comprobado que dos de ellos, el ácido valerénico y el valerenal, inducen el sueño y elevan indirectamente los niveles de ácido gamma-aminobutírico, un neurotransmisor que disminuye la actividad del sistema nervioso central. Se especula que, en parte, puede que actúe al unirse con los receptores del sistema nervioso central. Sin embargo, lo cierto es que aún no sabemos cómo funciona; lo único que sí sabemos con certeza es que funciona. Resulta eficaz como tónico nervioso para tratamientos prolongados y también como remedio para trastornos nerviosos agudos como el dolor de cabeza y otros tipos de dolores.

Produce también efectos tonificantes sobre el corazón y se recomienda especialmente para la arritmia (latidos irregulares del corazón) y la ansiedad que afecta a este órgano. A menudo se combina con majuela para tratar la hipertensión y la arritmia.

La valeriana ha sido siempre uno de mis tónicos nerviosos y relajantes musculares favoritos. Es la planta que utilizo cuando no consigo dormir. Y cuando me despierto por la noche y no me puedo volver a dormir, cojo la tintura de valeriana, tomo varios cuentagotas y, por lo general, en cuestión de minutos ya estoy otra vez dormida. Es también la planta que utilizo para aliviar la tensión muscular y el dolor de espalda.

A aquellas personas a las que les funciona la valeriana, lo hace muy bien. En otras, sin embargo, provoca efectos irritantes y estimulantes en lugar de relajantes. La raíz es rica en ácido isovalerénico y ácido valerénico, que son los que le aportan sus potentes propiedades nervinas. El problema es que algunas personas son incapaces de procesar estos ácidos y, por tanto, en lugar de resultarles relajante, les agita y sobreestimula. Lo sabrás la primera vez que la pruebes. Si resultas ser una de las personas para las que la valeriana está contraindicada, no te preocupes. El hecho de que tu organismo no pueda transformar los ácidos isovalerénico y valerénico no significa que tengas ningún trastorno, solo que la infusión de valeriana no es lo tuyo.

Como consecuencia de la naturaleza volátil de sus aceites aromáticos, la raíz de valeriana suele prepararse en infusión en lugar de decocción. No tengas miedo de haber tomado una cantidad demasiado elevada; no es adictiva y no te hará sentirte adormilado ni atontado. Empieza con una dosis pequeña y ve aumentándola hasta que percibas sus efectos relajantes. Si tomas demasiada valeriana, empezarás a notar los músculos como si fuesen de goma —como si estuvieran *demasiado* relajados– o percibirás una sensación de «pesadez». Disminuye la dosis para sentirte relajado pero alerta.

La raíz fresca de valeriana exhala un olor a tierra que puede parecerse al de la tierra húmeda o al de las violetas. El olor de la raíz seca es más parecido al de los calcetines sucios o al de un vestuario de chicos. Dependiendo de la persona, puede gustar muchísimo o resultar repugnante. Sin duda, sabe mejor cuando está fresca. Los herboristas no se ponen de acuerdo sobre si, en términos medicinales, es más potente fresca o seca. Yo he comprobado que es cuestión de preferencias personales. De todas formas, debido a su sabor y olor tan poco habitual, mucha gente prefiere tomarla en tintura o en cápsulas en lugar de en infusión.

Fórmula para eliminar la tensión

Esta fórmula puede resultar útil para tratar espasmos musculares, arritmias cardíacas y ansiedad.

- 2 partes de valeriana
- 1 parte de majuelas (bayas de espino albar) o de bayas, hojas y flores de espino albar
- 1 parte de hojas de melisa

Elaboración de la fórmula:
Prepara una infusión con las plantas siguiendo las instrucciones de la página 29 utilizando entre 30 y 60 g (1-2 oz) de plantas por cada litro de agua y dejando las plantas en infusión al menos 45 minutos o toda la noche. También puedes preparar una tintura con las plantas en una bebida alcohólica de 40º siguiendo las instrucciones de la página 40.

Uso:
Si optas por la infusión, toma 2 o 3 tazas al día.

Si optas por la tintura, toma entre media y una cucharadita 3 veces al día o tan a menudo como lo necesites.

VALERIANA

Fórmula relajante para los bronquios

Esta fórmula resulta útil para tratar la bronquitis espástica profunda.

- 1 parte de raíz de regaliz
- 1 parte de raíz de valeriana
- ¼ de parte de canela en rama
- ¼ de parte de raíz de jengibre

Elaboración de la fórmula:
Prepara una infusión con las plantas siguiendo las instrucciones de la página 29 utilizando entre 30 y 60 g (1-2 oz) de plantas por cada litro de agua y dejando las plantas en infusión al menos 45 minutos o toda la noche. También puedes preparar una tintura con las plantas en una bebida alcohólica de 40° siguiendo las instrucciones de la página 40.

Uso:
Si optas por la infusión, toma 2 o 3 tazas al día.

Si optas por la tintura, toma entre media y una cucharadita 3 veces al día o tan a menudo como lo necesites.

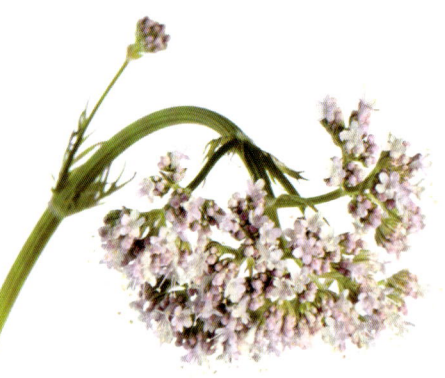

Tintura del sueño profundo

Esta es mi fórmula favorita para el insomnio.

- 1 parte de raíz de valeriana
- ½ parte de conos de lúpulo
- ¼ de parte de flores de lavanda
- Alcohol de 40°

Elaboración de la tintura:
Prepara una tintura de las plantas en el alcohol siguiendo las instrucciones de la página 40.

Uso:
Toma 1 cucharadita una hora antes de acostarte y otra justo antes de meterte en la cama. Si te despiertas por la noche, toma 1 o 2 cucharaditas, según tus necesidades.

Variación:
Si eres de esas personas que no consiguen dormir porque no son capaces de dejar de pensar y su mente está trabajando sin parar, añade 1 parte de hojas de escutelaria (*Scutellaria lateriflora*).

Créditos fotográficos

Fotografías interiores de © Jason Houston: 3, 4, 6, 7, 9, 13, 14, 18, 20, 22–49, 52, 56, 57, 63, 67–69, 72, 75, 80, 81, 85, 93, 101 (fila 3, centro derecha; fila 4, centro izquierda), 104, 105, 110, 114–116, 125, 139, 142, 148, 151, 155, 157, 176, 193, 200, y 207

Fotografías adicionales de:
© Elena Schweitzer/iStockphoto.com: 5 (abajo)
© Floortje/iStockphoto.com: 5 (arriba) y 89
© Bojidar Beremski/iStockphoto.com: 11 (arriba)
© fotolinchen/iStockphoto.com: 11 (abajo)
© Anna Yu/iStockphoto.com: 15
© Luceluceluce/Dreamstime.com: 16 y 59
© Helena Lovinicic/iStockphoto.com: 51 (fila central derecha), 64 y 65
© Creative99/iStockphoto.com: 51 (fila superior izquierda), 53
© AGStockUSA/Alamy: 51 (fila superior centro), 83
© GAP Photos/Graham Strong: 51 (fila superior derecha), 94
© GAP Photos/Lynn Keddie: 51 (fila central izquierda), 54, y 90
© Matthew Ragen/iStockphoto.com: 51 (fila central centro) y 60
© bokehcambodia/Alamy: 51 (fila inferior izquierda) y 78
© GAP Photos/Thomas Alamy: 51 (fila inferior centro), 86, 101 (fila 5 centro izquierda), y 144
© Denis Pogostin/iStockphoto.com: 51 (fila inferior derecha) y 70
© Konrad Kaminski/iStockphoto.com: 55
© Aji Jayachandran/Dreamstime.com: 58
© eli_asenova/iStockphoto.com: 61
© Bob Sylvan/iStockphoto.com: 71
© YinYang/iStockphoto.com: 76
© Nigel Cattlin/Alamy: 79 y 204
© ELyrae/iStockphoto.com: 91
© Mark Gillow/iStockphoto.com: 92
© Dinodia Photo Library/Botanica/Getty Images: 95
© Tim Bowden/iStockphoto.com: 97
© Sylwia Kachel/iStockphoto.com: 98
© Galina Ermolaeva/iStockphoto.com: 101 (fila 1 izquierda) y 197
© Zorani/iStockphoto.com: 101 (fila 1 centro izquierda), 129, y 131
© Jolanta Dabrowska/iStockphoto.com: 101 (fila 1 centro derecha), 159, y 208
© GAP Photos/Howard Rice: 101 (fila 1 derecha) y 161
© Tim Gainey/Alamy: 101 (fila 2 izquierda) y 181
© Rewat Wannasuk/Dreamstime.com: 101 (fila 2 centro izquierda) y 102
© BasieB/iStockphoto.com: 101 (fila 2 centro derecha, fila 3 derecha), 112, y 192
© GAP Photos/Dave Bevan: 101 (fila 2 derecha), 134, y 170
© GAP Photos/Keith Burdett: 101 (fila 3 izquierda) y 171 (derecha)
© Vasiliki Varvaki/iStockphoto.com: 101 (fila 3 centro izquierda) y 117
© Garden World Images/age fotostock: 101 (fila 4 izquierda) y 184
© Gary K. Smith/Alamy: 101 (fila 4 centro derecha) y 109
© Bob Gibbons/Alamy: 101 (fila 4 derecha) y 166
© Arco Images GmbH/Alamy: 101 (fila 5 izquierda) y 121
© Arterra Picture Library/Alamy: 101 (fila 5 centro derecha) y 188
© Uros Petrovic/iStockphoto.com: 101 (fila 5 derecha) y 156
© GAP Photos/Juliette Wade: 101 (fila 6 izquierda) y 203
© John Glover/Alamy: 101 (fila 6 centro izquierda) y 149
© GAP Photos/Pat Tuson: 101 (fila 6 centro derecha) y 212
© Sasha Fox Walters/iStockphoto.com: 101 (fila 6 derecha) y 124
© Alberto Pomares/iStockphoto.com: 103
© Andris Tkacenko/iStockphoto.com: 106
© Maximilian Weiner/Alamy: 107
© TOHRU MINOWA/a. collection RF/Getty Images: 108
© Lew Robertson/Botanica/Getty Images: 111
© Maksim Tkacenko/iStockphoto.com: 113
© Andreas Herpens/iStockphoto.com: 118 (arriba)
© AntiMartina/iStockphoto.com: 118 (abajo), 128
© Elena Eliseeva/iStockphoto.com: 120
© Moehlig Naturfoto/Alamy: 122
© Bildagenturonline/Alamy: 123
© dk/Alamy: 126
© Wally Eberhart/Getty Images: 132 y 133
© Robert Whiteway/iStockphoto.com: 135
© Frans Rombout/iStockphoto.com: 137
© Andersastphoto/Dreamstime.com: 138
© 2009 Steven Foster: 140
© Peter Kindersley/Getty Images: 141 y 191
© Medic Image/Getty Images: 143
© Imbali Images/Alamy: 145
© Anton Ignatenco/iStockphoto.com: 146
© Image Broker/Alamy: 150
© Mashuk/iStockphoto.com: 153
© blickwinkel/Alamy: 162
© Peter Anderson/Getty Images: 165 y 174
© Bon Appetit/Alamy: 169 y 205
© GAP Photos/Marg Cousens: 171 (izquierda)
© Niall Benvie/Alamy: 173
© Magdalena Kucova/iStockphoto.com: 175
© Andrei Nikolaevich Rybachuk/iStockphoto.com: 178
© Westend61 GmbH/Alamy: 180
© Kathryn8/iStockphoto.com: 182
© Lezh/iStockphoto.com: 187
© GAP Photos/Jason Smalley: 189
© John Pavel/iStockphoto.com: 194
© Givaga/iStockphoto.com: 196
© GAP Photos/Fiona Lee: 198
© Kal Stiepel/Getty Images: 199
© Michael Rosenfeld/Getty Images: 202
© dirkr/iStockphoto.com: 209
© Sergey Chushkin/iStockphoto.com: 211
© M & J Bloomfield/Alamy: 213
© nadezzzdo9791/iStockphoto.com: 215
© United Plant Savers: 217

Índice temático

A
acedera, raíz de, 195
Aceite Calmante de Lavanda para Masaje, 161
aceite de oliva, 34-35, 58-60, 64, 82, 94, 121, 127, 141-142, 152-153, 187, 190-192, 205
aceite de semilla de uva, 121, 123, 157, 161
aceites de masaje, 34, 121, 161, 172
    Aceite de Masaje Calmante de Lavanda, 161
aceites esenciales, 19, 28, 43-44, 54, 69, 75, 84, 146, 165, 175, 214. *Véase también* las plantas por su nombre y aceites de masaje.
aceites medicinales, 34-36, 38, 184
    Aceite de Ajo para los Oídos, 60
    Aceite de caléndula, 123
    Aceite de hipérico, 152
    Aceite Floral de Ajo, 59
    Aceite Herbal de Ajo, 58-59
    método del baño María, 24, 34-35, 60, 161
    por infusión solar, 27, 31, 36
aceites vegetales, 34, 36, 37, 161
achicoria, 127
aerosoles,
    Aerosol Antiséptico y Calmante de Lavanda, 159
    Aerosol de Equinácea para el Dolor de Garganta, 131
    Aerosol de Salvia para la Boca y la Garganta, 93
agripalma, 209, 211
agua del Carmen, 177
agudos, trastornos de salud, 39, 46-47, 214
Ajo, 53-60
    Aceite de Ajo para los Oídos, 60
    Aceite Floral de Ajo, 59
    Aceite Herbal de Ajo, 58
    Ajo en Vinagre, 55
    en otras fórmulas, 64, 67, 94, 152, 191
    Sidra de Fuego, 57
    Vinagre de los Cuatro Ladrones, 56
Albahaca, 61-67
    albahaca común, 61-65
    albahaca morada o sagrada, 66-67
    Cataplasma de Albahaca, 63
    Infusión de Albahaca para el Dolor de Cabeza y el Estrés, 63
    Pesto Medicinal de Albahaca, 64
    Tintura de Albahaca Morada, 66
    Vinagre de Albahaca Morada para una Larga Vida, 67
Albahaca Morada para una Vida Larga, Vinagre de, 67
Albahaca Morada, Tintura de, 66
albaricoque, aceite de, 121, 123, 157, 161
alcohol como disolvente, 39
algarroba en polvo, 43, 137, 197
almendras, aceite de, 76, 161
almendras, leche de, 128
Aloe vera, 102-106
    Gel de Aloe Vera, 105
    Gel de Aloe y Consuelda para la Artritis, 106
    Loción Curativa de Aloe, 106
Álsine o pamplina, 107-109,
    Cataplasma de Pamplina, 109
    Pomada Supercalmante de Álsine, 109
amapola, 160
amaranto, 65
amor de hortelano, 120, 141, 143
ancianos, 33, 104, 112, 130, 177
árbol del té, aceite de, 157
arcilla, 44-45, 182, 207
artritis, fórmulas para la, 75, 76, 80, 84, 89, 106, 156, 171
ashwagandha pulverizada, 70, 76
astringentes, propiedades, 120, 163, 184, 187
    Polvos Astringentes, 186
Avena, 110-113
    Baño de Avena para la Piel Seca y Cuarteada, 112
    Gachas de Avena Cardiosaludables, 113
    Gachas de Avena Reconstituyentes, 113
    puntas verdes de avena, 111, 112, 113, 154, 211
azúcar como conservante, 32, 33

B
baño, formulas para el
    Baño de Avena para la Piel Seca y Cuarteada, 112
    Baño de Melisa, 178
    Baño Herbal Tranquilizante, 173
    Sales de Baño Caloríficas de Canela, 72
    baño de pies, 63, 82, 160
    Baño Herbal Tranquilizante, 173, 165
Bardana, 114-118
    Cerveza de Raíz, 117
    en otras fórmulas, 126, 165
    Gobo (raíz de bardana) al Vapor, 118
    Tintura Refrescante para el Hígado, 118
Bolsitas de Lavanda para los Ojos, 158
Bolsitas de Manzanilla para los Ojos, 173

C
cacao
    en polvo, 43, 87, 137, 196
    manteca de, 123
café, sustitutos de
    Infusión de Diente de León Tostado y Achicoria, 127
    Moca de Diente de León, 128
Caléndula, 119-123
    Aceite de Caléndula, 121
    en otras fórmulas, 148
    Famosa Crema para la Cara de Rosemary, 123
    Pomada de Caléndula, 122
calentador de pies, 82
calmantes para los ojos, 158, 173
Caloríficas, Sales de Baño de Canela, 72
Canela, 68-73
    Chai Especiado de Canela, 73
    en otras fórmulas, 76, 87, 113, 117, 118, 128, 137, 148, 196, 216
    Infusión de Canela y Jengibre para los Problemas de la Menstruación, 70
    Leche Rejuvenecedora de Canela y Ashwagandha, 70
    Miel de Canela, 71
    Sales de Baño Caloríficas de Canela, 72
    Tintura de Canela para Estabilizar el Nivel de Azúcar en Sangre, 71
cápsulas
    Cápsulas Herbales para la Infección de Vejiga, 168
    Cápsulas para Combatir el Resfriado, 81

Cara, Famosa Crema para la de
Rosemary, 123
cardamomo, 72, 73, 137
cataplasmas,
Cataplasma Caliente
de Jengibre, 87
Cataplasma de Albahaca, 63
Cataplasma de Álsine, 109
Cataplasma de Llantén, 164
Cech, Richo, 188
Cenizo, 65
centella asiática, 179
cera de abeja, 24, 38, 82, 109, 122, 123, 141, 153, 187, 205
Cerveza de Raíz, 117
chaparral, hojas pulverizadas, 205
Christopher, Dr., 80
cilantro, 64, 73, 78, 94, 177
cilantro, semillas de, 73, 78, 177
clavo, 56, 73, 128, 202
coco
    aceite de, 123
    leche de, 76, 78
cola de caballo, hojas de, 191
cólicos
    Infusión Calmante
de Manzanilla, 172
    Remedio para los Cólicos, 177
comino, 78
compost, 8, 29, 30, 33, 41, 97, 113, 202
compresas, 44-45
congelación de plantas, 21
consuelda, hoja de, 106, 153, 165, 187
    Gel de Aloe y Consuelda para la Artritis, 106
corazón, fórmulas para el
    Bolitas de Espino Albar para el Corazón, 137
    Gachas de Avena
Cardiosaludables, 113
    Infusión para aliviar
el corazón, 136
    Sazonador para el Corazón, 137
    Tintura Tónica y Nutritiva para el Corazón, 200
corteza
    Canela, 69
    cerezo silvestre, 197
    hamamelis, 187
    olmo rojo, 206
corteza de cerezo, 197
Crema de Ortigas y Patatas, 192
crónicos, trastornos de salud, 11, 39, 47, 151
Crujido de Huesos, Infusión Rica en Calcio para el Dolor Articular y el, 191
Crujido de Huesos, Linimento de Cayena para el, 82
Cúrcuma, 74-78
    Pasta de Curri Medicinal, 78
    Leche Dorada, 76
    Pasta Dorada de Cúrcuma para las Irritaciones de la Piel, 77
Curcumina, 75
Curri Medicinal, 78

D

Dawson, Adele, 176
decocciones, elaboración de, 30
deshidratador, 19, 21, 43, 87
Diente de león, 124-128
    hoja, 94, 127
    Horta para la Salud del Hígado y del Riñón, 127
    Infusión de Diente de León Tostado y Achicoria, 127
    Moca de Diente de León, 128
    raíz, 18, 52, 116, 125, 126
    Tintura de Diente de León y Bardana para la Salud del Hígado
digestivas, fórmulas
    Agua del Carmen, 177
    Remedio Digestivo, 182
disolventes para tinturas, 39, 41, 42
dolor de cabeza, fórmulas para el
    Infusión de Albahaca para el Dolor de Cabeza y el Estrés, 63
    Tintura de Lavanda y Matricaria para la Migraña, 160
    Tintura para el Dolor
de Cabeza, 181
dolor de garganta, fórmulas para el
    Aerosol de Equinácea, 131
    Aerosol de Salvia para la Boca y la Garganta, 93
    Bolitas Calmantes para la Garganta, 197
    Bolitas de Regaliz y Jengibre, 196
    Gárgaras Buenas para una Garganta Mala, 93
dolor de oídos, fórmulas para el
    Aceite de Ajo para los Oídos, 60
    Aceite de Flor de Gordolobo para los Oídos, 142
dosificación y duración, 46-48, 52
dulse, alga en copos, 94

E

elaboración, 22-46
endulzantes, 32, 33, 137
eneldo, hojas de, 177
Equinácea, 129-133
    Aerosol de Equinácea para el Dolor de Garganta, 131
    Linimento del Dr. Kloss, 133
    raíz pulverizada, 133, 141
    tintura, 93, 131
    Tintura de Equinácea con la Planta Entera, 132
equipo y utensilios, 24
escalera o rueda de carro, huerto con, 16
escaramujo, 200
Espino albar o majuelo, 134-138
    Bolitas de Espino Albar para el Corazón, 137
    en otras fórmulas, 154, 200, 215
    Infusión para Aliviar
el Corazón, 136
    Sazonador para el Corazón, 137
    Tintura de Espino Albar con la Planta Entera, 138
estevia, 117, 136, 146, 147, 148, 154, 191
estrés, formulas para el alivio del
    Baño Herbal Tranquilizante, 173
    Extracto Glicerinado para Calmar el Estrés Infantil, 147
    Infusión Calmante
de Manzanilla, 172
    Infusión de Albahaca para el Dolor de Cabeza y el Estrés, 63
    Infusión Iluminadora de Hipérico, 154
    Puesta de Sol
en Emerald Valley, 148
    Reposo Vespertino, 148
    Tintura de Canela, 71
etiquetado de los productos, 26
eucalipto, aceite esencial de, 77
Evelyn, John, 175
extracto glicerinado
    Extracto Glicerinado
de Melisa, 178
    Extracto Glicerinado para Calmar el Estrés Infantil, 147

F

Famosa Crema para la Cara de Rosemary, 123
fiebre, fórmulas para la
    Fórmula Pediátrica para Reducir la Fiebre, 147
    Infusión para Bajar la Fiebre, 186
    Jarabe de Bayas de Saúco, 202
    Remedio de Jengibre y Limón, 85
flores

infusiones y decocciones, 28-31
recolección, 18
fomento, 45
Fórmula Relajante para los
Bronquios, 216
Fórmula para la Menopausia, 211
frambuesa, hojas o flores, 165, 187, 192

G

Gachas de Avena
Reconstituyentes, 113
Gárgaras Buenas para una Garganta
Mala, 93
gasa quesera o muselina, 24, 35, 36,
60, 71,
gaulteria, aceite esencial de, 43, 82,
106, 153
gayuba, hojas en polvo, 168
Gel de Aloe y Consuelda para la
Artritis, 106
gingko, hojas de, 90,
ginseng siberiano, 113, 196
glicerina vegetal, 33, 131, 182
gobo (raíz de bardana), al vapor, 118
Gordolobo, 139-143
Aceite de Flor de Gordolobo para
los Oídos, 142
Infusión para Decir Adiós a la
Tos, 143
Pomada de Gordolobo y Trébol
Rojo, 141
Tónico Glandular, 143
gripe, 81, 132, 142, 158, 202. *Véase*
resfriados
Guindilla, 79-82
Cápsulas para Combatir el
Resfriado, 81
en otras fórmulas, 57, 94, 133, 187
Linimento de Cayena para el
Crujido de Huesos, 82

H

hamamelis, 159, 160, 187
Hartung, Tammi, 15
hemorragias
Cataplasma de Llantén, 164
Polvos Astringentes, 186
Tintura de Milenrama para
Primeros Auxilios, 185
hibisco, 148
Hierbabuena, 144-148
en otras fórmulas, 105, 106, 143,
154, 211
Extracto Glicerinado para Calmar
el Estrés de los Niños, 147
Fórmula Pediátrica para Bajar la
Fiebre, 147

Infusión Helada
de Hierbabuena, 146
Puesta de Sol
en Emerald Valley, 148
Reposo Vespertino, 148
Hierbas Antioxidantes para
Espolvorear, 94
hierbas culinarias, 65
hígado, fórmulas para el
Horta para la Salud del Hígado
y del Riñón, 127
Tintura de Diente de León
y Bardana para la Salud del
Hígado, 126
Tintura Refrescante para el
Hígado, 118
Hipérico, 149-154
Aceite de Hipérico, 152
en otras fórmulas, 136
Infusión Iluminadora
de Hipérico, 154
Linimento de Hipérico, 153
Pomada de Hipérico, 153
Tintura de Hipérico para el
Trastorno Afectivo
Estacional, 154
Hoffman, David, 92, 189
hoja de menta gatuna, 147
Horta para la Salud del Hígado y del
Riñón, 127
huerto medicinal doméstico, 14-21
congelación de plantas, 21
huertos en maceta, 17
recolección de plantas, 18
salud del suelo, 15
secado de plantas de calidad, 19-21

I

Infusión Calmante
de Manzanilla, 172
Infusión de Romero y Tomillo
Limonero, 90
Infusión Rica en Calcio para el
Crujido de Huesos y el Dolor de
las articulaciones, 191
Infusión Tónica para el Embarazo,
192
Infusión Tónica para el Aparato
Urinario, 201
infusiones
Cerveza de Raíz, 117
Chai Especiado de Canela, 73
Fórmula Relajante para los
Bronquios, 216
Fórmula del Poder de las Flores
para la Congestión
Linfática, 212

Fórmula para Eliminar
la Tensión, 215
Fórmula Pediátrica para Reducir
la Fiebre, 147
Infusión Calmante
de Manzanilla, 172
Infusión de Albahaca para el
Dolor de Cabeza y el Estrés, 63
Infusión de Canela y Jengibre
para los Problemas de la
Menstruación, 70
Infusión de Diente de León
Tostado y Achicoria, 127
Infusión de Romero y Tomillo
Limonero, 90
Infusión Helada
de Hierbabuena, 146
Infusión Iluminadora
de Hipérico, 154
Infusión para Aliviar
el Corazón, 136
Infusión para Bajar la Fiebre, 186
Infusión para Decir Adiós a la
Tos, 143
Infusión Rica en Calcio para el
Crujido de Huesos y el Dolor de
las Articulaciones, 191
Infusión Tónica para
el Embarazo, 192
Infusión Tónica para el Aparato
Urinario, 201
Remedio de Jengibre y Limón, 85
Puesta de Sol en Emerald
Valley, 148
Remedio Calmante de Lavanda y
Melisa, 159
Remedio Digestivo, 182
Remedio Gitano para el Cuidado
del Resfriado, 201
Reposo Vespertino, 148
Tónico Rejuvenecedor, 181
Tónico Vitamínico de
Trébol Rojo, 211
infusiones
cómo se preparan, 29
solares y lunares, 31
infusiones, elaboración
decocciones, 30
infusiones, 29
medicinales o como bebidas,
136, 146
infusiones lunares, 31
infusiones solares, 31
aceites, 36
infusiones, 31
irritaciones de la piel, fórmulas para
las

Aceite de Caléndula, 121
Baño de Avena para la Piel Seca y Cuarteada, 112
Famosa Crema para la Cara de Rosemary, 123
Pasta Dorada de Cúrcuma para las Infecciones Cutáneas, 77
Pomada de Caléndula, 122
Pomada de Sello de Oro, 205
Pomada Supercalmante de Álsine, 109

J

jarabes, 32-33
Jarabe de Jengibre, 86,
Jarabe de Miel y Cebolla, 32
Jarabe de Regaliz para la Tos, 197
Jarabe de Bayas de Saúco, 202
Jarabe de Tomillo, 97
Jarabe de Trébol Rojo y Violeta, 212
Jengibre, 83-87
Bolitas Calientes de Jengibre, 87
Cataplasma Caliente de Jengibre, 87
en otras formulas, 57, 70, 72, 73, 76, 78, 82, 117, 137, 148, 196, 202, 216
Infusión de Canela y Jengibre para los Problemas de la Menstruación, 70
Jarabe de Jengibre, 86
Remedio de Jengibre y Limón, 85

K

Kloss, Dr. Jethro, 133, 207

L

Lavanda, 155-161
Aceite Calmante de Lavanda para Masaje, 161
aceite esencial, 63, 122, 123, 158, 159, 160, 161, 169
Aerosol Antiséptico y Calmante de Lavanda, 159
Almohadilla de Lavanda para los Ojos, 158
en otras fórmulas, 56, 63, 112, 123, 169, 178, 216,
Remedio Calmante de Lavanda y Melisa, 159
Tintura de Lavanda y Hamamelis para la Migraña, 160
Laxante Suave de Regaliz, 195
laxantes, 195,
Leche Dorada, 76
Lee, Dr. Paul, 95

Levy, Juliette de Bairacli, 36, 44
linimentos, 42
Linimento de Cayena para el Crujido de los Huesos, 82
Linimento de Hipérico, 153
Linimento de Milenrama para Venas Varicosas, 187
Linimento del Dr. Kloss, 133
Llantén, 162-165
Bebida Vigorizante de Llantén, 165
Cataplasma de Llantén, 164
en otras fórmulas, 63, 94, 106
Pomada de Llantén, 165
lúpulo, conos de, 181, 216

M

maceta, huertos en, 17
malestar de estómago, fórmulas para el
Bolitas Calientes de Jengibre, 87
Cataplasma Caliente de Jengibre, 87
Infusión de Canela y Jengibre para los Problemas de la Menstruación, 70
Jarabe de Jengibre, 86
Remedio para los Cólicos, 177
Malvavisco, 166-169
Cápsulas Herbales para las Infecciones de Vejiga, 168
en otras fórmulas, 81, 143, 197, 206
Polvos de Malvavisco para el Bebé, 169
Tónico Urinario para la Salud de la Vejiga, 169
Manzanilla, 170-173
Baño Herbal Tranquilizante para Desestresarse, 173
Bolsitas de Manzanilla para los Ojos, 173
en otras fórmulas, 63, 147, 148, 177, 178, 181, 182
Infusión Calmante de Manzanilla, 172
marchitado de las plantas, 19-21
matricaria, 181
medidas simples, explicación, 25
mejorana, 65
Melisa, 174-178
Agua del Carmen, 177
Baño de Melisa, 178
en otras fórmulas, 63, 136, 147, 148, 154, 159, 172, 192, 211, 215
Extracto Glicerinado de Melisa, 178

Remedio Calmante de Lavanda y Melisa, 159
Remedio para los Cólicos, 177
menstruación, fórmulas para la
Cataplasma Caliente de Jengibre, 87
Infusión de Canela y Jengibre para Problemas de la Menstruación, 70
Jarabe de Jengibre, 86
Remedio de Jengibre y Limón, 85
Menta, 90, 93, 106, 131, 143, 147, 165, 182, 197, 201, 207. *Véase también* melisa, hierbabuena, menta piperita
Menta piperita, 179-182
aceite esencial, 106, 131, 182, 197, 207
hoja, 181, 186, 211
infusión para bajar la fiebre, 186
Polvo Dentífrico de Menta, 182
Remedio Digestivo, 182
Tintura para el Dolor de Cabeza, 181
miel, 32, 33, 43
Jarabe de Miel y Cebolla, 32
Miel de Canela, 71
Miel de Tomillo, 98
Milenrama, 183-187
en otras fórmulas, 106, 165, 201
Infusión para Bajar la Fiebre, 186
Linimento de Milenrama para Venas Varicosas, 187
Polvos Astringentes, 186
Pomada de Milenrama para las Venas, 187
Tintura de Milenrama para Primeros Auxilios, 185
molinillo de café, 24, 73, 127

N

nuez moscada, 128, 177

O

olla para cocción al baño María, 24, 35, 60
olmo rojo, corteza de, 206
orégano, 99
Ortiga, 188-192
Crema de Ortigas y Patatas, 192
en otras fórmulas, 127, 169, 211
Infusión Rica en Calcio para el Crujido de Huesos y el Dolor de las Articulaciones, 191
Infusión Tónica para el Embarazo, 192
Pesto de Ortiga, 191

Tintura Tónica para la Próstata, 190

P
Pamplina, 107-109. *Véase* álsine
Pasta Dorada de Cúrcuma para las Irritaciones de la Piel, 77
pastas
    Pasta de Arcilla de Sello de Oro, 207
    Pasta Dorada de Cúrcuma para las Irritaciones de la Piel, 77
pediátricas, fórmulas
    Aceite de Ajo para los Oídos, 60
    Dosificaciones, 48
    Extracto Glicerinado de Melisa, 178
    Extracto Glicerinado para Calmar el Estrés Infantil, 147
    Fórmula Pediátrica para Reducir la Fiebre, 147
    para la hiperactividad, 111, 145
perejil, 57, 94
Pesto de Ortiga, 191
pestos
    Pesto de Ortiga, 191
    Pesto de Salvia, 94
    Pesto Medicinal de Albahaca, 64
Phillips, Nancy, 153, 202
picaduras de insectos
    Cataplasma de Albahaca, 63
    Pasta de Arcilla de Sello de Oro, 207
píldoras herbales
    Bolitas Picantes de Jengibre, 87
    Bolitas Calmantes para la Garganta, 197
    Bolitas de Espino Albar para el Corazón, 137
    Bolitas de Regaliz y Jengibre, 196
    elaboración, 43
plantas para jardines de flores, 16
Polvo Dentífrico de Menta, 182
polvos para el bebé, 169
pomadas, 37-38
    elaboración, 38
    Linimento de Cayena para el Crujido de Huesos, 82
    Pomada Supercalmante de Álsine, 109
    Pomada de Caléndula, 122
    Pomada de Gordolobo y Trébol Rojo, 141
    Pomada de Hipérico, 152
    Pomada de Llantén, 165
    Pomada de Milenrama para Venas Varicosas, 187
    Pomada de Sello de Oro, 205
primeros auxilios
    Polvos Astringentes, 186
    Tintura de Milenrama para Primeros Auxilios, 185

R
rábano picante, 57
raíces
    hervir a fuego lento, 28
    recolección, 18
raíz de rhodiola, 113, 196
rallador, 24
recetas, archivos y registros de, 26
recolección de plantas, 18
Regaliz, 193-197
    Bolitas Calmantes para la Garganta, 197
    Bolitas de Regaliz y Jengibre, 196
    Jarabe de Regaliz para la Tos, 197
    Laxante Suave de Regaliz, 195
    Tintura Tónica para las Glándulas Suprarrenales, 196
Remedio Calmante de Lavanda y Melisa, 159
Remedio Gitano para el Cuidado de los Resfriados, 201
Repollo, 9, 195
resfriados, gripe, tos, fórmulas para. *Véase también* dolor de oídos, fiebre, dolor de garganta
    Cápsulas para Combatir el Resfriado, 81
    Fórmula Relajante para los Bronquios, 216
    Infusión para Decir Adiós a la Tos, 143
    Jarabe de Jengibre, 86
    Jarabe de Miel y Cebolla, 32
    Jarabe de Regaliz para la Tos, 197
    Jarabe de Bayas de Saúco, 202
    Jarabe de Tomillo, 97
    Miel de Tomillo, 98
    Remedio de Jengibre y Limón, 85
    Remedio Gitano para Combatir los Resfriados, 201
    Sales de Baño Caloríficas de Canela, 72
    Sidra de Fuego, 57
    Tintura de Equinácea con la Planta Entera, 132
resina de mirra en polvo, 133
Riñón, Horta para la Salud del Hígado y del, 127
roble venenoso y hiedra venenosa
    Loción Curativa de Aloe contra el Roble Venenoso y la Hiedra Venenosa, 106
    Pasta de Arcilla de Sello de Oro, 207
Romero, 88-90
    en otras fórmulas, 56, 58, 67, 94
    Infusión de Romero y Tomillo Limonero, 90
    Tintura Tónica para el Cerebro, 90
rosa, pétalos de, 72, 148, 172, 173, 178,

S
salud del suelo, 15
Salvia, 91-94
    Aerosol de Salvia para la Boca y la Garganta, 93
    en otras fórmulas, 56, 211
    Gárgaras Buenas para una Garganta Mala, 93
    Hierbas Antioxidantes para Espolvorear, 94
    Pesto de Salvia, 89
Saúco, 198-202
    Tónico Nutritivo de Bayas y una Buena Infusión, 200
    Infusión para Bajar la Fiebre, 186
    Infusión Tónica para el Aparato Urinario, 201
    Jarabe de Bayas de Saúco, 202
    Remedio Gitano para los Resfriados, 201
    Tintura Tónica y Nutritiva para el Corazón, 200
secado de plantas de calidad, 19
secas o frescas, plantas, 19
Sello de oro, 203-207
    en otras fórmulas, 77, 81, 93, 133, 168, 197
    Pasta de Arcilla de Sello de Oro, 207
    Pomada de Sello de Oro, 205
    Solución de Lavado de Sello de Oro para las Infecciones Oculares, 206
siberiano, ginseng, 113, 196
sistema inmunitario, fórmulas para el
    Leche Dorada, 76
    Tintura de Equinácea con Toda la Planta, 132
sistema linfático, fórmulas para el
    Fórmula del Poder de las Flores, 212
    Jarabe de Trébol Rojo y Violeta, 212

Solución de Lavado de Sello de Oro para Lavados Oculares, 206
sueño, fórmulas para el
   Almohadilla de Lavanda para los Ojos, 158
   Leche Rejuvenecedora de Canela y Ashwagandha, 70
   Tintura del Sueño Profundo, 216

T

tila, 137, 200
tinturas, 39-40
   Elaboración, 40
   Extracto Glicerinado de Melisa, 178
   Extracto Glicerinado para Calmar el Estrés Infantil, 147
   Tintura de Albahaca Morada, 66
   Tintura de Canela para Estabilizar el Nivel de Azúcar en Sangre, 71
   Tintura de Diente de León y Bardana para la Salud del Hígado, 126
   Tintura de Equinácea con la Planta Entera, 132
   Tintura de Equinácea «Normal», 133
   Tintura de Espino Albar con la Planta Entera, 138
   Tintura de Hipérico para el Trastorno Afectivo Estacional, 154
   Tintura de Lavanda y Hamamelis para las Migrañas, 160
   Tintura de Milenrama para Primeros Auxilios, 185
   Tintura para el Dolor de Cabeza, 181
   Tintura para un Sueño Profundo, 216
   Tintura Refrescante para el Hígado, 118
   Tintura Tónica y Nutritiva para el Corazón, 200
   Tintura Tónica para el Cerebro, 90
   Tintura Tónica para la Próstata, 190
   Tintura Tónica para las Glándulas Suprarrenales, 196
Tintura de Canela para Estabilizar el Nivel de Azúcar en Sangre, 71
Tintura Tónica y Nutritiva para el Corazón, 200
Tintura Tónica para el Cerebro, 90
Tintura Tónica para la Próstata, 190
Tintura Tónica para las Glándulas Suprarrenales, 196
Tomillo, 95-99
   en otras fórmulas, 56, 58, 65, 90, 94
   Infusión de Romero y Tomillo Limonero, 90
   Jarabe de Tomillo, 97
   Miel de Tomillo, 98
   tomillo limonero, 90
Tónico Glandular, 143
Tónico Rejuvenecedor, 181
Tónico Urinario para la Salud de la Vejiga, 169
trastorno afectivo estacional
   Tintura de Hipérico para el Trastorno Afectivo Estacional, 154
Trébol rojo, 208-212
   en otras fórmulas, 165
   Fórmula del Poder de las Flores para la Congestión Linfática, 212
   Fórmula para la Menopausia, 211
   Jarabe de Trébol Rojo y Violeta, 212
   Pomada de Gordolobo y Trébol Rojo, 141
   Tónico Vitamínico de Trébol Rojo, 211
tusílago, hoja de, 143

U

ungüentos, 37, *Véase* pomadas

V

Valeriana, 213-216
   cómo preparar la infusión, 29
   Fórmula para Eliminar la Tensión, 215
   Fórmula Relajante para los Bronquios, 216
   Tintura para un Sueño Profundo, 216
vegetal, glicerina, 118, 126, 131, 147, 160, 178, 182,
vegetales, aceites, 37
vejiga, fórmulas para la
   Cápsulas Herbales para la Infección de Vejiga, 168
   Infusión Tónica para el Aparato Urinario, 201
   Tónico Urinario para la Salud de la Vejiga, 169
venas varicosas, 187
verdolaga, 127
Vinagre, Ajo en, 55
vinagres
   como disolventes, 40-41
   Sidra de Fuego, 57
   Vinagre de Albahaca Morada para una Larga Vida, 67
   Vinagre de los Cuatro Ladrones, 56
violeta, hojas de, 211, 212
Vitamínico, Tónico de Trébol Rojo, 211

W

Wood, Matthew, 184

Z

zarzaparrilla, raíz de, 117

Suministradores

Yo suelo recomendar que las plantas medicinales y los productos herbales se adquieran a suministradores locales porque con ello favorecemos el herbalismo local y a los herboristas de nuestra comunidad. Sin embargo, si no disponen de lo que buscas, siempre puedes recurrir a Internet donde encontrarás productos de gran calidad.

OTROS TÍTULOS DE GAIA

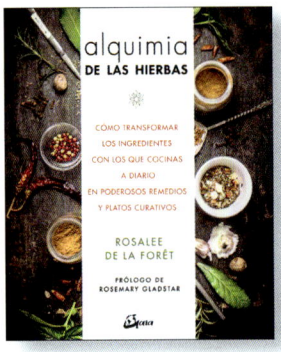

ALQUIMIA DE LAS HIERBAS

Cómo transformar los ingredientes con los que cocinas a diario en poderosos remedios y platos curativos

ROSALEE DE LA FORÊT

En *Alquimia de las hierbas* la herbalista Rosalee de la Forêt enseña a transformar un gran número de ingredientes cotidianos en alimentos y remedios curativos, y explica cómo beneficiarse de las propiedades de cada planta para crear tratamientos específicos para uno mismo y toda la familia.

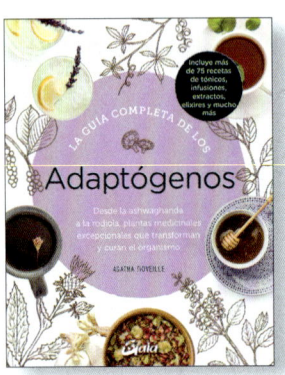

LA GUÍA COMPLETA DE LOS ADAPTÓGENOS

Desde la ashwaghanda a la rodiola, plantas medicinales excepcionales que transforman y curan el organismo

AGATHA NOVEILLE

Si buscas una forma natural de combatir el estrés, quieres desarrollar al máximo tus habilidades mentales o te interesa mejorar tu capacidad deportiva, *La guía completa de los adaptógenos* es lo que necesitas para potenciar tu bienestar día a día.

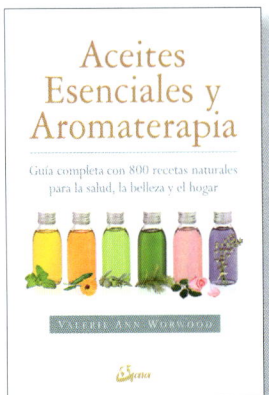

ACEITES ESENCIALES Y AROMATERAPIA

Guía completa con 800 recetas naturales para la salud, la belleza y el hogar

VALERIE ANN WORWOOD

Aceites esenciales y aromaterapia contiene más de 800 recetas de preparados a base de aceites esenciales, fáciles de realizar y aplicables tanto en casa como a nivel profesional.